보건직 / 보건진료직 / 의료기술직

# 공중보건

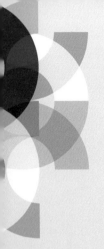

# PREFACE

'정보사회', '제3의 물결'이라는 단어가 낯설지 않은 오늘날, 과학기술의 중요성이 날로 증대되고 있음은 더 이상 말할 것도 없습니다. 이러한 사회적 분위기는 기업뿐만 아니라 정부에서도 나타났습니다.

기술직공무원의 수요가 점점 늘어나고 그들의 활동영역이 확대되면서 기술직에 대한 관심이 높아져 기술직공무원 임용시험은 일반직 못지않게 높은 경쟁률을 보이고 있습니다.

기술직공무원 합격선언 시리즈는 기술직공무원 임용시험에 도전하려는 수험생들에게 도움이 되고자 발행되었습니다.

본서는 방대한 양의 이론 중 필수적으로 알아야 할 핵심이론을 정리하고, 출제가 예상되는 문제만을 엄선하여 수록하였습니다. 또한 최신출제경향을 파악할 수 있도록 최근기출문제를 상세한 해설과 함께 구성하였습니다.

신념을 가지고 도전하는 사람은 반드시 그 꿈을 이룰 수 있습니다. 서원각이 수험생 여러분의 꿈을 응원합니다.

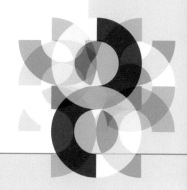

# STRUCTURE

## 01 공중보건학의 개요

### 01 공중보건학의 개념과 발달

#### ❶ 공중보건학의 의의

(1) C.E.A. Winslow의 공중보건학 정의

조직적인 지역사회의 노력을 통해 질병예방, 수명의 연장, 신체적·정신적 건강 및 능률을 증진시키는 기술·과학이다.

(2) 공중보건의 목적

공중보건은 개인이 아닌 지역사회가 주최가 되어 지역주민의 질병을 예방하고 건강한 삶을 영위하도록 돕는 것을 목적으로 한다.

(3) 공중보건학의 범위

① **환경관리 분야** … 환경위생, 식품위생, 환경오염, 산업보건 등이 있다.

② **질병관리 분야** … 감염병 및 비감염병 관리, 역학 등이 있다.

③ **보건관리 분야** … 보건행정, 보건교육, 모자보건, 의료보장제도, 보건영양, 인구보건, 가족계획, 보건통계, 정신보건, 영유아보건, 사고관리 등이 있다.

# ≡ 최근 기출문제 분석 ≡

2020. 6. 13. 제2회 서울특별시

**1** 공중보건의 역사적 사건 중 가장 먼저 발생한 사건은?

① 제너(E. Jenner)가 우두 종두법을 개발하였다.
② 로버트 코흐(R. Koch)가 결핵균을 발견하였다.
③ 베니스에서는 페스트 유행지역에서 온 여행자를 격리하였다.
④ 독일의 비스마르크(Bismarck)에 의하여 세계 최초로 「질병보험법」이 제정되었다.

> **TIP** ③ 1348년 ① 1798년 ② 1882년 ④ 1883년
> ③ 베니스에서는 1348년에 오염되었거나 의심이 가는 배와 여행자의 입항을 금지시켰으며, 라구사에서는 페스트 유행 지역에서 온 여행자는 항구밖의 일정한 장소에서 질병이 없어질 때까지 2개월간 머물다가 입항이 허락되었다. 이것은 역사적으로 검역의 시초가 되었다. 그 후 1383년에 프랑스 항구도시에서 최초로 검역법이 통과되었으며, 처음으로 검역소가 설치, 운영되었던 것은 감염병 예방이라는 측면에서 중요한 업적이라 할 수 있다.

2018. 6. 23. 제2회 서울특별시

**2** 〈보기〉는 공중보건학의 발달사이다. 시대 순으로 옳게 나열한 것은?

| 보기 |
| --- |
| ㉠ 히포크라테스(Hippocrates) 학파의 체액설  ㉢ 최초로 검역소 설치 |
| ㉡ 최초로 공중보건법 제정  ㉣ 우두종두법을 제너가 발견 |
| ㉤ 최초로 사회보장제도 실시 |

① ㉠ - ㉡ - ㉢ - ㉣ - ㉤
② ㉠ - ㉡ - ㉢ - ㉣ - ㉤
③ ㉠ - ㉢ - ㉣ - ㉢ - ㉤
④ ㉠ - ㉡ - ㉣ - ㉢ - ㉢

> **TIP** ㉠ 고대기
> ㉢ 중세기 1383년 마르세유에서 검역법 통과, 최초의 검역소 설치
> ㉣ 여명기 1798년
> ㉡ 여명기 1848년 영국 채드윅
> ㉤ 1883년 독일 비스마르크의 사회입법

**Answer** 1.③ 2.③

---

## 단원별 기출문제

최근 시행된 기출문제를 수록하여 시험 출제경향을 파악할 수 있도록 하였습니다. 기출문제를 풀어봄으로써 실전에 보다 철저하게 대비할 수 있습니다.

## 상세한 해설

매 문제마다 상세한 해설을 달아 문제풀이만으로도 개념학습이 가능하도록 하였습니다. 문제풀이와 함께 이론정리를 함으로써 완벽하게 학습할 수 있습니다.

# CONTENTS

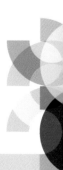

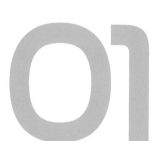

# 01 PART

# 공중보건학의
# 개념과 건강

# 01 공중보건학의 개요

## 01 공중보건학의 개념과 발달

### 1 공중보건학의 의의

#### (1) C.E.A. Winslow의 공중보건학 정의

조직적인 지역사회의 노력을 통해 질병예방, 수명의 연장, 신체적·정신적 건강 및 능률을 증진시키는 기술·과학이다.

#### (2) 공중보건의 목적

공중보건은 개인이 아닌 지역사회가 주최가 되어 지역주민의 질병을 예방하고 건강한 삶을 영위하도록 돕는 것을 목적으로 한다.

#### (3) 공중보건학의 범위

① **환경관리 분야**… 환경위생, 식품위생, 환경오염, 산업보건 등이 있다.

② **질병관리 분야**… 감염병 및 비감염병 관리, 역학 등이 있다.

③ **보건관리 분야**… 보건행정, 보건교육, 모자보건, 의료보장제도, 보건영양, 인구보건, 가족계획, 보건통계, 정신보건, 영유아보건, 사고관리 등이 있다.

## ❷ 공중보건학의 변천과정

### (1) 고대기

이집트와 로마에 상·하수도 시설과 목욕탕 시설이 있었으며, 이집트의 주택청결법에 관한 기록이나 로마의 인구조사를 실시한 것은 공중보건의 흔적들이다.

### (2) 중세기

공중보건의 암흑기로 종교에 의지하여 의학은 단지 신체의 질병을 치료하는 데 국한되었다.

### (3) 여명기(요람기)

① 1848년 세계 최초로 영국에서 Chadwick에 의해 공중보건법이 제정되었다.
② Ramazzini … 직업병 연구가 시작되었다.
③ E. Jenner … 우두종두법이 개발되었다.

### (4) 확립기

① 예방의학적 사상이 시작되었으며 Pasteur, Koch에 의해 세균학, 면역학의 기초가 마련되었다.

② 1866년 Pettenkofer가 뮌헨대학에 처음으로 위생학 강좌를 개설하였다.

### (5) 20세기 후의 발전기

① 보건소가 설치되었으며, 사회보건 및 사회보장제도가 체계화되는 등 사회보장제도가 발전하였다.

② WHO가 1948년 4월 7일 발족하여 이날을 '세계보건의 날'로 정하였다.

③ 알마타 선언
　ⓐ 1978년 카자흐스탄의 알마타에서 세계보건기구 후원으로 열린 국제의료회의에서 '1차 보건의료'란 단어가 사용되었다.
　ⓑ 세계보건기구는 알마타 선언 이후 '1차 보건의료'를 보건의료정책의 주요 전략으로 채택하였다.
　ⓒ 이로써 우리나라에서도 접근성, 의료비용 가용성, 지역사회 참여를 접근전략으로 '농어촌 1차 보건의료의 기반확충'이라는 정책을 수행하게 되었다.

> 📢 **TIP 공중보건학 발달사의 주요 사건**
> ⓐ 1383년 마르세유에서 검역법이 통과되어, 최초의 검역소가 설치되었다.
> ⓑ 1798년 제너가 우두종두법을 발견하였다.
> ⓒ 1848년 영국에서 채드윅에 의해 최초로 공중보건법이 제정되었다.
> ⓓ 1883년 독일에서 비스마르크의 사회입법으로 최초로 사회보장제도가 실시되었다.

## 02 우리나라 공중보건의 역사

(1) 삼국시대
① 중국의학이 전래되었다.
② 고구려 소수림왕 때 인도의학이 포함된 불교의학이 들어와 왕실 치료자인 시의가 있었다.

(2) 고려
① 성종 때 의학제도를 정비해 의사를 두었다.
② 의약관청인 대의감 · 서민 의료기관인 제위보 등이 있었다.
③ 후기에는 의학교육기관인 의학원을 개성과 평양에 설립해 의박사를 두었다.

(3) 조선시대
① 전기에는 고려의학을 계승하였고, 후기에는 외세의 침략으로 크게 발전하지 못했다.
② 허준의 동의보감이 발간되었고, 갑오개혁 이후 서양의학의 도입으로 병원이 설립되면서 공중보건사업을 권장하게 되었다.

(4) 근대
① 위생과가 여러 차례 개정을 통해 보건부로 개칭되었고 1956년 보건소법이 공포됨에 따라 각 시 · 군 · 구에 보건소가 설치 · 운영되었다.
② 의료보험의 실시로 국민보건이 향상되었다.

# ≡ 최근 기출문제 분석 ≡

2020. 6. 13. 제2회 서울특별시

**1** 공중보건의 역사적 사건 중 가장 먼저 발생한 사건은?

① 제너(E. Jenner)가 우두 종두법을 개발하였다.

② 로버트 코흐(R. Koch)가 결핵균을 발견하였다.

③ 베니스에서는 페스트 유행지역에서 온 여행자를 격리하였다.

④ 독일의 비스마르크(Bismarck)에 의하여 세계 최초로 「질병보험법」이 제정되었다.

> **TIP** ③ 1348년 ① 1798년 ② 1882년 ④ 1883년
>
> ③ 베니스에서는 1348년에 오염되었거나 의심이 가는 배와 여행자의 입항을 금지시켰으며, 라구사에서는 페스트 유행 지역에서 온 여행자는 항구밖의 일정한 장소에서 질병이 없어질 때까지 2개월간 머물다가 입항이 허락되었다. 이것은 역사적으로 검역의 시초가 되었다. 그 후 1383년에 프랑스 항구도시에서 최초로 검역법이 통과되었으며, 처음으로 검역소가 설치, 운영되었던 것은 감염병 예방이라는 측면에서 중요한 업적이라 할 수 있다.

2018. 6. 23. 제2회 서울특별시

**2** 〈보기〉는 공중보건학의 발달사이다. 시대 순으로 옳게 나열한 것은?

┌─────────────────────── 보기 ───────────────────────┐
│ ㉠ 히포크라테스(Hippocrates) 학파의 체액설    ㉡ 최초로 검역소 설치 │
│ ㉢ 최초로 공중보건법 제정              ㉣ 우두종두법을 제너가 발견 │
│ ㉤ 최초로 사회보장제도 실시 │
└───────────────────────────────────────────────┘

① ㉠ - ㉡ - ㉢ - ㉣ - ㉤

② ㉠ - ㉡ - ㉢ - ㉤ - ㉣

③ ㉠ - ㉡ - ㉣ - ㉢ - ㉤

④ ㉠ - ㉡ - ㉣ - ㉤ - ㉢

> **TIP** ㉠ 고대기
> ㉡ 중세기 1383년 마르세유에서 검역법 통과, 최초의 검역소 설치
> ㉣ 여명기 1798년
> ㉢ 여명기 1848년 영국 채드윅
> ㉤ 1883년 독일 비스마르크의 사회입법

**Answer** 1.③ 2.③

**3** 다음은 공중보건학의 발전과정 중 어디에 해당하는가?

> • 라마지니(Ramazzini)의 직업병에 대한 저서가 출간되어 산업보건의 기초를 마련
> • 제너(Jenner)의 우두접종법 개발

① 확립기             ② 여명기

③ 중세기             ④ 발전기

**TIP** 제너의 우두접종법 개발(1798)과 라마지니의 「직업인의 질병(1700)」 발간은 공중보건의 사상이 싹튼 시기인 여명기의 일이다. 1848년에 세계 최초의 공중보건법이 제정되었다.

**Answer** 3.②

# 출제 예상 문제

**1** 공중보건의 변천과정 중 공중보건사상이 싹트기 시작한 시기는?

① 고대기          ② 중세기

③ 여명기          ④ 확립기

**TIP** 여명기 … 산업혁명으로 공중보건사상이 처음 싹트기 시작했다.

**2** 다음 중 현대 공중보건학의 정의로 옳은 것은?

① 질병예방, 수명연장, 건강증진

② 조기발견, 수명연장, 건강증진

③ 질병예방, 조기발견, 건강증진

④ 질병치료, 수명연장, 건강증진

**TIP** Winslow에 의하면 공중보건학은 질병예방, 수명연장, 건강을 증진시키는 기술이며 과학이라고 정의된다.

**3** 공중보건의 수단으로 볼 수 없는 것은?

① 개인의 건강관리          ② 산업보건

③ 환경위생          ④ 보건교육

**TIP** ① 공중보건은 지역사회 주민 전체를 대상으로 한 환경관리, 질병관리, 보건관리 사업이므로 개인의 건강관리는 올바른 수단이 아니다.

**Answer** 1.③ 2.① 3.①

**4** 조선시대 보건의료 기관은?

① 대비원             ② 활인서

③ 제위보             ④ 상의국

**TIP** ①③ 고려시대 의료기관
④ 고려시대 어의 공급 담당기관

**5** 다음 중 공중보건사업과 거리가 먼 것은?

① 감염병의 관리사업        ② 질병의 예방사업

③ 의료장비 개발사업        ④ 환경위생 개선사업

**TIP** 공중보건사업의 범위
㉠ 환경관리 분야 : 환경위생, 식품위생, 환경오염, 산업보건
㉡ 질병관리 분야 : 감염병 및 감염병 관리, 역학, 기생충 관리
㉢ 보건관리 분야 : 보건행정, 보건교육, 모자보건, 의료보장제도, 보건영양, 인구보건, 가족계획, 보건통계, 정신보건, 영유아보건 등

**6** 다음 중 공중보건사업의 대상을 가장 잘 나타낸 것은?

① 지역사회의 전체 주민을 대상으로 한다.

② 저소득층을 대상으로 한다.

③ 감염병 환자만을 대상으로 한다.

④ 특정계층을 대상으로 한다.

**TIP** 공중보건사업은 지역사회의 주민 전체를 대상으로 하며, 단위로 한다. 공중보건의 최소단위는 지역사회이다.

**7** 다음 중 알마타 선언과 가장 관계가 깊은 것은?

① 1차 보건의료의 실현
② 인간답게 살 권리 인정
③ 2차 보건의료의 실현
④ 감염병 발생 시 공동노력

---

**TIP** 알마타 선언 … 1978년, 카자흐스탄의 알마타에서 세계보건기구 후원으로 열린 국제의료회의에서 '1차 보건의료'란 단어가 시작되었고, 세계보건기구는 이 알마타 선언 이후 '1차 보건의료'를 보건의료정책의 주요 전략으로 채택하였다. 이로써 우리나라에서도 접근성, 의료비용 가용성, 지역사회 참여를 접근전략으로 '농어촌 1차 보건의료의 기반확충'이라는 정책을 수행하게 되었다.

**8** 다음 중 공중보건의 궁극적 목표는 무엇인가?

① 모든 주민의 생존권 실현
② 모든 주민의 행복추구권 실현
③ 모든 주민의 건강과 장수의 실현
④ 모든 주민의 질병치료의 실현

---

**TIP** 공중보건은 모든 지역사회 주민의 질병을 예방하여 포괄적인 의미의 건강한 삶을 영위하도록 돕는 것이다.

**9** 다음 중 공중보건의 범위에 속하지 않는 분야는 어느 것인가?

① 가족계획                    ② 모자보건
③ 산업위생                    ④ 헌혈사업

---

**TIP** 공중보건의 범위
㉠ 기초분야 : 환경위생, 역학, 식품위생, 국민영양, 인구론, 보건통계, 정신보건, 우생학, 보건행정, 보건교육, 사회보장 등
㉡ 임상분야 : 모자보건, 학교보건, 성인보건, 가족계획, 보건간호 등
㉢ 응용분야 : 도시보건, 산업위생, 공해, 농어촌보건 등

**Answer** 7.① 8.③ 9.④

**10** 다음 중 공중보건학의 발달순서로 옳은 것은?

① 고대기 − 중세기 − 여명기 − 확립기 − 발전기
② 고대기 − 중세기 − 여명기 − 발전기 − 확립기
③ 고대기 − 여명기 − 중세기 − 확립기 − 발전기
④ 여명기 − 고대기 − 중세기 − 확립기 − 발전기

> **TIP** 공중보건학의 발달순서 … 고대기 − 중세기 − 여명기(요람기) − 확립기 − 발전기

**11** 다음 중 공중보건 정의 시 포함되어야 할 주요 내용으로 옳지 않은 것은?

② 지역사회의 노력
② 질병의 예방
③ 질병의 치료
④ 신체의 효율증진

> **TIP** 윈슬로우는 Public Heath에 대하여 조직적인 지역사회의 노력을 통하여 질병을 예방하고 수명을 연장시키며 신체적·정신적 효율을 증진시키는 기술과학이라고 정의하였다.
> ③ 공중보건은 예방의학으로 정의하며, 치료의학으로 보지 않는다.

**12** 공중보건학의 분야 중 그 성격이 나머지와 다른 하나는?

① 보건행정
② 보건교육
③ 환경위생
④ 가족계획

> **TIP** ③ 환경위생은 환경관리 분야에 해당한다.
> ①②④는 보건관리 분야에 해당한다.

**13** 다음은 공중보건학의 발전과정 중 어디에 해당하는가?

> 공중보건의 암흑기로 종교에 의지하여 의학은 단지 신체의 질병을 치료하는 데 국한되었다.

① 고대기
② 중세기
③ 요람기
④ 확립기

**TIP** 공중보건학은 고대기 - 중세기 - 여명기(요람기) - 확립기의 순서로 발전하였다. 제시된 내용은 중세기의 공중보건학에 대한 설명이다.

**14** 다음 공중보건의 역사적 사건 중 가장 최근에 발생한 사건은?

① Jenner가 우두종두법을 개발하였다.
② 영국에서 Chadwick에 의해 공중보건법이 제정되었다.
③ Ramazzini에 의해 직업병에 대한 연구가 시작되었다.
④ Pasteur, Koch 등에 의해 세균학, 면역학의 기초가 마련되었다.

**TIP** ①②③은 여명기의 일이고, ④는 확립기의 일이다.

**15** <보기>의 공중보건의 역사적 사건 중 여명기의 일에 해당하는 것은?

---

    ㉠ 최초로 검역소 설치              ㉡ 최초로 공중보건법 제정

    ㉢ 최초로 직업병 연구 시작         ㉣ 최초로 사회보장제도 실시

---

① ㉠, ㉡                    ② ㉠, ㉢

③ ㉡, ㉢                    ④ ㉢, ㉣

---

**TIP** ㉠ 1383년 마르세유에서 검역법이 통과되고 최초로 검역소를 설치하였다.

      ㉣ 1883년 독일의 비스마르크는 사회입법을 통하여 최초로 사회보장제도를 실시하였다.

# 02 건강과 질병의 기본개념

## 01 건강

### ❶ 건강의 개념

#### (1) 개념의 변화

과거에는 신체적 개념으로 많이 사용되었지만 그 후 정신적 개념, 생존능력, 사회생활능력 등을 포함하게 되어 점차 확대되어 가고 있는 경향이다.

#### (2) 세계보건기구의 정의

건강은 단지 질병이 없거나 허약하지 않을 뿐만 아니라 육체적·정신적·사회적으로 완전히 안녕한 상태를 말한다.

#### (3) Bernard의 정의

건강이란 외부환경의 변화에도 내부환경의 항상성이 유지되는 상태를 말한다.

## ② 건강의 지표

**(1) WHO에서 정한 한 나라의 건강수준을 표시하는 종합건강지표**

① **비례사망지수(PMI)** … 전체 사망자 수에 대한 50세 이상 사망자 수의 비율이다. 비례사망지수가 크면 건강수준이 높다는 것이다.

$$비례사망지수 = \frac{50세\ 이상\ 사망자\ 수}{전체\ 사망자\ 수} \times 100$$

② **평균수명** … 사람의 수명을 평균하여 나타낸 연수이다. 0세의 평균여명, 즉 갓 태어난 신생아가 일정 조건 하에 몇 해 동안 생존할 수 있는가 하는 기대연수이다.

③ **조사망률** … 그 해의 인구 수에 대한 연간 사망자 수의 비율이다.

$$조사망률 = \frac{연간\ 사망자\ 수}{그\ 해의\ 인구} \times 1,000$$

**(2) 지역주민의 건강수준측정에 이용되는 지표**

① **영아사망률** … 그 해에 출생한 영아에 대한 1년간의 생후 1년 미만 영아의 사망 수의 비율이다. 지역사회의 보건수준을 나타내는 가장 대표적인 지표이다.

$$영아사망률 = \frac{1년간의\ 생후\ 1년\ 미만의\ 사망자\ 수}{그\ 해의\ 출생아\ 수} \times 1,000$$

 **α-index** … 생후 1년 미만의 사망수(영아사망수)를 생후 28일 미만의 사망수(신생아사망수)로 나눈 값이다. 유아사망의 원인이 선천적 원인만이라면 값은 1에 가까우며 보건수준이 높은 것으로 평가할 수 있다.

② **모성사망률** … 연간 출생아 수에 대한 연간 모성 사망 수의 비율이다.

$$모성사망률 = \frac{연간\ 모성사망\ 수}{연간\ 출생아\ 수} \times 1,000$$

③ **기타** … 조사망률, 평균연령, 비례사망지수 등이 있다.

# 02 질병

## ① 질병의 발생

### (1) 질병발생의 요인

① 병인 ··· 여러 생물화학적 요인, 유해 중금속 등 물리 · 화학적 요인과 정신질환을 일으키는 각종 사회 · 경제적 요인을 말한다.

② 숙주 ··· 연령, 성별, 병에 대한 저항력, 영양상태, 유전적 요인, 생활습관 등이 있다.

③ 환경 ··· 숙주와 병인 간의 관계에서 지렛대 역할을 하는데, 인간을 둘러싼 물리적 · 생물학적 · 사회적 · 경제적인 것들을 모두 포함한다.

### (2) 질병의 예방(레벨과 클락의 예방단계)

① 1차 예방 ··· 병인에 이환되기 전에 환경개선, 건강증진, 예방접종 등으로 미리 질병의 근원을 제거하는 방법이다.

② 2차 예방 ··· 병인에 이환된 후에 집단검진과 조기진단 등을 통해 조기치료하고 병의 악화를 방지하는 것이다.

③ 3차 예방 ··· 병후 회복기로 사회에 환원되기 위한 재활치료이다.

## ② 우리나라의 건강동향

### (1) 사회적 변화

출생률 감소에 따른 인구의 정체현상, 인구의 노령화, 급격한 산업화 등이 있다.

### (2) 문제점

① 인구의 도시집중으로 과밀지역에선 영유아보건이나 모자보건이, 과소지역에선 생산연령층 부족이 문제가 된다.

② 새로운 대사성 질환, 고혈압, 암과 같은 치료가 극히 어려운 비전염성 질환이 가장 큰 보건문제로 대두된다.

TIP 보건문제(3p) ··· Population(인구), Poverty(빈곤), Pollution(오염)

# 03 세계보건기구(WHO)

## ❶ 생성 및 발달

### (1) 목적

WHO는 모든 사람들이 가능한 최상의 건강수준에 도달하도록 하는 데 목적을 두고 있다. WHO 헌장에는 '건강이란 단순히 질병이 없는 상태가 아니라 육체적·정신적·사회적으로 완전히 안정된 상태'라고 정의하고 있다.

### (2) 생성

1948년 4월 7일 발족하였으며, 스위스 제네바에 본부를 두고 있다.

### (3) 우리나라

우리나라는 서태평양지역에 1949년 8월 17일 65번째 회원국으로 가입하였고, 북한은 동남아시아지역에 1973년 5월 19일 138번째로 가입하였다.

## ❷ 조직과 기능

### (1) 6개 지역 사무소

① 동지중해지역 사무소 ··· 이집트 알렉산드리아(본부) 등

② 동남아시아지역 사무소 ··· 인도 뉴델리(본부), 북한 등

③ 서태평양지역 사무소 ··· 필리핀 마닐라(본부), 우리나라 등

④ 남북아메리카지역 사무소 ··· 미국 워싱턴 D.C.(본부) 등

⑤ 유럽지역 사무소 ··· 덴마크 코펜하겐(본부) 등

⑥ 아프리카지역 사무소 ··· 콩고 브라자빌(본부) 등

## (2) 기능

① 국제적인 보건사업에 대하여 지휘하고 조정한다.

② 보건서비스의 강화를 위한 각국 정부의 요청에 대하여 지원한다.

③ 각국 정부의 요청 시 적절한 기술지원과 응급상황 발생 시 필요한 도움을 제공한다.

④ 감염병 및 기타 다른 질병들의 예방과 관리에 대한 업무를 지원한다.

⑤ 필요시 영양, 주택, 위생, 레크리에이션, 경제 혹은 작업여건, 그리고 환경위생 등에 대하여 다른 전문기관과의 협력을 지원한다.

⑥ 생체의학(Biomedical)과 보건서비스 연구를 지원 및 조정한다.

⑦ 보건, 의학, 그리고 관련 전문분야의 교육과 훈련의 기준을 개발 및 개발을 지원한다.

⑧ 생물학·제약학적 물질, 유사물질들에 대한 국제적인 표준을 세우고, 진단기법의 표준화를 추진한다.

⑨ 정신분야의 활동을 지원한다.

# ≡ 최근 기출문제 분석 ≡

2020. 6. 13. 제2회 서울특별시

**1** 레벨과 클라크(Leavell & Clark)의 질병의 자연사에서 불현성 감염기에 취해야 할 예방조치로 가장 옳은 것은?

① 재활 및 사회복귀

② 조기진단과 조기치료

③ 악화방지를 위한 적극적 치료

④ 지역사회 전체에 대한 예방접종

> **TIP** 레벨과 클라크(Leavell & Clark)의 질병의 자연사
> ㉠ 1차 예방 : 비병원성기, 초기병원성기 – 질병방생억제단계
> • 적극적 예방 : 환경위생, 건강증진, 생화환경개선
> • 소극적 예방 : 특수예방, 예방접종
> ㉡ 2차 예방 : 불현성질환기, 발현성질환기 – 조기발견과 조기치료단계
> ㉢ 3차 예방 : 회복기 – 재활 및 사회복귀 단계, 잔여기능의 최대화

2016. 6. 25. 서울특별시

**2** 비례사망지수(proportional mortality indicator, PMI)에 대한 설명으로 옳지 않은 것은?

① 보건환경이 양호한 선진국에서는 비례사망지수가 높다.

② 연간 총 사망자 수에 대한 그 해 50세 이상의 사망자 수의 비율이다.

③ 국가간 보건수준을 비교하는 지표로 사용된다.

④ 비례사망지수가 높은 것은 평균수명이 낮은 것을 의미한다.

> **TIP** ④ 비례사망지수(PMI)는 연간 총 사망자수에 대한 50세 이상의 사망자수를 퍼센트(%)로 표시한 지수로, 비례사망지수가 높은 것은 건강수준이 좋음을 의미한다.

**Answer** 1.② 2.④

**3** 다음 중 영아사망과 신생아사망 지표에 대한 설명으로 옳은 것은?

① 영아후기사망은 선천적인 문제로, 예방이 불가능하다.

② 영아사망률과 신생아사망률은 저개발국가일수록 차이가 적다.

③ $\alpha$-index가 1에 가까울수록 영유아 보건 수준이 낮음을 의미한다.

④ 영아사망은 보건관리를 통해 예방 가능하며 영아사망률은 각 국가 보건수준의 대표적 지표이다.

> **TIP** ① 영아후기사망은 환경적 문제의 비중이 더 크므로 어느 정도 예방 가능하다.
> ② 영아사망률과 신생아사망률은 저개발국가일수록 차이가 크다.
> ③ $\alpha$-index는 생후 1년 미만의 사망수(영아사망수)를 생후 28일 미만의 사망수(신생아사망수)로 나눈 값이다. 유아사망의 원인이 선천적 원인만이라면 값은 1에 가깝다.

**Answer** 3.④

# 출제 예상 문제

**1** 한 여성이 일생 동안 여아를 몇 명이나 낳는지를 나타내는 출산력 지표는?

① 보통출생률

② 일반출산율

③ 연령별출산율

④ 총재생산율

---

**TIP** ④ 총재생산율(Total Reproduction Rate)은 재생산연령인 15세에서 49세의 여자가 그 연차의 연령별출생률로 일생동안에 낳는 평균 여아수를 나타낸 값이다.
① 보통출생률이란 총 인구수 대비 1년간 출생자수의 비율을 나타낸다.
② 일반출산율은 총출생아수를 해당 연도의 가임기 여성인구(15세부터 49세까지)로 나눈 수치를 말한다.
③ 연령별 출산율은 특정한 년도의 가임기 여성 15세부터 49세까지의 모(母)의 연령별 해당 년도의 출생아 수를 해당 연령의 여자인구로 나눈 비율을 말한다.

**2** WHO는 몇 개 지부이며, 우리나라가 속한 곳은?

① 6개 지부 – 서태평양지역

② 5개 지부 – 서태평양지역

③ 4개 지부 – 동남아시아지역

④ 4개 지부 – 환태평양지역

---

**TIP** WHO의 6개 지역 사무소
㉠ 동지중해지역 사무소 : 이집트 알렉산드리아(본부) 등
㉡ 동남아시아지역 사무소 : 인도 뉴델리(본부), 북한 등
㉢ 서태평양지역 사무소 : 필리핀 마닐라(본부), 우리나라 등
㉣ 남북아메리카지역 사무소 : USA 워싱턴 D.C.(본부) 등
㉤ 유럽지역 사무소 : 덴마크 코펜하겐(본부) 등
㉥ 아프리카지역 사무소 : 콩고 브라자빌(본부) 등

**Answer** 1.④ 2.①

**3** 레벨과 클락의 예방단계에 대한 설명 중 1차 예방에 속하는 것은?

① 조기진단          ② 집단검진

③ 환경개선          ④ 조기치료

**TIP** 레벨과 클락의 질병예방단계
    ㉠ 1차 예방: 병인에 이완되기 전에 환경개선, 건강증진, 예방접종 등으로 미리 질병의 근원을 제거한다.
    ㉡ 2차 예방: 병인에 이완된 후에 집단검진과 조기진단 등을 통해 조기치료하고 병의 악화를 방지한다.
    ㉢ 3차 예방: 병후 회복기로 사회에 환원되기 위한 재활치료이다.

**4** 다음 중에서 1차 보건의료에 해당하는 것은?

① 보건교육 – 급성질환관리

② 조기치료 – 영양개선

③ 응급환자 – 감염병확산방지

④ 장기요양기관설립 – 풍토병관리

**TIP** 조기치료는 원래 2차에 해당하지만 동시에 다른 사람에게 전파를 차단하므로 1차 보건의료에도 포함된다.

**5** 우리나라가 속해 있는 세계보건기구의 지역 사무소는?

① 환태평양지역 사무소

② 동남아시아지역 사무소

③ 서태평양지역 사무소

④ 극동아시아지역 사무소

**TIP** ③ 우리나라는 1949년 8월 65번째 회원국으로 가입하였으며 마닐라, 필리핀 등이 속한 서태평양지역 사무소에 속해 있다.

**Answer** 3.③ 4.② 5.③

**6** 세계보건기구의 회원국에 대한 역할 중 가장 중요한 기능은?

① 기술 지원
② 재정 지원
③ 의약품 지원
④ 기술요원 지원

---

**TIP** ① 세계보건기구는 회원국에 대한 기술지원 및 자료공급, 보건사업의 지휘 및 조정, 전문가 파견을 통한 기술자문활동을 수행한다.

**7** 세계보건기구의 회원국에 대한 기능으로 볼 수 없는 것은?

① 의약품 지원사업
② 기술 지원사업
③ 교육·훈련사업
④ 보건정보 및 자료공급

---

**TIP** 세계보건기구의 기능
ⓐ 국제적인 보건사업에 대하여 지휘하고 조정한다.
ⓑ 보건서비스의 강화를 위한 각국 정부의 요청에 대하여 지원한다.
ⓒ 각국 정부의 요청시 적절한 기술지원과 응급상황 발생 시 필요한 도움을 제공한다.
ⓓ 감염병 및 기타 다른 질병들의 예방과 관리에 대한 업무를 지원한다.
ⓔ 필요시 영양, 주택, 위생, 레크리에이션, 경제 혹은 작업여건, 그리고 환경위생 등에 대하여 다른 전문기관과의 협력을 지원한다.
ⓕ 생체의학(Biomedical)과 보건서비스 연구를 지원 및 조정한다.
ⓖ 보건, 의학 그리고 관련 전문분야의 교육과 훈련의 기준을 개발 및 개발을 지원한다.
ⓗ 생물학·제약학적 물질, 유사물질들에 대한 국제적인 표준을 세우고, 진단기법의 표준화를 추진한다.
ⓘ 정신분야의 활동을 지원한다.

**Answer** 6.① 7.①

**8** 다음 중 세계보건기구의 정의로 옳은 것은?

① 국제적인 보건전문가단체　　　　② 국제노동단체
③ 보건교육사업단체　　　　　　　④ 국제적인 의료사업단체

**TIP** WHO(World Health Organization)는 국제적인 보건전문가단체이다.


**9** 다음 중 건강의 정의를 가장 적절하게 표현한 것은?

① 허약하지 않은 상태
② 육체적 · 정신적 · 사회적 안녕상태
③ 정신적 · 육체적 · 경제적 안녕상태
④ 정신적 · 경제적 · 사회적 안녕상태

**TIP** 세계보건기구의 건강에 대한 정의는 단순히 질병이 없거나 허약하지 않을 뿐만 아니라 육체적 · 정신적 · 사회적으로 안녕한 완전한 상태를 말한다.


**10** 질병을 조기에 발견 및 치료하여 질병의 진전을 막는 것은?

① 1차 예방　　　　　　　　　　② 2차 예방
③ 3차 예방　　　　　　　　　　④ 4차 예방

**TIP** 질병의 예방
ㄱ 1차 예방 : 질병의 근원을 제거한다.
ㄴ 2차 예방 : 집단검진을 통해 질병을 조기 발견하여 치료한다.
ㄷ 3차 예방 : 사회복귀를 위한 재활치료이다.


**Answer**　8.①　9.②　10.②

**11** 세계보건기구의 건강에 대한 정의에서 '사회적 안녕상태'가 뜻하는 것은?

① 보건행정제도가 잘 마련된 상태

② 범죄가 없는 상태

③ 자신의 역할을 충실히 수행할 수 있는 상태

④ 국민경제가 부유한 상태

---

**TIP** 사회적 안녕상태란 개개인이 사회에서 자신의 역할을 충분히 수행하고 있는 상태를 말한다.

**12** 다음 중 3차 예방활동의 의미를 옳게 설명한 것은?

① 재활 및 사회생활 복귀지도

② 생활환경 개선활동

③ 질병의 조기발견 및 조기치료

④ 안전관리 및 예방접종활동

---

**TIP** 3차 예방은 병후 회복기로 사회에 환원되기 위한 재활치료이다.

**13** 공중보건 수준평가의 기초자료로 가장 중요한 것은?

① 평균수명                              ② 상수보급률

③ 질병발생률                            ④ 영아사망률

---

**TIP** 한 나라의 건강수준지표는 비례사망지수, 평균수명, 조사망률이 있고, 지역주민의 건강수준지표는 조사망률, 영아사망률, 모성사망률 등이 있는데 이 중 대표적인 것이 영아사망률이다.

**Answer**  11.③  12.①  13.④

**14** 다음 중 보건문제 3P가 옳게 묶인 것은?

① 질병, 고뇌, 죽음
② 범죄, 질병, 빈곤
③ 인구, 공해, 질병
④ 인구, 공해, 빈곤

**TIP** 보건문제(3P) ··· 인구문제(Population), 공해문제(Pollution), 빈곤문제(Poverty)

**15** 세계보건기구가 정한 일반적인 보건수준을 나타내는 지표가 아닌 것은?

① 영아사망률
② 조출생률
③ 평균수명
④ 모성사망률

**TIP** 세계보건기구가 정한 일반적인 보건수준을 나타내는 지표로는 비례사망지수, 영아사망률, 조사망률, 모성사망률, 평균수명, 평균연령 등이 있다.

**16** 비례사망지수는 총사망자 수에 대한 무엇의 비율을 표시한 지수인가?

① 영아 사망수
② 50세 이상 사망자 수
③ 60세 이상 사망자 수
④ 여자 사망수

**TIP** 비례사망지수 $= \dfrac{50세\ 이상\ 사망자\ 수}{전체\ 사망자\ 수} \times 100$

**17** 2차 보건의료의 보건사업 내용으로 옳은 것은?

① 응급처치와 급성질환치료　　　　② 지역사회 보건교육
③ 필수의약품 공급　　　　　　　　④ 예방접종관리

---

**TIP** ②③④는 1차 보건의료에 속한다.

**18** 질병의 예방에 대한 설명으로 잘못된 것은?

① 1차 예방은 질병의 근원을 제거하는 방법이다.
② 1차 예방에는 예방접종, 건강증진, 환경개선 등이 속한다.
③ 2차 예방은 병후 회복기로 재활치료가 포함된다.
④ 2차 예방은 집단검진과 조기진단을 통해 질병을 조기에 치료한다.

---

**TIP** ③ 3차 예방에 대한 설명이다.
　　※ 질병의 예방
　　　㉠ 1차 예방: 병인에 이완되기 전에 환경개선, 건강증진, 예방접종 등으로 미리 질병의 근원을 제거하는 방법이다.
　　　㉡ 2차 예방: 병인에 이완된 후에 집단검진과 조기진단 등을 통해 조기치료하고 병의 악화를 방지하는 것이다.
　　　㉢ 3차 예방: 병후 회복기로 사회에 환원되기 위한 재활치료이다.

**19** 다음 보기의 (　) 안의 들어갈 말이 옳은 것은?

> (　　)은 한 국가나 지역사회의 건강수준을 평가할 수 있는 대표적인 지표이고, 더욱 세밀한 평가를 위해서는 $\alpha$-Index를 계산하고 그 값이 (　　)에 가장 가까우면 그 지역의 보건수준이 높은 것이다.

① 영아 사망률 − 0.1　　　　　　② 영아 사망률 − 1.0
③ 비례사망지수 − 0.5　　　　　　④ 조사사망률 − 1.0

---

**TIP** 한 국가나 지역사회의 건강수준을 평가하는 대표적인 지표는 영아 사망률이고, 더욱 세밀한 평가를 위해 $\alpha$-Index를 계산하고 그 값이 1.0에 가장 가까울 때 보건수준이 높은 것으로 평가한다.
　　※ $\alpha$-Index … 영아사망률 ÷ 신생아 사망률로 선진국일수록 1에 가깝다.

**Answer**　17.① 18.③ 19.②

**20** 다음 중 α-index에 대한 설명으로 잘못된 것은?

① α-index 값이 크면 후진국에 가깝다.

② 국가 간의 보건수준을 비교하는 데 사용한다.

③ α-index 값이 0에 가까울수록 환경상태가 불량하다.

④ 영아 사망수를 신생아 사망수로 나눈 값이다.

TIP ③ 0에 가까울수록 신생아 사망수(선천적 기형이 원인)가 영아 사망수(환경위생의 불량이 원인)보다 크므로 선진국에 가깝고 1보다 크면 후진국에 가깝다.

**Answer** 20.③

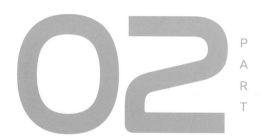

# 02

# 환경과 보건

01 환경위생
02 환경보건

# ⊜1 환경위생

## 01 환경위생의 개요

(1) 환경위생의 개념(세계보건기구의 정의)

환경위생은 인간의 신체발육, 건강 및 생존에 유해한 영향을 미치거나 미칠 가능성이 있는 인간의 물리적 생활환경에 있어서의 모든 요인을 통제하는 것이다.

(2) 자연적 환경

① 물리화학적 환경 ··· 공기, 토양, 광선, 물, 소리 등이다.

② 생물학적 환경 ··· 동물, 곤충, 미생물, 식물 등이다.

(3) 사회적 환경

① 인위적 환경 ··· 의복, 주거, 식생활, 산업시설 등이다.

② 문화적 환경 ··· 정치, 경제, 종교, 교육, 문화, 예술 등이다.

## 02 기후조건

### (1) 기후의 개념

① 기후 … 어떤 장소에서 매년 반복되는 정상상태에 있는 대기현상의 종합된 평균상태이다.

② 기상 … 대기 중에서 일어나는 하나의 물리적 현상이다.

### (2) 기후에 영향을 미치는 요소

기온, 기습, 기류, 복사열, 기압, 풍향, 풍속, 강우, 구름양, 일조량 등이 있다.

### (3) 순응현상(순화)

외부환경의 변화가 일시적인 것이 아니고 계속적일 때 그 조건에 적응하는 능력이 강해진다. 같은 조건에서 적응력이 강해진 사람은 순화되지 않은 사람에 비하여 훨씬 잘 적응하고 조화되어 생활하게 되는데 이런 현상을 순화라고 한다.

### (4) 기후특성과 질병발생

① 풍토병 … 어느 지역의 기후 또는 기후로 인한 조건 때문에 발병하는 질병이다.
> 예 말라리아, 수면병, 콜레라 등

② 계절병 … 계절에 따라 주로 발생하는 질병이다.
> 예 봄 홍역/결핵, 여름 뇌염/장티푸스/이질/장염, 겨울 천식/인플루엔자 등

③ 기상병 … 기후상태에 따라 질병이 발생, 악화되는 것을 말한다.
> 예 협심증, 기관지염, 류머티즘, 심근경색, 천식 등

### (5) 기압 환경에서 나타나는 질병

① 고산병 … 저기압 상태에서 산소부족으로 발생한다. 높이 올라갈수록 기압은 낮아지는데 높은 산에 오를 때 주로 경험하게 된다.

② 잠함병(감압증) … 급격한 감압에 의해 질소가 다량으로 혈액이나 지방조직에 기포화하여 발생하는 질병이다.

# 03 온열조건

## ❶ 개요

### (1) 개념
온열요소 혹은 온열인자(기온, 기습, 기류, 복사열의 기후요소)에 의해 형성된 종합적 상태를 말한다.

### (2) 온열요소
① 기온
  ㉠ 특징
   • 기후요소 중 가장 중요하다.
   • 복사열을 배제한 지상 1.5m 높이의 건구온도로 측정한다.
   • ℃ 또는 ℉로 표시하며, ℃=5/9(℉ −32)이다.
   • 온도측정은 수은 온도계(측정시간 2분), 알코올 온도계(측정시간 3분)로 한다.
   • 일상생활을 하는 데 가장 적합한 온도는 18±2℃이다.
  ㉡ 연교차
   • 연중 최고기온과 최저기온의 차이를 말한다.
   • 해안보다 내륙이, 저위도보다 고위도에서 크다.
  ㉢ 일교차 : 하루의 최고기온과 최저기온의 차이를 말한다.

② 기습
  ㉠ 측정기구 : 아스만 통풍 건습계와 아우구스트 건습계 등이 있다.
  ㉡ 상대습도(비교습도) : 일정온도에서 공기 $1m^3$가 함유할 수 있는 포화 수증기량과 현재 함유되어 있는 수증기량과의 비율(%)을 말한다. 상대습도는 기온에 반비례한다.

③ 기류
  ㉠ 기류는 카타 온도계(95~100℉)로 측정한다.
  ㉡ 기동 또는 바람이기도 하며, 기압의 차이와 기온의 차이에 의하여 생긴다.
  ㉢ 기류의 강도를 풍속 또는 풍력이라 하며, m/sec 또는 feet/sec로 표시한다.
  ㉣ 쾌적한 기류는 실내에서 0.2~0.3m/sec, 외기 중에서는 1.0m/sec이다.
  ㉤ 불감기류는 0.5m/sec 이하의 기류이다.

## ❷ 온열조건의 측정

### (1) 온열지수

인체가 느끼는 온도는 온도계로 측정한 기온과 같지 않고, 기온뿐만 아니라 기습, 기류, 복사열 등을 종합해서 나타낸다.

### (2) 쾌적대

① 개념 … 기류를 고정시킬 때 기온과 기습의 변화에 따른 쾌적점을 이은 쾌적선을 중심으로 대부분이 쾌적하다고 느끼는 상하영역을 말한다.

② 쾌적대 기준 … 무풍안정 시 보통 착의상태에서 쾌적대는 다음과 같다.
  ㉠ 기온 : 17~18℃
  ㉡ 습도 : 60~65%
  ㉢ 기온이 20℃이면 습도는 50% 정도가 쾌적한 습도이다.

### (3) 감각온도(실효온도, 등감온도)

① 실제 인간의 감각에 가장 적합한 온도로서 기온, 기습, 기류의 3인자가 종합적으로 인체에 작용하여 얻어지는 체감을 기초로 한 것이다.

② 감각온도는 가볍게 옷을 입고 경노동시 여름철 18~26℃, 겨울철 15.6~23.3℃이다.

③ 최적 감각온도는 여름철이 21.7℃(71°F) 겨울철이 18.9℃(66°F)이다. 기후에 대한 순화현상 때문에 여름보다 겨울이 낮다.

### (4) 불쾌지수(DI : Discomfort Index ; 온습지수)

① 개념 … 인간이 기후상태에 따라 느끼는 불쾌감의 정도를 나타낸 지표이다.

② 불쾌지수별 불쾌감 정도
  ㉠ DI ≥ 70 : 다소 불쾌(10% 정도)
  ㉡ DI ≥ 75 : 50% 정도의 사람이 불쾌
  ㉢ DI ≥ 80 : 거의 모든 사람이 불쾌(100% 불쾌)
  ㉣ DI ≥ 85 : 매우 불쾌(모든 사람이 견딜 수 없는 상태)

# 04 태양광선

## ❶ 개요

### (1) 구성
자외선, 적외선, 가시광선, 감마선 등으로 구성되어 있다.

### (2) 개념
① **자외선** ··· 우리 몸 안에서 광합성 작용을 일으키며 비타민 D2를 합성한다.

② **적외선** ··· 1800년 헤르셀이 발견했으며 가시광선이나 적색보다 긴 파장을 지녔다.

③ **가시광선** ··· 눈에 보이는 광선을 말한다.

## ❷ 종류

### (1) 자외선
① 종류
　　㉠ 원자외선 : 2,800 Å 이하
　　㉡ 중자외선 : 2,800~3,200 Å(인체에 유익한 작용을 하기 때문에 생명선 또는 Dorno ray라고 한다)
　　㉢ 근자외선 : 3,200~4,000 Å

② 자외선량
　　㉠ 하루 중 정오에, 1년 중 7~9월 사이에 많다.
　　㉡ 적도 부근, 고지대, 대기오염이 적은 지역 및 날씨가 쾌청할 때 많다.

③ 자외선이 인체에 미치는 영향
　　㉠ 부정적인 영향
　　　• 피부에 홍반 및 색소침착, 부종, 수포현상, 피부박리, 피부암(Skin Cancer) 등을 유발한다.
　　　• 결막염, 설암, 백내장의 원인이 될 수 있다.
　　㉡ 긍정적인 영향
　　　• 비타민 D를 생성하여 구루병을 예방하고 피부결핵, 관절염 치료에도 효과가 있다.
　　　• 신진대사 및 적혈구 생성을 촉진하고, 혈압강하작용을 한다.
　　　• 2,600~2,800 Å에서는 살균작용을 한다.

## ❄ 자외선의 생물학적 작용

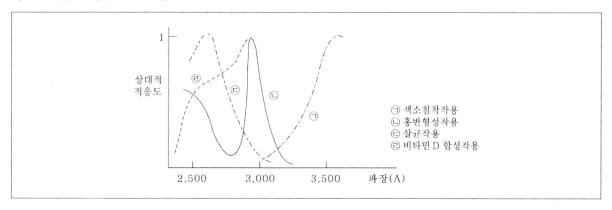

**(2) 가시광선**

① 망막을 자극하여 명암과 색채를 구별하게 하는 작용을 한다.

② 조명이 불충분하면 시력저하나 눈의 피로의 원인이 되고, 너무 강렬하면 시력장애나 어두운 곳에 적응하는 암순응능력을 저하시킨다.

③ 눈은 0.5Lux에서 10,000Lux 사이에 순응하며, 적당한 조도는 100~10,000Lux이다.

**(3) 적외선**

① **장점** … 혈액순환을 촉진하여 신진대사작용이 왕성하도록 함으로써 상처에 대한 치유작용을 한다.

② **단점** … 지나칠 때에는 두통, 현기증, 일사병 등의 원인이 된다.

## ❄ 복사선의 파장

| 종류 | 파장[단위 : angstron(Å)] |
| --- | --- |
| 자외선 | 3,790 이하 |
| 가시광선 | 3,800~7,600 |
| 자색 | 4,000~4,500 |
| 청색 | 4,500~5,000 |
| 녹색 | 5,000~5,700 |
| 황색 | 5,700~5,900 |
| 적색 | 6,100~7,600 |
| 적외선 | 7,700 이상 |

# 05 공기

## ① 공기의 조성

### (1) 공기의 성분

대류권 내에는 산소($O_2$)와 질소($N_2$)가 99.0%를 차지하고 있다.

☀ 대류권 내의 공기조성

| 성분 | 화학기호 | 체적 백분율(%) | 중량 백분율(%) |
|------|---------|--------------|--------------|
| 질소 | $N_2$ | 78.10 | 75.51 |
| 산소 | $O_2$ | 20.93 | 23.01 |
| 아르곤 | Ar | 0.93 | 1.286 |
| 이산화탄소 | $CO_2$ | 0.03 | 0.04 |
| 네온 | Ne | 0.0018 | 0.0012 |
| 헬륨 | He | 0.0005 | 0.00007 |
| 크립톤 | Kr | 0.0001 | 0.0003 |

### (2) 대기권

지상으로부터 대류권, 성층권(오존층), 중간권, 열권, 외기권으로 이루어져 있다.

☀ 대기권의 분류

```
                              외기권
     1,000km ═══════════════════════════════
                               열권
       80km ═══════════════════════════════
                              중간권
       50km ═══════════════════════════════
                         성층권, 오존층
       12km ═══════════════════════════════
                              대류권
       지상 ═══════════════════════════════
```

## (3) 대기의 자정작용

대기의 화학적 조성은 여러 가지 환경적 요인에 의하여 변화되고 있으나 대기 스스로 계속적인 자체 정화작용(식물에 의한 탄소동화 및 바람에 의한 공기의 희석, 자외선 등 일광에 의한 살균 등)에 의해 화학적 조성에 큰 변화를 초래하지 않는다.

① 식물에 의한 탄소동화작용

② 바람에 의한 공기의 희석작용

③ 자외선 등 일광에 의한 살균작용

④ 산소나 오존, 과산화수소 등에 의한 산화작용

⑤ 강우와 강설에 의한 유해성 가스 및 먼지의 세정작용

## ❷ 실내 공기의 변화

### (1) 군집독(Crowd Poisoning)

① **개념** … 좁은 실내에 많은 사람이 밀집하게 되면, 실내 공기는 화학적·물리적으로 변화하게 된다. 따라서 불쾌감, 두통, 권태증, 현기증, 구역질, 구토 및 식욕부진 등의 증세가 나타나게 되는데 이를 군집독이라 한다.

② **발생요인** … 온도, 습도, $CO_2$, 유해가스, 구취, 채취 등이 혼합되어 발생한다.

③ **예방책** … 실내공기가 순환하도록 적절한 환기를 하여야 한다.

### (2) 실내 온도

① 체온의 정상범위는 36.1~37.2℃로 42℃ 이상에서는 신경조직이 마비되어 사망하고, 30℃ 이하에서는 회복 불능상태에 빠진다.

② 실내 쾌적온도는 18~20℃이다.

### (3) 실내 습도

① 건조하면 호흡기 계통의 질병, 습하면 피부병의 원인이 될 수 있다.

② 실내의 적절한 습도는 40~70%이고, 40% 이하의 습도에서는 인체에 해를 미친다.

(4) 산소($O_2$)

① 산소는 공기의 가장 중요한 성분으로, 공기 중에 21%를 차지한다.

② 실내 산소량이 10% 이하이면 호흡이 곤란해지고, 7% 이하이면 질식사의 위험이 있다.

③ 인간이 감당할 수 있는 위생적인 산소의 허용농도는 15~50%이다.

(5) 질소

① 질소는 공기 중에 약 78%를 차지하며, 인체 내 산소농도에 관여한다.

② 이상고기압에서 질소가 인체에 미치는 영향

  ㉠ 3기압 이상 : 자극작용을 일으킨다.

  ㉡ 4기압 이상 : 마취작용이 시작된다.

  ㉢ 10기압 이상 : 전신기능이 손상되어 사망한다.

③ 이상기압 시 발생되는 질병

  ㉠ **잠함병**(Caisson Disease ; 감압병)

  • 발생원인 : 고기압상태에서 정상기압으로 갑자기 복귀할 때 체액 및 지방조직에 발생되는 질소가스가 주원인이 되어 발생한다.

  • 주요 증상 : 동통성 관절장애를 일으킨다.

  • 예방책 : 사전에 적성검사나 신체검사를 통해 신체이상자를 발견해 예방한다.

  ㉡ **급격 기압강하증** : 이상기압 시 급격한 기압강하로 인해 발생한다.

(6) 일산화탄소

① 특징

  ㉠ CO는 무색, 무미, 무취, 무자극의 맹독성 가스이다.

  ㉡ 비중이 공기와 거의 같으므로 혼합되기 쉽다.

  ㉢ 혈액 중의 헤모글로빈과 결합하여 HbCO를 형성하여 인체의 조직에 저산소증을 일으킨다. 이때, CO의 Hb에 대한 결합력은 $O_2$에 비해 약 250~300배나 강하므로 이것이 Hb의 산소운반 장해작용과 산소해리 장해작용 등 2중작용에 의한 $O_2$의 부족을 초래하는 조직 저산소증의 주된 중독기전으로 해석된다.

② HbCO량(농도)과 중독증상

  ㉠ 10% 이하 : 무증상

  ㉡ 20% 이상 : 임상증상 출현

  ㉢ 40~50% 이상 : 두통 · 허탈

  ㉣ 60~70% 이상 : 의식상실

  ㉤ 80% 이상 : 사망

  ㉥ 최대허용량 : 100ppm(0.01%)

③ CO중독증 치료법 ··· 오염원으로부터 신속히 옮겨 안정·보온시키고 인공호흡과 고압산소요법을 시행하기도 한다. 이 경우 5% 정도의 $CO_2$를 함유한 산소를 흡입시키는 것이 가장 효과적이다.

## (7) 이산화탄소(탄산가스)

① 특징

    ㉠ 무색, 무취, 약산성을 지닌 비중이 큰 비독성 가스이다.

    ㉡ 소화제, 청량음료, Dry - ice 등으로 폭넓게 사용된다.

    ㉢ 실내 공기의 혼탁지표로 사용된다.

    ㉣ 최대 허용량은 1,000ppm(0.1%)이다.

② 공기 중에 0.03% 비율로 존재하고, $CO_2$의 위생학적 허용한도는 0.1%이다.

③ 폐포 내의 $CO_2$ 농도는 5~6%이며, $CO_2$가 대기 중에 8%이면 호흡이 곤란해지고, 10% 이상에서는 의식을 잃고 사망한다.

## (8) 오존

① 무색·무미·해초냄새가 나며, 산화성 표백제이다.

② 만성중독 시에는 체내의 효소를 교란시켜 DNA, RNA에 작용하여 유전인자의 변화를 유발한다.

③ 오존은 강한 자외선을 막아주어 지구상의 생물들을 보호하는 역할을 한다.

④ 정상적일 때는 도시나 주택가의 공기 중에는 존재하지 않는다.

⑤ 광화학적 산화물로 자극성이 크며, 기침, 권태감, 폐렴, 폐충혈, 폐기종을 유발할 수 있다.

### ❋ 실내 대기오염물질과 인체의 영향

| 오염물질 | 인체의 영향 |
| --- | --- |
| 분진 | 규폐증, 진폐증, 석면폐증 등 |
| 연소가스(CO, $NO_2$, $SO_2$, RSP) | 만성 폐질환, 기도저항 증가, 중추신경 영향 등 |
| 석면 | 피부질환, 호흡기질환, 석면증, 폐암 등 |
| 미생물<br>(곰팡이, 박테리아, 바이러스, 꽃가루 등) | 알레르기성 질환, 호흡기질환 등 |
| 라돈 | 폐암 등 |
| 포름 알데히드 | 눈·코·목 자극증상, 기침, 설사, 어지러움, 구토, 피부질환, 비암, 정서불안, 기억력 상실 등 |
| 유기용제(에스테르, 알데히드, 케톤 등) | 피로감, 정신착란, 두통, 구역, 현기증, 중추신경 억제작용 등 |
| 악취 | 식욕감퇴, 구토, 불면, 알레르기증, 정신신경증 등 |

# 06 물

## ❶ 물의 중요성

### (1) 물과 인체의 관계

① 물은 사람 체중의 60~70%를 차지하고 있으며, 이는 세포 내에 40%, 조직 내에 20% 그리고 혈액 내에는 5% 정도가 함유되어 있다.

② 체내 수분량이 10% 정도만 결핍되어도 바로 생리적 이상이 생기고, 20~22%가 소실되면 생명이 위태롭다.

③ 하루 동안 물의 필요량은 2.5~3.0L 이다.

### (2) 물의 위생적 영향

① 수인성 질병의 전염원

    ㉠ 수인성 질병 : 장티푸스, 콜레라, 파라티푸스, 세균성 이질 등이 있다.

    ㉡ 수인성 기생충 질환 : 간디스토마, 폐디스토마, 주혈 흡충증, 긴촌충 등이 있다.

② 유해물질의 오염원 … 불소 함유량이 다량인 경우 장기 음용 시 반상치, 극소량일 경우 우치가 우려된다.

## ❷ 상수도

### (1) 상수의 공급과정

상수는 수원지에서 정수장, 배수지, 공도관을 거쳐 가정에 공급된다.

### ☀ 상수의 공급과정

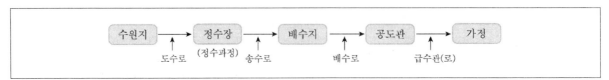

## (2) 상수의 수원

① 의의 … 지표수를 주로 수원으로 사용한다.

② 수원의 종류

  ㉠ 천수(기상수)

    • 비나 눈으로 내려오는 수증기로 깨끗한 연수이다.

    • 지역환경상태에 영향을 크게 받기 때문에 세균, 먼지 등에 오염되기 쉽다.

  ㉡ 지표수 : 상수원으로 이용되나 산업장이나 농장으로부터 부단히 오염되고, 유기물질이 많아 세균, 미생물의 번식이 쉽다. 또, 탁도가 높아 확실한 정수가 필요하다.

  ㉢ 지하수

    • 일반적으로 세균, 유기물, 먼지가 적지만 수량이 많지 않고 경도가 높다.

    • 깊이에 따라 수질이 좋은 것이 일반적이지만 최근 지하수 개발의 남발로 안전성에 위협을 받고 있다.

    • 건물건축 시에는 최소한 1.5m 이상이어야 한다.

  ㉣ 복류수

    • 하천의 하상을 흐르는 물로 지하수와 지표수의 중간 정도의 수질이다.

    • 수질이 비교적 양호하나 다량의 수량을 얻기 힘들다.

## (3) 상수의 정수방법

① 일반 정수법

  ㉠ 물의 정수

    • 자정작용 : 침전, 자외선에 의한 살균, 산화, 생물에 의한 식균 등의 작용에 의해 일어난다.

    • 인위적인 정수법 : 침전, 여과, 폭기, 흡착, 소독, 응집 등이 있다.

    • 특수처리 : 경수의 연화, 생물제거법, 제철법, 제망간법이 있다.

> **TIP** Mills와 Reincke … 물을 여과해 급수한 바 장티푸스 환자 및 일반사망률을 감소시키는 결과를 발견한 사람들이다. 이러한 상수여과의 효과를 Mills – Reincke 현상이라 한다.

  ㉡ 여과방법

    • 완속여과법(영국식 여과법)

      - 완속여과지 : 여과지 위층에는 모래를 60~90cm 정도 깔고, 굵은 모래, 작은 자갈, 큰 자갈을 각각 10~15cm 두께로 깔며, 최하층에는 둥근 돌 20~30cm 정도를 빈틈없이 깐다.

      - 여과속도 : 통상의 표류수에서는 4~5m/일이 적절하며, 원수의 수질이 양호하고 특별한 지장이 없을 때에는 8m/일의 한도 내에서 조절할 수 있다.

      - 여과지의 사용기간 : 1~2개월을 기준으로 하며, 원수가 양호할 경우 5~6개월도 사용할 수 있다.

      - 여과막(생물막) : 원수를 여과할 때 모래층 상부에 남게 되는 부유물이 형성하는 콜로이드막을 말한다. 여과막은 세균의 99%를 제거하므로 안전하다.

- 급속여과법(미국식 여과법)
  - 급속여과지 : 완속여과지와 마찬가지로 잔모래를 사용하지만, 완속여과지보다 다소 거칠고 균일한 모래 (0.45~0.7mm)를 선택한다. 모래층의 두께는 60~70cm가 적당하다.
  - 여과지의 세척 : 급속여과지는 여과막이 빨리 두터워지므로 물에 의한 역류세척을 한다.

> 📢**TIP** 급속여과지 세척방법
> ㉠ 기계적으로 모래를 뒤섞으면서 물로 세척하는 방법
> ㉡ 압축공기를 보내서 모래층을 흐트린 다음 물을 보내서 세척하는 방법
> ㉢ 물만으로 세척하는 방법

  - 여과속도 : 하루 120~150m/일로 완속여과의 40배 정도이다.

## ☀ 완속여과법과 급속여과법

| 구분 | | 완속여과법 | 급속여과법 |
|---|---|---|---|
| 침전법(예비처리) | | 보통침전법 | 약품침전법 |
| 여과막 세척 | | 모래 제거 후 보충(사면대치) | 역류세척 |
| 여과속도 | | 저속(3m/일, 최고 8m까지) | 고속(120~150m/일) |
| 1회 사용일수 | | 1~2개월 | 1일 |
| 소요면적 | | 넓은 면적 | 좁은 면적도 가능 |
| 비용 | 건설비 | 고가 | 저가 |
| | 경상비 | 저가 | 고가 |
| 세균 제거율 | | 98~99% | 95~98% |
| 운용기술 | | 고도의 기술 불필요 | 고도의 기술 필요 |
| 탁도·색도가 높을 때 | | 부적합 | 적합 |
| 이끼류가 발생하기 쉬운 장소 | | 부적합 | 적합 |
| 수면이 동결되기 쉬운 장소 | | 부적합 | 적합 |

② 특수 정수법
  ㉠ 경수연화법
  - 일시경수 : $Ca(HCO_3)_2$, $Mg(HCO_3)_2$ 등을 함유하고 있는 경수를 끓여 일시적으로 연수가 되게 한 것이다.

$$Ca(HCO_3)_2 \xrightarrow{\text{가열}} CaCO_3 \downarrow + CO_2 + H_2O$$

$$Mg(HCO_3)_2 \xrightarrow{\text{가열}} MgCO_3 \downarrow + CO_2 + H_2O$$

$$MgCO_3 \xrightarrow{\text{가열}} Mg(OH)_2 \downarrow + CO_2$$

- 영구경수 : $CaSO_4$, $MgSO_4$ 등의 황산염처럼 끓여도 변화가 없는 것을 말한다.
- 석회소다법 : 칼슘($Ca^{2+}$), 마그네슘($Mg^{2+}$) 이온이 침전과 여과과정을 통해 제거되기 쉬운 탄산칼슘과 수산화마그네슘이 된다.

$$Ca(HCO_3)_2 + Ca(OH)_2 \longrightarrow 2CaCO_3 \downarrow + 2H_2O(중탄산염일 \ 경우)$$
$$CaSO_4 + Na_2CO_3 \longrightarrow CaCO_3 \downarrow + Na_2SO_4(황산염일 \ 경우)$$

- Zeolite(이온교환법) : 칼슘($Ca^{2+}$), 마그네슘($Mg^{2+}$) 이온이 Zeolite의 나트륨($Na^+$) 이온과 치환된다.

$$CaSO_4 + NaO \cdot Z \rightleftharpoons CaO \cdot Z + Na_2SO_4$$
$$Ca(HCO_3)_2 + NaO \cdot Z \rightleftharpoons CaO \cdot Z + NaHCO_3$$

ⓒ 철 및 망간 제거법
- 수중에 철이나 망간이 0.3mg/L이 넘으면 세탁, 음료, 직물염색 등에 부적당하다.
- 철분은 침전, 여과에 의해 제거되지만 폭기를 하면 용해성 철분은 수산화제이철이 되어 응괴를 형성하여 침전되며, 여과에 의해서도 제거된다.
- 망간의 제거는 과망간산칼륨의 주입에 의한 산화법, 망간, 제올라이트법, 양이온 교환수지에 의한 교환처리법 등이 사용된다.

ⓒ 불소 주입 : 충치예방을 위해 불소화합물 0.7~1.5ppm을 첨가한다.

ⓔ 조류 제거법 : 수중에 식물성 생물이 많은 경우 여과막의 생성이 빨리 되므로 미리 제거할 필요가 있다. 황산동($CuSO_4$) 0.1~1.0ppm을 섞으면 조류의 번식을 막을 수 있다.

## (4) 소독

① 소독법의 방법 및 특성

ⓐ 자비소독법 : $100^\circ C$로 30분 정도 가열하는 방법으로, 가정에서나 소규모 소독 시 이용한다.

ⓑ 오존소독법 : $1.5~5g/m^3$에 15분 정도 접촉하는 방법으로, 강력한 산화력을 이용하여 잔류성이 없고 맛·냄새가 거의 없으나 비경제적이다.

ⓒ 자외선 소독법 : 자외선 2,800~3,200 Å에 소독하는 방법으로, 살균력이 강하나 투과력이 약한 것이 특징이다.

ⓓ 염소소독법
- 불연속점 염소처리법을 이용한 방법이다.
- 소독력이 강해 가장 널리 이용되나, 냄새와 독성이 있다.

ⓔ 음이온법 : Ag를 사용하여 수중세균을 사멸하는 방법으로 비경제적이다.

② 염소소독법

ⓐ 염소소독의 원리
- 염소의 살균효과는 그 화학반응을 지배하는 요소인 농도, 반응시간, 온도, pH 및 수량에 따라 좌우된다.

- 온도, 반응시간, 염소의 농도가 증가하면 살균효과도 증가한다.

$$Cl_2 + H_2O \rightarrow HCl + HOCl$$
$$HOCl \leftrightarrow H^+ + OCl^-$$

ⓒ 염소소독의 장·단점
- 장점
  - 소독력과 잔류효과가 강하다.
  - 경제적이고, 조작이 간편하다.
- 단점 : 냄새가 심하고, 독성이 있다.

### ❸ 먹는물의 수질기준〈먹는물 수질기준 및 검사 등에 관한 규칙 제2조 별표 1, 2019. 12. 20. 시행〉

(1) 미생물에 관한 기준

① 일반세균은 1mL 중 100CFU(Colony Forming Unit)를 넘지 아니할 것. 다만, 샘물 및 염지하수의 경우에는 저온일반세균은 20CFU/mL, 중온일반세균은 5CFU/mL를 넘지 아니하여야 하며, 먹는샘물, 먹는염지하수 및 먹는해양심층수의 경우에는 병에 넣은 후 4℃를 유지한 상태에서 12시간 이내에 검사하여 저온일반세균은 100CFU/mL, 중온일반세균은 20CFU/mL를 넘지 아니할 것

② 총 대장균군은 100mL(샘물·먹는샘물, 염지하수·먹는염지하수 및 먹는해양심층수의 경우에는 250mL)에서 검출되지 아니할 것. 다만, 매월 또는 매 분기 실시하는 총 대장균군의 수질검사 시료 수가 20개 이상인 정수시설의 경우에는 검출된 시료 수가 5퍼센트를 초과하지 아니하여야 한다.

③ 대장균·분원성 대장균군은 100mL에서 검출되지 아니할 것. 다만, 샘물·먹는샘물, 염지하수·먹는염지하수 및 먹는해양심층수의 경우에는 적용하지 아니한다.

④ 분원성 연쇄상구균·녹농균·살모넬라 및 쉬겔라는 250mL에서 검출되지 아니할 것(샘물·먹는샘물, 염지하수·먹는염지하수 및 먹는해양심층수의 경우에만 적용한다)

⑤ 아황산환원혐기성포자형성균은 50mL에서 검출되지 아니할 것(샘물·먹는샘물, 염지하수·먹는염지하수 및 먹는해양심층수의 경우에만 적용한다)

⑥ 여시니아균은 2L에서 검출되지 아니할 것(먹는물공동시설의 물의 경우에만 적용한다)

(2) 건강상 유해영향 무기물질에 관한 기준

① 납은 0.01mg/L를 넘지 아니할 것

② 불소는 1.5mg/L(샘물·먹는샘물 및 염지하수·먹는염지하수의 경우에는 2.0mg/L)를 넘지 아니할 것

③ 비소는 0.01mg/L(샘물·염지하수의 경우에는 0.05mg/L)를 넘지 아니할 것

④ 셀레늄은 0.01mg/L(염지하수의 경우에는 0.05mg/L)를 넘지 아니할 것

⑤ 수은은 0.001mg/L를 넘지 아니할 것

⑥ 시안은 0.01mg/L를 넘지 아니할 것

⑦ 크롬은 0.05mg/L를 넘지 아니할 것

⑧ 암모니아성 질소는 0.5mg/L를 넘지 아니할 것

⑨ 질산성 질소는 10mg/L를 넘지 아니할 것

⑩ 카드뮴은 0.005mg/L를 넘지 아니할 것

⑪ 붕소는 1.0mg/L를 넘지 아니할 것(염지하수의 경우에는 적용하지 아니한다)

⑫ 브롬산염은 0.01mg/L를 넘지 아니할 것(먹는샘물, 염지하수·먹는염지하수, 먹는해양심층수 및 오존으로 살균·소독 또는 세척 등을 하여 음용수로 이용하는 지하수만 적용한다)

⑬ 스트론튬은 4mg/L를 넘지 아니할 것(먹는염지하수 및 먹는해양심층수의 경우에만 적용한다)

⑭ 우라늄은 30$\mu$g/L를 넘지 않을 것[수돗물(지하수를 원수로 사용하는 수돗물을 말한다), 샘물, 먹는샘물, 먹는염지하수 및 먹는물공동시설의 물의 경우에만 적용한다]

## (3) 건강상 유해영향 유기물질에 관한 기준

① 페놀은 0.005mg/L를 넘지 아니할 것

② 다이아지논은 0.02mg/L를 넘지 아니할 것

③ 파라티온은 0.06mg/L를 넘지 아니할 것

④ 페니트로티온은 0.04mg/L를 넘지 아니할 것

⑤ 카바릴은 0.07mg/L를 넘지 아니할 것

⑥ 1,1,1-트리클로로에탄은 0.1mg/L를 넘지 아니할 것

⑦ 테트라클로로에틸렌은 0.01mg/L를 넘지 아니할 것

⑧ 트리클로로에틸렌은 0.03mg/L를 넘지 아니할 것

⑨ 디클로로메탄은 0.02mg/L를 넘지 아니할 것

⑩ 벤젠은 0.01mg/L를 넘지 아니할 것

⑪ 톨루엔은 0.7mg/L를 넘지 아니할 것

⑫ 에틸벤젠은 0.3mg/L를 넘지 아니할 것

⑬ 크실렌은 0.5mg/L를 넘지 아니할 것

⑭ 1,1-디클로로에틸렌은 0.03mg/L를 넘지 아니할 것

⑮ 사염화탄소는 0.002mg/L를 넘지 아니할 것

⑯ 1,2-디브로모-3-클로로프로판은 0.003mg/L를 넘지 아니할 것

⑰ 1,4-다이옥산은 0.05mg/L를 넘지 아니할 것

(4) 소독제 및 소독부산물질에 관한 기준[수돗물(지하수를 원수로 사용하는 수돗물을 말한다)·샘물·먹는샘물·염지하수·먹는염지하수·먹는해양심층수 및 먹는물공동시설의 물의 경우에는 적용하지 아니한다]

① 잔류염소(유리잔류염소를 말한다)는 4.0mg/L를 넘지 아니할 것

② 총트리할로메탄은 0.1mg/L를 넘지 아니할 것

③ 클로로포름은 0.08mg/L를 넘지 아니할 것

④ 브로모디클로로메탄은 0.03mg/L를 넘지 아니할 것

⑤ 디브로모클로로메탄은 0.1mg/L를 넘지 아니할 것

⑥ 클로랄하이드레이트는 0.03mg/L를 넘지 아니할 것

⑦ 디브로모아세토니트릴은 0.1mg/L를 넘지 아니할 것

⑧ 디클로로아세토니트릴은 0.09mg/L를 넘지 아니할 것

⑨ 트리클로로아세토니트릴은 0.004mg/L를 넘지 아니할 것

⑩ 할로아세틱에시드(디클로로아세틱에시드, 트리클로로아세틱에시드 및 디브로모아세틱에시드의 합으로 한다)는 0.1mg/L를 넘지 아니할 것

⑪ 포름알데히드는 0.5mg/L를 넘지 아니할 것

(5) 심미적 영향물질에 관한 기준

① 경도(硬度)는 1,000mg/L(수돗물의 경우 300mg/L, 먹는염지하수 및 먹는해양심층수의 경우 1,200mg/L)를 넘지 아니할 것. 다만, 샘물 및 염지하수의 경우에는 적용하지 아니한다.

② 과망간산칼륨 소비량은 10mg/L를 넘지 아니할 것

③ 냄새와 맛은 소독으로 인한 냄새와 맛 이외의 냄새와 맛이 있어서는 아니될 것. 다만, 맛의 경우는 샘물, 염지하수, 먹는샘물 및 먹는물공동시설의 물에는 적용하지 아니한다.

④ 동은 1mg/L를 넘지 아니할 것

⑤ 색도는 5도를 넘지 아니할 것

⑥ 세제(음이온 계면활성제)는 0.5mg/L를 넘지 아니할 것. 다만, 샘물·먹는샘물, 염지하수·먹는염지하수 및 먹는해양심층수의 경우에는 검출되지 아니하여야 한다.

⑦ 수소이온 농도는 pH 5.8 이상 pH 8.5 이하이어야 할 것. 다만, 샘물, 먹는샘물 및 먹는물공동시설의 물의 경우에는 pH 4.5 이상 pH 9.5 이하이어야 한다.

⑧ 아연은 3mg/L를 넘지 아니할 것

⑨ 염소이온은 250mg/L를 넘지 아니할 것(염지하수의 경우에는 적용하지 아니한다)

⑩ 증발잔류물은 수돗물의 경우에는 500mg/L, 먹는염지하수 및 먹는해양심층수의 경우에는 미네랄 등 무해성분을 제외한 증발잔류물이 500mg/L를 넘지 아니할 것

⑪ 철은 0.3mg/L를 넘지 아니할 것. 다만, 샘물 및 염지하수의 경우에는 적용하지 아니한다.

⑫ 망간은 0.3mg/L(수돗물의 경우 0.05mg/L)를 넘지 아니할 것. 다만, 샘물 및 염지하수의 경우에는 적용하지 아니한다.

⑬ 탁도는 1NTU(Nephelometric Turbidity Unit)를 넘지 아니할 것. 다만, 지하수를 원수로 사용하는 마을상수도, 소규모급수시설 및 전용상수도를 제외한 수돗물의 경우에는 0.5NTU를 넘지 아니하여야 한다.

⑭ 황산이온은 200mg/L를 넘지 아니할 것. 다만, 샘물, 먹는샘물 및 먹는물공동시설의 물은 250mg/L를 넘지 아니하여야 하며, 염지하수의 경우에는 적용하지 아니한다.

⑮ 알루미늄은 0.2mg/L를 넘지 아니할 것

## (6) 방사능에 관한 기준(염지하수의 경우에만 적용한다)

① 세슘(Cs-137)은 4.0mBq/L를 넘지 아니할 것

② 스트론튬(Sr-90)은 3.0mBq/L를 넘지 아니할 것

③ 삼중수소는 6.0Bq/L를 넘지 아니할 것

# 07 주거환경

## ❶ 주택의 보건학적 조건

### (1) 부지

① 일광의 수열량이 많은 곳이 좋다.

② 빗물과 오수의 배제가 편리해야 한다.

③ 하천 또는 호수면보다 높은 곳에 위치해야 한다.

④ 수분의 투과가 양호한 사토양의 지질이 좋다.

⑤ 지반이 견고해야 건축물의 기초가 튼튼하다.

⑥ 통학, 통근에 편리해야 한다.

⑦ 도심지와 교통이 편리한 곳에 위치해야 한다.

⑧ 진개와 오물로 매몰된 토지는 10년 이상 된 곳이어야 한다.

⑨ 지하수면은 항상 지면보다 2m 이하에 있어야 한다.

⑩ 공기의 오염원과 위험물 저장소로부터 먼 곳이 좋다.

⑪ 소음발생원이나 정신교육상 불리한 지역은 부적당하다.

### (2) 구조

① 지붕과 벽은 방서, 방한, 방수, 방음이 잘 되어야 한다.

② 천정과 지붕의 공간을 넓게 해 방열이 좋게 한다.

③ 천정은 일반적으로 2.1m 정도가 적당하다.

④ 마루는 지면으로부터 45cm 정도의 간격을 두어야 한다.

⑤ 거실·침실 및 어린이방은 남쪽, 화장실·부엌 등은 북쪽으로 배치해야 한다.

## ❷ 환기

### (1) 자연환기

① 중성대가 방바닥 가까이에 있으면 사람이 심한 온도 차이를 느껴 건강에 장해요인이 되므로 천정 가까이에 형성되는 것이 좋다.

② 창의 크기는 바닥면적의 1/20 이상이어야 한다.

③ 환기횟수는 하루에 1~2회가 적당하다.

> 📢 **TIP 중성대**(Neutral Zone) … 실내 기온이 실외 기온보다 높은 경우 압력의 차이에 의해서 실내로 들어오는 공기는 하부로 이동하고, 실외로 나가는 공기는 상부로 이동하게 된다. 이때, 그 중간에 압력 0의 지대, 즉 중성대가 형성된다.

### (2) 인공환기

① **공기조정법** … 가장 이상적인 환기법으로 공기의 온·습도 조절이 가능하고 배기의 오염물을 처리하는 여과 설비를 갖추고 있다.

② **배기식 환기법** … 오염물의 배기·처리에 효과적이다.

③ **송풍식 환기법** … 신선한 공기공급이 가능하며 오염물 자체를 희석시킨다. 오염물의 제거는 불가능한 단점이 있다.

④ **병용식 환기법** … 급·배기를 동시에 할 수 있어 편리하다.

### (3) 소요 환기량 산출식

1인당 1시간 1회에 필요한 환기량은 30m²이다. 즉, 공기 중의 $CO^2$ 농도의 서한도를 지표로 할 때 소요 환기량 산출식은 다음과 같다.

$$V = \frac{K}{CO - C} \, (m^3)$$

- V : 소요 환기량($m^3/hr$)
- CO : 0시간 후의 실내 $CO_2$ 농도($CO_2$의 서한용량 − 0.1%)
- K : 작업장에서 발생하는 1인 1시간의 호출 $CO_2$량(21L)
- C : 외기의 $CO_2$ 용량(0.03%)

## ❸ 채광 및 조명

(1) 자연조명(주간조명)

① 일광의 장점

　　㉠ 중추신경을 자극해 기분을 상쾌하게 한다.

　　㉡ 신진대사작용을 촉진한다.

　　㉢ 조광의 조성 평등으로 눈의 피로가 적다.

　　㉣ 살균작용으로 피부를 튼튼하게 한다.

　　㉤ 장기의 기능을 증진시켜 식욕을 촉진한다.

　　㉥ 적혈구와 헤모글로빈의 양 증가로 산소흡수능력을 증가시킨다.

　　㉦ 구루병을 예방하고 실내 공기 속의 세균을 살균하는 작용을 한다.

② 자연조명에서 고려해야 할 사항

　　㉠ 창의 방향 : 거실은 남향, 작업실은 동북 또는 북향이 좋다. 일조량이 최소 1일 4시간 이상이어야 하므로, 앞 건물과의 거리가 그 건물 높이의 2~3배가 되어야 한다.

　　㉡ 창의 면적 : 거실면적의 1/5~1/7이 적당하며, 동일한 면적인 경우 세로로 긴 창이 조도를 균등하게 하므로 효과적이다.

　　㉢ 거실의 안쪽 길이 : 바닥에서 창틀 상단 높이의 1.5배 이하가 좋다.

　　㉣ 개각과 입사각 : 개각은 4~5°, 입사각은 28° 이상이 좋으며, 개각과 입사각이 클수록 밝다.

　　㉤ 차광방법

　　　• 빛의 양이 많으면 커튼이나 차광물을 이용하여 조절하는 것이 좋다.

　　　• 벽지의 색깔에 따라 반사율이 달라 방안의 빛 조절이 가능하므로 벽지의 선택이 중요하다. 벽지의 색깔에 따른 반사율은 흰색은 90%, 담크림색은 60%, 황색·농갈색은 40%, 진한 녹색은 25%이다.

(2) 인공조명

① 인공조명의 방법

　　㉠ 직접조명

　　　• 빛이 광원으로부터 작업면에 직접 전달되는 것을 말한다.

　　　• 효율이 크고 경제적이나, 강한 음영과 과도한 휘도로 불쾌감을 준다.

　　　• 천정이 높거나 암색일 때 적용한다.

　　㉡ 간접조명

　　　• 빛이 벽이나 천정 등에 반사된 산광상태로 온화하며, 음영이나 현휘도 생기지 않는다.

　　　• 조명효율이 낮고, 비경제적인 단점이 있다.

　　　• 천정의 높이가 적당하며 천정과 벽체 상부가 밝은 색이어서 반사가 잘 될 때만 적용한다.

ⓒ 반간접(반직접)조명
- 반투명의 역반사 갓에 의해 작업면상에 오는 광선의 1/2 이상은 간접광으로, 나머지는 직접광으로 받는다.
- 눈의 피로가 적어 가장 위생적인 방법이다.

> **TIP** 인공조명의 조도 … 낮에는 200~1,000Lux 정도, 밤에는 20~200Lux 정도의 조도가 적당하다.

② 인공조명 시 고려사항
- ㉠ 조도는 작업상 충분해야 한다.
- ㉡ 광색은 주광색에 가까운 것이 좋다.
- ㉢ 유해가스의 발생이 없어야 한다.
- ㉣ 폭발이나 발화의 위험이 없어야 한다.
- ㉤ 빛이 좌상방에서 비추는 것이 좋다.
- ㉥ 조도는 균등하게 유지하고, 가급적 간접조명이 되도록 해야 한다.
- ㉦ 취급이 간편하고, 가격이 저렴해야 한다.

# 최근 기출문제 분석

2018. 6. 23. 제2회 서울특별시

**1  염소소독의 장점으로 가장 옳지 않은 것은?**

① 소독력이 강하다.

② 잔류효과가 약하다.

③ 조작이 간편하다.

④ 경제적이다.

> **TIP** ② 염소는 잔류성이 높다. 즉, 잔류효과가 강하다.

2018. 6. 23. 제2회 서울특별시

**2  일산화탄소(CO)에 대한 설명으로 가장 옳은 것은?**

① CO가스는 물체의 연소 초기와 말기에 많이 발생한다.

② CO가스는 무색, 무미, 무취, 자극성 가스이다.

③ Hb과 결합력이 산소에 비해 250~300배 낮다.

④ 신경증상, 마비, 식욕감퇴 등의 후유증은 나타나지 않는다.

> **TIP** ② CO가스는 무색, 무미, 무취, 무자극성 가스이다.
> ③ 헤모글로빈과 결합력이 산소에 비해 250~300배 높다.
> ④ 일산화탄소 중독은 신경증상, 마비, 식욕감퇴(구역) 등의 후유증을 나타낸다.

**Answer** 1.② 2.①

**3** 다음 〈보기〉에서 설명하는 먹는 물 수질 검사항목으로 가장 옳은 것은?

― 보기 ―

값이 높을 경우 유기성 물질이 오염된 후 시간이 얼마 경과하지 않은 것을 의미하며, 분변의 오염을 의심할 수 있는 지표이다.

① 수소이온                    ② 염소이온
③ 질산성 질소               ④ 암모니아성 질소

> **TIP** ④ 암모니아성 질소는 주로 동물의 배설물이 원인이며, 그 자체는 위생상 무해이지만 병원성 미생물을 많이 수반할 염려가 있기 때문에 음료수의 수질 기준(0.5mg/L를 넘지 않아야 함)에 포함되고 있다.

**4** 다음 중 물의 염소소독 시에 발생하는 불연속점의 원인은?

① 유기물                      ② 클로라민(chloramine)
③ 암모니아                    ④ 조류(aglae)

> **TIP** 상수처리에서 암모니아를 포함한 물에 염소를 이용하여 소독하게 되면 클로라민의 양은 염소 주입량에 비례하여 증가하다가 일정량 이상으로 염소를 주입하면 클로라민의 양이 급격히 줄어들어 최소농도가 된다. 이 점을 불연속점이라 부른다.

**5** 정수방법 중 여과법에 대한 설명으로 옳은 것은?

① 완속여과의 여과속도는 3m/day이고, 급속여과의 여과속도는 120m/day 정도이다.
② 급속여과의 생물막 제거법은 사면교체이고, 완속여과의 생물막 제거법은 역류세척이다.
③ 원수의 탁도 · 색도가 높을 때는 완속여과가 효과적이다.
④ 완속여과에 비해 급속여과의 경상비가 적게 든다.

> **TIP** ② 급속여과의 생물막 제거법은 역류세척이고, 완속여과의 생물막 제거법은 사면교체이다.
> ③ 원수의 탁도 · 색도가 높을 때는 급속여과가 효과적이다.
> ④ 급속여과는 건설비는 적게 들지만 경상비가 많이 들고, 완속여과는 건설비는 많이 들지만 경상비가 적게 든다.

**Answer** 3.④ 4.③ 5.①

# 출제 예상 문제

## 1 다음 내용은 무엇에 대한 설명인가?

> • 미국의 톰(E. C. Thom)이 1959년에 고안하여 발표한 체감 기후를 나타내는 지수
> • 값을 구하는 공식은 (건구온도℃+습구온도℃)×0.72+40.6
> • 실제로 이 지수는 복사열과 기류가 포함되어 있지 않아 여름철 실내의 무더위 기준으로 사용

① 지적온도　　　　　　　　　　　② 불쾌지수

③ 감각온도　　　　　　　　　　　④ 체감온도

---

**TIP** ② 보기는 불쾌지수에 대한 설명이다.

※ 불쾌지수(discomfort index) … 불쾌지수는 생활기상지수의 한 종류로 기온과 습도의 조합으로 사람이 느끼는 온도를 표현한 것으로 온습도지수(THI)라고도 불린다. 불쾌감도 개인에 따라 약간의 차이가 있으며, 여름철 실내의 무더위의 기준으로서만 사용되고 있을 뿐, 복사나 바람 조건은 포함되어 있지 않기 때문에 그 적정한 사용에는 한계가 있다는 점에 유의하여야 한다.

## 2 다음 보기 중 물의 자정작용에 해당되는 것은?

> ㉠ 산화　　　　　　　　　　　　㉡ 살균
> ㉢ 침전　　　　　　　　　　　　㉣ 세정

① ㉠㉡　　　　　　　　　　　　② ㉡㉢

③ ㉡㉢㉣　　　　　　　　　　　④ ㉠㉡㉢

---

**TIP** 물의 자정작용 … 침전, 자외선에 의한 살균, 산화, 생물에 의한 식균 등의 작용이 일어난다.

**Answer** 1.② 2.④

**3** 실내 공기오염의 지표인 기체와 그 서한량으로 옳은 것은?

① $CO_2$ − 0.1%

② CO − 0.1%

③ $CO_2$ − 11%

④ CO − 10%

---

**TIP** 서한량(서한도)

㉠ $CO_2$ : 0.1%(1,000ppm)  ㉡ CO : 0.01%(100ppm)

**4** 인공조명 시 고려해야 할 사항으로 옳지 않은 것은?

① 유해한 가스가 나오지 않아야 한다.

② 색은 주광색이어야 한다.

③ 조명도를 균등하게 유지하도록 해주어야 한다.

④ 작업 시 직접조명을 사용해야 하며, 우상방에 위치하는 것이 좋다.

---

**TIP** 인공조명 시 고려사항

㉠ 조도는 작업상 충분해야 한다.

㉡ 광색은 주광색에 가까운 것이 좋다.

㉢ 유해가스의 발생이 없어야 한다.

㉣ 폭발이나 발화의 위험이 없어야 한다.

㉤ 빛이 좌상방에서 비추는 것이 좋다.

㉥ 조도는 균등하게 유지하고, 가급적 간접조명이 되도록 해야 한다.

㉦ 취급이 간편하고, 가격이 저렴해야 한다.

**5** 완속사 여과처리법에 대한 설명 중 잘못된 것은?

① 넓은 면적이 필요하다.

② 여과막은 역류세척을 한다.

③ 건설비는 많이 드나 경상비는 적게 든다.

④ 고도의 운용기술이 필요하지 않다.

---

**TIP** ② 완속사 여과처리법은 사면대치(모래 제거 후에 보충)의 방법으로 한다. 역류세척은 급속사 여과처리법의 세척방법이다.

**Answer** 3.① 4.④ 5.②

**6** 다음 중 수돗물 정화과정의 순서가 맞는 것은?

① 여과 – 폭기 – 침전 – 소독

② 폭기 – 여과 – 침전 – 소독

③ 침전 – 폭기 – 여과 – 소독

④ 소독 – 폭기 – 침전 – 여과

**TIP** 수돗물의 정화과정 … 침전 – 폭기 – 여과 – 소독


**7** 다음 중 공기의 자정작용이 아닌 것은?

① 희석작용　　　　　　　　　② 여과작용

③ 산화작용　　　　　　　　　④ 살균작용

**TIP** 공기의 자정작용
　　㉠ 바람에 의한 희석작용
　　㉡ 산소, 오존, 과산화수소에 의한 산화작용
　　㉢ 비·눈에 의한 대기 중의 용해성 가스 및 부유먼지의 제거(세정작용)
　　㉣ 자외선에 의한 살균작용


**8** 정수장에서 발생하는 발암물질과 관련이 있는 것은?

① 염화물　　　　　　　　　　② 불소

③ Se　　　　　　　　　　　　④ Mn

**TIP** 정수장에서 염소소독을 하는 경우 발암물질인 THM이 발생한다.

**9** 다음 중 실내의 기류를 측정하고자 할 때 사용되는 것은?

① 풍속계
② 카타 온도계
③ 흑구 온도계
④ Aneroid 가압계

**TIP** 실내의 기류측정은 카타 온도계에 의한다.


**10** 다음 먹는 물의 수질기준에 관한 설명으로 옳지 않은 것은?

① 수은은 0.001mg/L를 넘지 아니할 것
② 대장균은 50mL에서 검출되지 아니할 것
③ 시안은 0.01mg/L를 넘지 아니할 것
④ 염소이온은 250mg/L를 넘지 아니할 것

**TIP** ② 대장균은 100mL에서 검출되지 않아야 한다.


**11** 다음 중 대장균의 특징으로 볼 수 없는 것은?

① 통성 혐기성균
② 무포자균
③ 막대균
④ 그램 양성균

**TIP** 대장균 … 젖당을 분해하여 산과 가스를 발생하는 그람음성의 무아포성 단간균으로 호기성 또는 통성 혐기성균이다. 총대장균은 100mL(샘물 및 먹는 샘물의 경우 250mL)에서 검출되지 않아야 한다.


**Answer** 9.② 10.② 11.④

**12** 다음 중 저기압 환경에서 나타날 수 있는 질병은?

① 고산병, 항공병　　　　　　　　② 동상, 동창

③ 피부암, 피부염　　　　　　　　④ 잠함병

**TIP** 저기압 환경의 질병 … 고산병, 항공병

**13** 다음 중 수질오염의 생물학적 지표로 사용되는 것은?

① 경도　　　　　　　　　　　　② 탁도

③ 대장균 수　　　　　　　　　　④ 용존산소량

**TIP** 수질오염의 생물학적 지표로 사용되는 것은 대장균 수이다.

**14** CO와 $O_2$ 중 헤모글로빈과의 결합력은 어느 쪽이 얼마나 더 강한가?

① $O_2$, 50배　　　　　　　　　　② CO, 100배

③ CO, 150배　　　　　　　　　　④ CO, 250배

**TIP** CO는 $O_2$보다 헤모글로빈과의 결합력이 250~300배 정도 강하다.
　　※ 혈중 Hb – CO의 중독증상
　　　㉠ 10% 이하 : 무증상
　　　㉡ 10% : 거의 무증상, 운동하면 호흡곤란
　　　㉢ 10~20% : 임상증상 출현
　　　㉣ 40~50% : 두통, 허탈
　　　㉤ 60~70% : 의식상실
　　　㉥ 80% 이상 : 사망

**Answer** 12.① 13.③ 14.④

**15** 이산화탄소를 실내 공기의 오탁측정지표로 사용하는 이유로 옳은 것은?

① 미량으로도 인체에 해를 끼칠 수 있기 때문이다.
② 무색, 무취지만 약산성을 지닌 독성가스이기 때문이다.
③ 산소와 반비례하기 때문이다.
④ 공기오탁의 전반적인 사태를 추측할 수 있기 때문이다.

TIP 이산화탄소의 허용기준은 0.1%이다. 이산화탄소가 0.3% 이상이면 불쾌감을 느끼고 5% 이상시 호흡촉진, 10% 이상시에는 호흡곤란으로 사망에 이른다. 즉, 이산화탄소의 비율증가는 공기오탁사태의 파악을 가능하게 해 공기의 오탁측정지표가 된다.

**16** 수질검사 중 과망간산칼륨 소비량의 측정과 관계된 것은?

① 경도
② 탁도
③ 세균 수
④ 유기물질

TIP ④ 과망간산칼륨 소비량과 유기물의 농도는 비례한다.
※ 먹는 물 기준에 따르면 과망간산칼륨 소비량은 10mg/L를 넘지 않아야 한다.

**17** 「먹는물 수질기준 및 검사 등에 관한 규칙」에 규정된 먹는 물의 수질기준 중 대장균군에 대한 기준은?

① 50cc 중에 검출되지 아니할 것
② 10cc 중에 검출되지 아니할 것
③ 1cc 중에 10% 이하일 것
④ 100cc 중에 검출되지 아니할 것

TIP 대장균 수 … 대장균군은 100cc(100mL) 중에 검출되지 않아야 한다.

**Answer** 15.④ 16.④ 17.④

**18** 모든 사람이 불쾌감을 느끼는 불쾌지수는?

① 80

② 85

③ 90

④ 95

---

**TIP** 불쾌감 정도

㉠ 불쾌지수(DI) ≥ 70 : 다소 불쾌(10% 정도)

㉡ 불쾌지수(DI) ≥ 75 : 50% 정도의 사람이 불쾌

㉢ 불쾌지수(DI) ≥ 80 : 거의 모든 사람이 불쾌(100% 불쾌)

㉣ 불쾌지수(DI) ≥ 85 : 매우 불쾌(모든 사람이 견딜 수 없는 상태)

**19** 불쾌지수측정 시 고려해야 하는 요소를 모두 고르시오.

| | |
|---|---|
| ㉠ 습구온도 | ㉡ 건구온도 |
| ㉢ 기류 | ㉣ 복사열 |

① ㉠㉡

② ㉠㉢

③ ㉡㉣

④ ㉢㉣

---

**TIP** $DI = 0.72(Td + Tw) + 40.6$(℃ 사용의 경우)

[DI : 불쾌지수, Td : 건구온도, Tw : 습구온도]

**20** 다음 중 자비소독을 정의내린 것으로 옳은 것은?

① 70℃에서 10초간 소독

② 100℃에서 30초간 소독

③ 100℃ 이하에서 30분간 소독

④ 160℃에서 20분간 소독

---

**TIP** 자비소독 … 가정에서 사용하는 소독법으로 대량소독은 어렵다. 100℃의 물에 30분간 끓여 소독하는 방법이다.

**21** 산화성 표백제이면서 해초(마늘) 냄새가 나는 것은?

① 일산화탄소                     ② 이산화탄소

③ 오존                             ④ 산소

**TIP** 오존 … 무색, 무미, 해초(마늘) 냄새가 나는 산화성 표백제이다. 만성중독 시 체내의 효소를 교란시켜 DNA, RNA에 작용하여 유전인자의 변화를 유발한다.
①③④ 일산화탄소, 이산화탄소, 산소는 모두 무색무취이다.

**22** 다음 중 지표수의 특징으로 옳지 않은 것은?

① 경도가 높다.

② 세균, 미생물의 번식력이 활발하다.

③ 부유성 유기물이 많다.

④ 수온 변화가 심하다.

**TIP** ① 지표수는 경도가 낮은 것이 특징이다.
 ※ 지하수와 지표수의 특징
 　㉠ 지하수
 　　• 일반적으로 세균, 유기물, 먼지가 적지만 수량이 많지 않고 경도가 높다.
 　　• 깊이에 따라 수질이 좋은 것이 일반적이지만 최근 지하수 개발의 남발로 안정성에 위협을 받고 있다.
 　㉡ 지표수
 　　• 상수원이 되고 있으나, 산업장이나 농장으로부터 부단히 오염되고 유기물질이 많아 세균, 미생물의 번식에 적합하다.
 　　• 탁도가 높아 확실한 정수가 필요하다.

**Answer** 21.③ 22.①

**23** 다음은 상수 처리과정 중 급속여과에 대한 설명이다. 옳지 않은 것은?

① 1일 처리수량이 완속여과에 비해 크다.
② 유지관리비가 적게 든다.
③ 침전법은 약품침전법을 사용한다.
④ 탁도가 높은 물의 처리에 적합하다.

TIP ② 급속여과는 약품응집 때문에 유지관리비가 많이 든다.


**24** 먹는 물의 수질기준 중 옳은 것은?

① 잔류염소는 5.0mg/L를 넘지 아니할 것
② 탁도 2NUT를 넘지 않을 것
③ 색도 10도를 넘지 않을 것
④ pH 5.8 이상 pH 8.5 이하일 것

TIP 먹는 물의 수질기준
㉠ 수소이온 농도 : pH 5.8 이상 pH 8.5 이하이어야 한다.
㉡ 탁도 : 1NUT를 넘지 않아야 한다.
㉢ 색도 : 5도를 넘지 않아야 한다.
㉣ 잔류염소(유리잔류염소) : 4.0mg/L를 넘지 않아야 한다.


**25** 다음 중 직접조명의 장점으로 맞는 것은?

① 조도의 증가             ② 과도한 휘도
③ 강한 음영             ④ 눈의 피로예방

TIP 직접조명은 효율이 크고 경제적이다. 그러나 강한 음영과 휘도로 불쾌감을 준다.
②③은 직접조명의 단점이고 ④는 간접조명의 장점이다.


**Answer** 23.② 24.④ 25.①

**26** 먹는 물의 수질기준 중 일반세균에 대한 기준은?

① 1mL 중 1,000CFU를 넘지 않아야 한다.

② 1mL 중 100CFU를 넘지 않아야 한다.

③ 1mL 중 샘물의 저온일반세균은 5CFU를 넘지 않아야 한다.

④ 1mL 중 샘물의 중온일반세균은 20CFU를 넘지 않아야 한다.

---

**TIP** 일반세균의 수질기준

ⓐ 원칙 : 1mL 중 100CFU(Colony Forming Unit)를 넘지 않아야 한다.

ⓑ 세부기준

• 샘물 및 염지하수 : 저온일반세균은 20CFU/mL, 중온일반세균은 5CFU/mL를 넘지 않아야 한다.

• 먹는 샘물, 먹는 염지하수 및 먹는 해양심층수(4℃ 유지하여 12시간 이내에 검사) : 저온일반세균은 100CFU/mL, 중온일반세균은 20CFU/mL를 넘지 않아야 한다.

**27** 조명 선택 시 고려할 사항으로 가장 거리가 먼 것은?

① 유해가스가 없어야 한다.

② 간접조명이어야 한다.

③ 열 발생이 적어야 한다.

④ 취급이 간편해야 한다.

---

**TIP** 조명의 조건

ⓐ 조도는 작업상 충분할 것

ⓑ 광색은 주광색에 가까울 것

ⓒ 폭발이나 발화의 위험이 없을 것

ⓓ 취급이 간편하고 가격이 저렴할 것

**Answer** 26.② 27.②

**28** 가장 이상적인 인공조명방법은 무엇인가?

① 직접조명
② 자연조명
③ 반간접조명
④ 간접조명

**TIP** 간접조명은 산광상태가 온화하고 음영과 현휘가 없어 가장 이상적인 조명법이나 비효율적이고 유지비가 비싼 단점이 있다.

**29** 실내 공기에 있어서 일산화탄소의 서한도는 얼마인가?

① 0.01%
② 0.1%
③ 1%
④ 10%

**TIP** CO의 서한도는 100ppm(0.01%)이고, $CO_2$의 서한도는 1,000ppm(0.1%)이다.
※ 서한도(TLV ; Threshold Limit Values) … 하루 8시간 작업 동안에 폭로된 평균농도로, 역한도치라고도 한다. 대부분 작업자가 매일 반복하여 노출되어도 건강상 악영향을 받는 일이 없다고 생각되는 유해물질의 농도를 말한다.

**30** 인공조명에 대한 설명으로 잘못된 것은?

① 반간접조명은 눈의 피로가 가장 크다.
② 간접조명은 음영이나 현휘가 생기지 않는다.
③ 직접조명은 효율이 크고 경제적이다.
④ 직접조명은 천정이 높거나 암색일 때 사용하면 유리하다.

**TIP** ① 반간접조명 또는 반직접조명은 반투명의 역반사 갓에 의해 작업면상에 오는 광선의 1/2 이상은 간접광으로 나머지는 직접광으로 받는다. 직접조명에 비해 눈의 피로가 적다.

**Answer** 28.④ 29.① 30.①

# 02 환경보건

## 01 환경오염

### ❶ 환경오염의 특성

(1) 다양화

환경오염을 일으키는 물질이 다양화되었다.

(2) 누적화

환경의 자정능력을 벗어나 환경오염이 누적되고 있다.

(3) 다발화

환경오염을 유발시키는 공장, 인구 등이 증가하고 있다.

(4) 광역화

예전에는 공단지역에 한정되어 있었으나, 도시의 발달로 인근지역으로까지 광역화되고 있다.

## ❷ 환경오염의 유형

### (1) 대기오염(WHO의 정의)

대기오염이란 대기 중에 인공적으로 배출된 오염물질이 존재하여 오염물질의 양과 그 농도 및 지속시간이 어떤 지역주민의 불특정 다수인에서 불쾌감을 일으키거나 해당지역에 공중보건상 위해를 미치고 인간이나 식물, 동물의 생활에 해를 주어 도시민의 생활과 재산을 향유할 권리를 방해받는 상태를 말한다.

### (2) 수질오염

오염원은 농축산폐수, 생활하수, 공장폐수 등이 있다.

### (3) 분뇨 및 폐기물

① 분뇨
  ㉠ 변소에서 나오는 고체성 또는 액체성 물질을 말한다.
  ㉡ 분뇨의 처리 시에는 수원(水源)에 영향이 없어야 하고 위생해충을 박멸시키며 냄새가 없어야 한다.

② 폐기물 … 폐기물은 일반폐기물과 특정폐기물로 나뉘어진다.
  ㉠ 일반폐기물은 사람에게 무해한 쓰레기를 말한다.
  ㉡ 특정폐기물은 산업폐기물 중 인체에 유해한 물질을 말한다.

### (4) 소음과 진동

① 소음 … '원치 않는 소리'로서 단순히 시끄러운 소리가 아니라 감각에 불쾌감을 주는 비주기적인 음이다.

② 진동 … '흔들림'으로서 어떤 물체가 전후·좌우의 방향으로 주기적인 운동을 하는 것을 말한다.

# 02 대기오염

## ❶ 대기오염의 정의 및 특징

### (1) 정의
① 오염물질이 외부 공기에 존재할 경우만을 말한다.
② 사람뿐만 아니라 동·식물과 재산상 피해를 줄 수 있는 물질이다.

### (2) 특징
① 오염물질의 발생원인이 인위적이어야 한다.
② 감지할 수 있는 물질로 존재한다.

## ❷ 대기오염 물질

### (1) 입자상 물질
① 연무 ··· 시정거리가 1km로 회백색을 띠며 입자의 핵 주위에 증기가 응축하거나 액이 표면장력에 의해 둥근 모양으로 공기 중에 떠돌아 다니는 액체입자이다.
② 먼지 ··· 물질이 분쇄나 폭파 등으로 붕괴될 때 생성되는 약 $1\mu m$ 이상인 미세입자에서부터 육안으로 볼 수 있는 수백 $\mu m$ 정도까지의 고체분이다. 먼지는 정전기력에 의해 응집한다.
③ 훈연(Fume) ··· 증기라고도 하며 휘발, 연소, 승화 또는 화학반응 등으로 생성된 기체가 응축할 때 형성되는 약 $1\mu m$ 이하의 고체이다.
④ 안개 ··· 습도가 100%에 가까우며 아주 미세한 물방울이 공기에 떠 있는 현상이며 시정거리 1km 이하이다.
⑤ 박무 ··· 아주 작고 건조한 입자가 대기 중에 많이 떠 있는 현상으로 검은 배경에서는 청자색을 띠며 밝은 배경에서는 황갈색으로 보인다.
⑥ 검댕이(Soot) ··· 지름이 $1\mu m$ 이하인 탄소입자로서 탄수화물이 탈 때 불완전연소에 의해 생성된다. $0.1\mu m$ 이하의 입자는 잘 가라앉지 않는다.

## (2) 가스상 물질

### ① 황산화물
- ㉠ 석탄이나 석유는 모두 0.1~5%의 황을 함유하는데, 이들이 연소할 때 황은 산화되어 황산화물[대부분은 아황산가스($SO_2$) 형태로 배출]이 가스상으로 발생된다.
- ㉡ 황산화물의 주요 배출원은 화력발전소, 자동차, 각종 난방시설 및 정유공장 등이며, 특히 대기의 습도가 높을 때는 부식성이 강한 황산 미스트를 형성하여 산성비의 원인이 된다.

### ② 질소산화물($NO_x$)
- ㉠ 시야를 흐리게 하고 농작물에 피해를 주며 눈, 코, 점막에 자극을 준다.
- ㉡ 주요 오염물질은 일산화질소(NO) 및 이산화질소($NO_2$)이며, 광화학 반응에 의한 2차 오염물질을 발생시킨다.

### ③ 일산화탄소(CO)
… 탄소의 불완전연소시 발생하는 것으로 무색, 무미, 무취로 자동차 배기가스 중 80%가 CO이다.

### ④ 탄화수소
- ㉠ 자동차 배기가스에서 많이 발생되고, 가정용 쓰레기나 정유공장에서도 발생한다.
- ㉡ 연료의 불완전연소나 연소과정에서 새로운 물질로 변형되어 배출된다.
- ㉢ 발암성 물질인 Benzo(a)pyrene, Benzo(e)pyrene과 같은 물질들도 포함하고 있으며, 대기 중에서 광화학적 스모그를 조장한다.

### ⑤ 다이옥신
- ㉠ 다이옥신에 염소가 붙어 있는 화합물은 독성이 매우 높다.
- ㉡ 제초제에 불순물로 포함되어 있거나 PVC와 같은 유기화합물을 소각할 때 불완전연소에 의해 발생한다.

### ⑥ 아황산가스($SO_2$ ; 이산화황)
- ㉠ 자극성 냄새를 갖는 무색의 기체로 호흡기 계통에 유해하여 점막의 자극과 염증 및 흉통, 호흡곤란을 일으킨다.
- ㉡ 대기를 오염시키는 가장 대표적인 물질로서 분진, 매연과 함께 대기오염의 측정지표로 사용되고 있다.
- ㉢ 석탄이나 석유와 같은 화석연료 중에 들어 있는 유황성분이 연소할 때 산소와 결합해서 발생하여 대기 중에 배출된다.

### ⑦ 시안화합물
… 시안화합물 중 KCN은 청산가리라고 불리우는 맹독성 물질이다. 인체조직을 걸식상태로 만든다.

## (3) 광화학 스모그

① 스모그 … 연기와 안개의 합성어에 의해 나타나는 연무현상을 말한다.

② 런던형 스모그 … 1952년 석탄의 연소에 의해 생성된 아황산가스와 무풍다습하고 기온역전이 있는 기상조건 때문에 오염물질이 축적되어 발생한다.

③ 로스엔젤레스형 스모그
　　㉠ 1954년 자동차 연료가 연소할 때 생기는 질소산화물과 탄화수소는 자외선을 받아 광화학반응을 일으켜 산화력이 큰 옥시던트를 2차적으로 발생시켰다.
　　㉡ 2차 오염물질인 알데하이드, PAN, 오존 등이 이 옥시던트들이며, 이들이 일으킨 스모그 현상이다.

## ③ 기상과 대기오염

### (1) 온실효과

① 대기 중의 수증기와 $CO_2$는 태양의 단파 복사에너지를 거의 통과시키거나 적외선 부분의 장파 복사에너지를 선택 흡수하며, 또 지구 장파 복사에너지가 공간 밖으로 나가는 것을 막아주어 대기의 온도를 유지하고 보호하는 역할을 한다. 대기 중의 수증기와 $CO_2$가 적외선을 흡수해 지구온도가 올라가는 현상을 온실효과라 한다.

② 대기오염에 의한 $CO_2$양의 증가는 대기의 온도를 상승시킨다. $CO_2$농도 300ppm이 2배로 증가할 경우 대기의 온도는 1~3℃ 상승하게 될 것이다.

### (2) 양산효과

대기 중의 각종 먼지, 화산재, 우주진 등은 태양에너지를 반사시켜 입사에너지양을 감소시킨다. 1%의 입사량 감소는 지구의 온도를 0.8℃ 하강시킨다.

### (3) 기온역전

일반적으로 상공으로 갈수록 기온은 하강하나, 상공의 기온이 하층보다 높을 때에는 대기가 매우 안정한 상태가 되어 공기의 교환도 적고 확산도 잘 안 된다. 이를 역전이라 한다.

① 접지역전
　　㉠ 복사역전 : 밤에는 지표면이 식기 때문에 접해 있는 공기가 상공의 기온보다 낮아지고 상층의 공기는 하층보다 덜 식기 때문에 보통 120~250m의 낮은 상공에서 복사역전층이 형성된다. 바람이 적고 구름이 없는 맑은 날 밤에 잘 발달한다.
　　㉡ 이류형 역전 : 따뜻한 공기층이 밑에서부터 냉각되거나 또는 여름철 소나기가 온 후 증발에 의해 지표면이 식으면 발생한다.

② 침강성 역전 … 고기압 구역 내에서 공기층 전체가 침강하면서 단열승온이 되어 매우 안정된 공기층이 형성된다. 이는 장기적으로 지속되며 대기오염 물질의 수직확산을 방해한다.

③ 전선성 역전 … 온난전선에서는 난기가 한기 위를 덮고, 한랭전선에서는 냉기가 난기의 밑으로 깔려들기 때문에 일어난다.

### (4) 열섬효과

① 불규칙적인 지표 때문에 공기의 이동이 적어 바람이 적은 대신 공장, 화력발전소, 주택 등에서의 연료소모가 크기 때문에 열 방출량이 크고, 또한 태양복사열도 지붕이나 도로 등에서 반사되는 비율이 크므로 주위의 시골보다 기온이 2~5℃나 높고 비가 많이 오며 안개가 자주 생기게 되는 현상이다.

② 먼지지붕효과라고 하기도 하며, 직경 10km 이상의 도시에서 잘 나타난다.

### (5) 오존층의 파괴

① 태양광선 중 단파장의 자외선이 지구표면에 도달하는 것을 차단하는 역할을 하는 오존($O_3$)은 지구상에서 생명의 진화를 가능하게 한다.

② CFC는 1930년대 초에 염소, 불소, 탄소원자를 합성하여 만든 화합물로 냉장고의 냉매와 스프레이용의 부사제, 플라스틱 포말물질의 재료로서 이용된다.

③ CFC가 일단 대기 중으로 방출되면 이 한 분자는 열 보유력이 $CO_2$보다 2만 배가 더 커서 온실효과를 부추기는 구실을 한다.

④ 성층권으로 이동한 CFC가 자외선에 의해 분해하면서 염소를 방출하여 $O_3$를 $O_2$로 분해시켜 오존층을 파괴하는 심각한 결과를 초래한다.

### (6) 산성비

① 일반적으로 빗물의 pH가 5.6 이하일 때를 산성비라 한다.

② 생태계를 파괴시키며, 금속물의 부식이나 석조건물의 부식, 특히 농작물이나 삼림에 피해가 크고 인체에서 심계항진증, 탈모, 피부질환, 안질환 등을 유발시킨다.

③ 원인물질은 황산 65%, 질산 30%, 염산 5%이다.

### (7) 엘리뇨 현상

① 크리스마스를 지난 후 남미 에콰도르, 페루 연안에서 남쪽으로 흐르는 난류의 비정상적인 해면온도의 상승을 말한다.

② 이 현상은 대개 1~10년을 주기로 평균 6년에 한 번씩 일어난다.

③ 홍수, 가뭄 등에 의한 경제적 손실, 기상이변은 질병을 옮기는 동물들의 서식지역을 확대하므로 동물매개 전염병, 수인성 전염병의 증가를 가져온다.

### (8) 광화학 반응 시 발생하는 물질

① **1차 오염물질** … CO, $CO_2$, $H_2$, HCl, Zn, Hg, 중금속 산화물 등이 있다.

② 2차 오염물질 … $O_3$, PAN, NOCl, PBN 등이 있다.

③ 1 · 2차 오염물질 … $SO_2$, $SO_3$, NO, $NO_2$ 등이 있다.

### ❹ 대기오염의 피해

#### (1) 인체에 미치는 영향

① 입자상 물질

    ㉠ 직경 $0.5\mu m$ 이하의 것은 폐포까지 들어갔다가도 호흡운동에 의해 다시 밖으로 나오며, $0.5\mu m$ 이상의 입자는 거의 전부가 인후 및 기관지 점막에 침착하여 객담과 함께 밖으로 배출되거나 식도를 통해 위 속으로 넘어간다.

    ㉡ $0.5\sim5.0\mu m$ 정도의 입자들은 침착률이 가장 높아 폐포를 통해 흡입되어 혈관 또는 임파관으로 침입한다.

    ㉢ 광업 종사자는 규산에 의한 규폐증을 유발시킬 수 있고, 대기 중에서는 석면류가 폐에 침입해 섬유화를 일으켜 호흡기능을 저하시킬 뿐 아니라 석면폐질을 발생시킨다.

    ㉣ 석면은 혈청 속에서 마그네슘에 의해 강한 용혈작용을 하여 적혈구를 증가시킨다.

    ㉤ 자동차 배기가스에 포함된 입자 중 가장 중요한 것은 납(Pb)이다.

② 황산화물

    ㉠ 대기 중 아황산가스($SO_2$)에 포함된 유황의 80%는 원래 황화수소($H_2S$)의 상태로 방출하여 공기 중에서 $SO_2$로 변한 것이다.

    ㉡ $SO_2$는 눈이나 기관지에 심한 고통을 준다.

    ㉢ 농도가 1~2ppm이면 대부분 냄새 또는 맛을 느끼고 20ppm에서는 눈에 자극을 느끼고 기침이 나온다.

    ㉣ 치사농도는 400~500ppm이며 작업장에서의 최대 허용농도는 8시간 10ppm이다.

    ㉤ 습도가 높으면 황산에어로졸을 형성하여 $SO_2$보다 더 위험해진다.

③ 질소산화물

    ㉠ 질소산화물은 직접적으로 눈에 대한 자극이 없는 것을 제외하고는 $SO_2$의 피해와 거의 비슷한 기관지염, 폐기종, 폐렴 등의 호흡기질환을 일으킨다.

    ㉡ $NO_2$는 독성이 CO보다 약 5배 정도 강하며 자동차와 발전소가 주배출원이 된다.

    ㉢ NO는 오존보다 독성이 강하며 CO와 같이 혈액 중의 헤모글로빈(Hb)과 결합하여 NO−Hb가 생성되고 CO−Hb의 결합력보다 수 배 강하다.

    ㉣ $NO_2$가 인체에 미치는 영향

      • 0.1ppm : 취기를 느낀다.

      • 30ppm에서 8시간 : 시각 및 정신기능장애를 일으킨다.

      • 200ppm에서 2~4시간 : 두통을 유발한다.

      • 500ppm : 시력장애, 허탈, 두통 등을 유발한다.

④ 탄소산화물

　　㉠ 공기 중에 CO농도가 1,000ppm을 넘으면 동물은 1시간 내에 의식을 잃고 4시간 내에 죽는다.

　　㉡ 혈액 중에 CO농도가 10ppm 이하이면 병적 증상이 나타나지 않으나 100ppm이면 현기증, 두통, 지각상
　　　실증, 300~400ppm이면 시력장애, 복통, 구역질 1,000ppm이면 치명적이 된다.

　　㉢ CO의 급성 중독은 뇌조직과 신경계통에 가장 많은 피해를 준다.

　　㉣ $CO_2$의 양은 대기 중에 10% 이상이 되면 호흡이 곤란해지며 졸음, 두통, 발한, 허탈감이 나타나고 환각
　　　상태에 빠지기도 한다.

⑤ 오존($O_3$)

　　㉠ 오존은 독성이 강하다.

　　㉡ 오존은 무색이며 0.07ppm까지는 향기로운 냄새가 나나 0.1ppm에서는 마늘냄새가 나는 산화력이 강한
　　　기체로 눈을 자극한다.

　　㉢ 오존은 DNA, RNA에 작용하여 유전인자에 변화를 일으키고 또 시력장애와 폐수종, 폐충혈을 일으킨다.

## ※ 대기오염 물질과 증상

| 대기오염 물질 | 증상 |
| --- | --- |
| 황화수소(HCl) | 폐충혈, 카타르성 비염 |
| 아미노아조벤젠(CHN) | 호흡작용 저지 |
| 불화수소(HF) | 코 결막염, 점막자극 |
| 수은(Hg) | 구내염, 다발성 신경염, 미나마타병, 고혈압 |
| 카드뮴(Cd) | 골연화증, 심한 통증 |
| 아르세닉(As) | 피부암, 피부염, 인두염 |
| 포스겐($COC_{12}$) | 질식 |
| 페놀($C_6H_5$) | 적혈구 감소, 백혈증 |
| 암모니아($NH_3$) | 호흡기 자극증상, 혈담, 폐수종 |
| 이산화셀레늄($SeO_2$) | 피부발진, 신경증상, 위장증상 |
| 실리콘 테트라플루오라이드($SiF_4$) | 질식 |
| 부유 분진 | 비타민 D 부족현상 |
| 검댕 분진 | 호흡기 장애에 대한 상승효과 |

## (2) 동·식물에 미치는 영향

어떤 식물은 동물이나 사람에게 주는 영향보다도 가스나 스모그에 더 민감하게 패해가 나타나 환경파괴의 정
도를 알리는 지표식물로 사용되기도 한다.

※ 대기오염 물질별 지표식물의 종류

| 대기오염 물질 | 지표식물의 종류 |
| --- | --- |
| $Cl_2$ | 메밀, 복숭아 |
| $NO_2$ | 화본, 소나무 |
| $NH_3$ | 토마토, 해바라기 |
| $H_2S$ | 코스모스, 무, 크로버 |
| $SO_2$ | 자주개나리, 장미 |
| $O_3$ | 담배, 파, 시금치, 토란 |
| PAN | 강낭콩, 시금치, 상추 |
| $HF$, $SiF_4$ | 글라디올러스, 살구, 복숭아 |

## (3) 물질에 미치는 영향

대기오염은 금속 및 건물의 표면을 부식하고 직물 및 의류의 손상, 색상변화, 토질의 약화, 식물, 농축산물 및 예술품 등의 손상과 파손을 야기시켜 경제적 손실의 요인이 된다.

## ⑤ 대기오염 방지대책

### (1) 국민적 대책

① 건강상의 장해를 방지

② 자연환경을 보존

③ 경제적인 손실을 방지

### (2) 정책적 대책

① 에너지의 사용규제 · 대체

② 방지기술의 향상과 보급

③ 오염물질을 발생하지 않는 공법의 개발

④ 입지대책 등 사전조사

⑤ 대기오염 발생지에 대한 지도 · 계몽 및 법적 규제

⑥ 오염자 비용부담원칙의 적용

# 03 수질오염

## ① 수질오염 발생원

### (1) 생활하수

① 생활하수 중 유기물은 70%가 침강·현탁성이고, 무기물은 70%가 용해성이다.

② 석탄, 석유를 원료로 하는 합성세제들은 수질오염의 주요 요인이며 다음과 같은 문제를 일으킨다.
  ㉠ 분해가 쉽지 않다.
  ㉡ 거품을 형성해 공기 중의 산소가 물속에 용해하는 것을 방해한다.
  ㉢ 세제 속 인산염은 수중생물이 자라는 양분이 된다. 이것이 부패해 물속 산소를 고갈시키고 수많은 생물을 죽게 한다. 이러한 부영양화 현상을 막기 위해 인산염이 없는 세제의 종류가 급증하고 있다.
  ㉣ 세제 자체의 독성 때문에 건강 장애, 탈모현상, 백혈구와 적혈구 감소, 정자 파괴, 습진 등의 피부병을 야기한다.
  ㉤ 세제 자체가 지방과 유기 독성물질을 용해시키는 성질을 가진 관계로 물 속 유독물질이 용해되어 오염현상을 가중시킨다.

### (2) 농축산 폐수

① 축산분뇨는 다량의 유기물과 기생충란, 때로는 감염병균까지 포함한다.

② 화학비료와 농약 등은 독성이 심하다. 질소나 인 성분은 부영양화를 일으켜 수질오염을 가중시킨다.

### (3) 공장 폐수

생산공정에서 냉각, 세정, 침지, 화학처리 등으로 쓰고 버리는 물이 가장 심각하고 유독한 오염물질이다. 이는 정화처리를 제대로 거치지 않아 심각한 오염을 가져온다.

## ❷ 수질오염의 피해 및 사건

### (1) 질병의 유발

① 이타이이타이병

  ㉠ 1945년 일본 도야마현 간쓰천 유역에서 발생되었다.

  ㉡ 이 지역 상류에 있는 광업소에서 아연의 선광, 정련과정에서 배출된 카드뮴이 농작물에 오염되고 이를 섭취한 주민의 신뇨세관에 병변이 일어나 칼슘의 상실과 불균형을 일으켜 골연화증을 발생시켰다.

  ㉢ 임상증상으로는 골연화증, 보행장해, 심한 요통과 대퇴 관절통, 신장기능 장해가 있다.

② 미나마타병

  ㉠ 일본 구마모토현 미나마타만 주변 일대에서 발생되었다.

  ㉡ 1952년경부터 공장의 알데히드초산 제조설비 내에서 생긴 메틸수은 화합물이 유출되어 어패류에 오염을 일으키고, 그 어패류를 주민이 먹고 환자가 계속해서 발생하였다.

  ㉢ 발생환자의 태반을 통해 메틸수은이 태아에게도 미나마타병을 발생하게 하였다.

  ㉣ 임상증상으로는 사지마비, 청력장해, 시야협착, 언어장해, 선천적 신경장해 등이 있다.

### (2) 우리나라의 수질오염 피해사건

① 1989년 수돗물 중금속 사건

② 1990년 트리할로메탄(THM) 사건

③ 1991년 페놀 사건

④ 1993년 낙동강에 오염물 유출 사건

## ❸ 수질오염의 지표

### (1) 용존산소량(DO)

① 개념 … 물 속에 녹아 있는 산소량을 mg/L(ppm)로 나타낸 것이다.

② 용존산소가 감소되는 경우
  ㉠ 오염물질의 농도가 높고 유량이 적을 때
  ㉡ 염류농도가 높을수록
  ㉢ 오탁물이 많이 존재할 때
  ㉣ 하천바닥의 침전물이 용출될 때
  ㉤ 조류가 호흡을 할 때

③ 용존산소가 증가하는 경우
  ㉠ 포화 DO농도와 현재 DO농도 차가 클수록
  ㉡ 수온이 낮고, 기압이 높을수록
  ㉢ 염분이 낮을수록
  ㉣ 하천바닥이 거칠고, 경사가 급할수록
  ㉤ 수심이 얕고, 유속이 빠를수록

### (2) 생물화학적 산소요구량(BOD)

① 물속의 유기물질이 호기성 세균에 의해 분해되어 안정되는 과정에서 요구되는 산소량이다.

② 물속에 유기물이 유입되면 이를 먹이로 살아가는 호기성 미생물이 빠르게 증가하면서 많은 산소를 필요로 하게 되므로 BOD가 높아진다.

③ BOD가 아주 높아지면 용존산소가 감소하고 호기성 미생물이 증식하면 메탄, 암모니아 및 황화수소 등이 발생하여 악취를 풍기면서 썩은 물로 변해 가는 것이다.

④ 음료수의 BOD는 2ppm 이하이어야 하고, 5ppm 이상이 되면 하천은 자기 복원력을 잃게 되며, 10ppm이 넘으면 혐기성 분해가 일어나 악취가 풍기는 시궁창으로 변하게 되어 공업용수로도 사용할 수 없다.

⑤ 수중생물의 생존을 위해서는 BOD가 5ppm 이하이어야 하고, 각 산업장의 방류수도 30ppm 이하로 규정하고 있다.

## ✳ BOD곡선

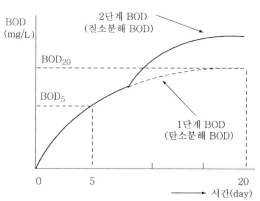

- ∘ 1단계 BOD : 20℃에서 5일간 소비된 산소의 양으로 탄소화합물이 산화될 때 소비되는 산소량이다.
- ∘ 2단계 BOD : 보통 100일 이상의 시간이 소요되고 질소화합물을 호기성 조건에서 미생물에 의해 분해시키는 데 필요한 산소량이다.

## (3) 화학적 산소요구량(COD)

① **개념** ··· 수중에 함유되어 있는 유기물질을 강력한 산화제로 화학적으로 산화시킬 때 소모되는 산화제의 양에 상당하는 산소량이다. 산화제로는 과망간산칼륨과 중크롬산칼륨이 상용된다.

② **장점**

　㉠ COD는 미생물이 분해하지 못하는 유기물도 측정 가능하다.

　㉡ BOD보다 짧은 시간 내에 측정 가능하다.

　㉢ 독성물질이 있을 때도 측정 가능하다.

③ **단점** ··· COD값 자체로는 생물분해 가능한 유기물의 함량을 파악할 수 없다.

## (4) 탁도

① 탁도는 주로 부유물질에 의해 야기된다.

② 부유물질은 플랑크톤이나 세균 이외의 미생물이 다량 함유되어 부패를 일으키고 메탄가스나 황화수소의 발생원인이 된다.

③ 크기가 직경 5mm 이상은 침전이 가능하고 3mm 이하는 현탁물질로 0.1mm 이하에서 0.001mm까지의 물질을 콜로이드상 물질이라 하며 그 이하를 용존물질이라 한다.

## (5) 경도

물 속에 존재하는 $Ca^{2+}$, $Mg^{2+}$의 총량을 $CaCO_3$의 양으로 환산한 것을 ppm(mg/L)으로 표시한 값이다.

## (6) LC50(Lethal Concentration 50)

임상용 동물에 독성을 경구 투여시 시험대상 동물의 50%가 죽는 농도이다.

## (7) MTL(Median Tolerance Limit)

일정시간 폐수에 노출시킨 후 시험생물 중 50%가 살아남는 농도이다.

## (8) 수소이온 농도(pH ; 수소이온 지수)

① 물 속에 존재하는 수소이온 농도의 많고 적음을 나타내는 지수이다.

② 산성, 중성, 알칼리성을 나타내는 척도로 0~14까지 있으며, pH가 7보다 작으면 산성이고 pH가 7 이상이면 알칼리성이다.

③ 유기물의 분해가 큰 하천수는 약산성이다.

④ 석회암층을 통과한 지하수는 약알칼리성이다.

⑤ 오염되지 않은 하천수는 중성이다.

⑥ 적당한 pH는 6.0~8.0이며, 물고기 등의 생활에 적합한 농도이다.

⑦ pH 11 이상, pH 4 이하의 경우 눈, 피부, 점막 등에 자극을 초래한다.

# ❹ 수질오염 현상

## (1) 부영양화 현상

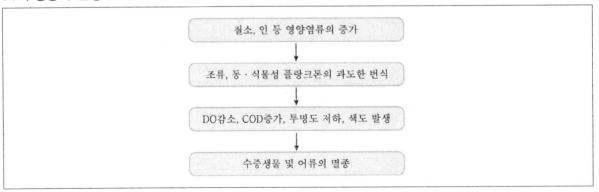

질소, 인 등 영양염류의 증가

↓

조류, 동·식물성 플랑크톤의 과도한 번식

↓

DO감소, COD증가, 투명도 저하, 색도 발생

↓

수중생물 및 어류의 멸종

① 부영양상태가 되면 생물종도 증가하고 생산력도 높아져 BOD가 높아진다. 특히, 수온이 높아지는 여름에는 규조류, 편모조류 등 각종 조류가 급증하여 조화현상을 일으킨다.

② 인산염이 다량 유입되는 연안지역에서는 특정 종의 플랑크톤이 증가하여 물이 붉게 보이는 적조현상을 일으킨다.

③ 적조현상을 일으키는 플랑크톤은 야광충, 규조류, 편모조류, 섬모충류가 주류를 이룬다.

④ 우리나라는 해마다 4~10월까지 삼면의 바다는 물론이고 수도권 시민의 식수로서 마지막 보루라 할 소양호 등 내륙의 호수에서도 적조현상이 나타나고 있으며, 호수의 규모가 작을수록 적조발생률이 높게 나타난다.

⑤ 질산염이 식수를 통해 몸 속에 들어가면 세균은 질산염을 아질산염으로 환원시켜 혈액 속에 들어가 헤모글로빈과 결합해 메트헤모글로빈을 형성하여 산소운반능력을 감소시킨다.

> **TIP** 적조의 사전방지대책
> ㉠ 부영양화 방지
> ㉡ 적조발생 관찰 강화
> ㉢ 과잉양식의 방지
> ㉣ 적조의 경보체제 확립
> ㉤ 적조 다발지역 양식장의 해저 개선

## (2) 유기염소계 화합물 오염

살충제와 PCB가 대표적이다. 유기염소계는 매우 안정된 화합물로 분해가 쉽지 않다. 이는 체내의 지방조직에 축적되어 피부병·수족마비·언어장애·생식불능·사산 등의 증상을 보인다.

## (3) 열 오염

수온의 상승은 수중의 용존산소를 감소시키고 물의 부패와 물속의 독성물질을 활성화시켜 수중 생태계를 파괴시킨다.

## (4) 기름 오염

유조선 사고, 기름굴착장 사고, 유조선에 기름을 싣고 내릴 때 유출되는 기름은 지구 전지역에 연쇄적으로 영향을 미친다. 일단 피해를 입은 생태계가 다시 회복하는 데에는 10년까지도 걸린다.

## (5) 방사선 폐기물 오염

핵에너지 개발의 부산물인 방사선 폐기물이 방출될 경우 동·식물이나 사람에 흡수되어 먹이연쇄과정으로 연결된다. 이는 생물에 농축되므로 더욱 심각하다.

(6) 세균에 의한 오염

세균은 감염된 동물과 사람의 배설물을 통하여 물에 유입된다. 따라서 세균을 죽이기 위해 염소처리를 하고 있으나, 과다한 염소가 발암물질인 THM을 생성할 수 있으므로 이산화탄소를 병행 사용하는 것이 바람직하다.

# 04 하수처리와 폐기물

## ① 하수도의 분류

(1) 합류식

① 개념 … 빗물과 하수를 함께 배출하는 방식이다. 우리나라는 합류식을 채택하고 있다.

② 장점

　　㉠ 경제적이고 시공이 간편하며 하수도가 우수에 의해 자연청소가 된다.

　　㉡ 관이 크고 수리, 검사, 청소 등이 용이하다.

③ 단점 … 우기 시 외부로의 범람과 우수 혼입시 처리용량이 많아지며, 하수량이 적어서 침전이 생기면 악취가 발생한다.

(2) 분류식

빗물과 하수를 분리 배출하는 방식이다.

## ② 하수처리 과정

(1) 1차 처리(예비처리)

① 스크린 … 부유물질을 제거, 분쇄하는 기능을 한다.

② 침사지 … 비중이 큰 물질인 모래, 자갈 등을 제거하는 장치이다.

③ 침전지 … 보통 침전 시 13시간, 약품 침전 시 3~5시간이 소요된다.

## (2) 2차 처리(본처리)

① **혐기성 분해처리** … 유기물질의 농도가 높아 산소공급이 어려워 호기성 처리가 곤란할 때 산소 없이도 증식할 수 있는 혐기성균을 이용한다. 혐기성 소화(메탄발효법), 부패조, 임호프탱크가 있다.

　ⓐ **임호프 방식(Imhoff Tank)** : 두 개의 층으로 되어 상층에서는 침전이, 하층에서는 슬러지의 소화가 이뤄진다. 공장 폐수처리법으로 사용된다.

　ⓑ **부패조** : 주택이나 학교 등에서 사용되었으나 현재는 이용하지 않고, 악취가 나는 것이 단점이다.

　ⓒ **메탄발효법** : 혐기성 처리 시 BOD 농도가 높고 무기성 영양소가 충분히 있어야 한다. 또 독성 물질이 없어야 하고 알칼리도가 적당하며 온도가 높아야 좋다.

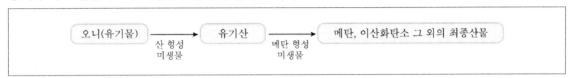

② **호기성 분해처리**

　ⓐ 산소가 있어야 증식할 수 있는 호기성균을 이용하는 처리방법이다.

　ⓑ 살수여상법과 활성오니법, 산화지법, 회전원판법이 있다.

　ⓒ 호기성 분해 : 유기물 + $O_2$ → $CO_2$ + $H_2O$ + Energy

## ☀ 살수여상법과 활성오니법의 비교

| 구분 | 살수여상법 | 활성오니법 |
|---|---|---|
| 적용대상 | 산업폐수 처리, 분뇨의 소화처리 후 탈리액 처리에 이용된다. | 도시 하수처리에 이용된다. |
| BOD제거법 | 80% | 90% |
| 슬러지 발생량 | 적다. | 많다. |
| 소요동력 | 반송률에 따라 다르다. | 많다. |
| 유지관리 | 쉽다. | 어렵다. |
| 장점 | 갑작스런 수량변화에 조치가 가능하다. | 경제적이고 좁은 면적에서도 가능하다. |
| 단점 | • 높은 수압이 필요하다.<br>• 파리발생으로 악취가 난다.<br>• 체류시간이 짧아 적정처리가 어렵다.<br>• 처리 정도를 결정하기 힘들다. | • 기계조작이 어렵고 고도의 숙련기술이 필요하다.<br>• 동력 소비가 크다.<br>• 슬러지의 양이 많다. |

## ❸ 폐기물 처리

### (1) 폐기물의 분류
주방쓰레기, 잡쓰레기, 길거리쓰레기, 공장쓰레기, 시장쓰레기, 동물 사체 등으로 분류된다.

### (2) 일반폐기물의 처리
① 매립 … 저지대에 쓰레기를 버린 후 복토를 하는 방법이다.
　㉠ 매립경사는 30°가 적당하다.
　㉡ 지하수의 위치가 표면에서 멀리 떨어진 건조한 곳이 좋다.
　㉢ 쓰레기의 두께가 3m를 넘지 않도록 매립한다.
　㉣ 24시간 내 15~20cm 가량의 두께로 흙을 덮어 소화, 산화시킨 후 용적이 반으로 줄었을 때 다시 매립하는데, 이때 최종복토는 50cm 이상이어야 한다.
② 소각 … 가장 위생적이나 대기오염의 원인이다.
　㉠ 장점
　　• 처리장소가 좁아도 가능하다.
　　• 소각 후 재는 매립한다.
　　• 기후에 영향을 받지 않는다.
　　• 소각열을 이용할 수 있다.
　㉡ 단점
　　• 비경제적이다.
　　• 숙련공이 필요하다.
　　• 소각장소 선정이 까다롭다.
　　• 불완전연소 시 일산화탄소가 발생할 우려가 있다.
　　• 악취가 발생한다.
③ 퇴비화 … 발효 시 병원균과 기생충란이 사멸되어 퇴비로 사용하는 방법이다.
④ 투기법 … 후진국에서 많이 사용되는 방법인데, 악취와 위생해충의 번식 등으로 비위생적이다.
⑤ 사료법 … 주방쓰레기를 가축의 사료로 사용하는 방법이다.

### (3) 특정폐기물 처리
① BOD가 높고 부유물질이 다량 함유된 폐기물 … 예비처리 후 살수여상법, 활성오니법으로 처리한다.
② BOD가 높고 유독물질이 함유된 폐기물 … 희석, 침전, 중화 후 살수여상법, 활성오니법으로 처리한다.
③ BOD가 낮고 유독물질이 함유된 폐기물 … 중화제로 화학처리 후 희석, 응집, 침전 후 여과한다.

④ BOD가 낮고 부유물질, 콜로라이드 물질이 다량 함유된 폐기물 ··· 예비처리 후 응집, 침전, 희석을 한 다음 공공하수도에 방류한다.

### (4) 폐기물 처리방법

① **희석법** ··· 가장 많이 쓰였으나 최근에는 사용하지 않는다. 2~3시간 침전 후 방류하는데 방류수의 BOD는 5ppm 이하여야 한다.

② **중화법** ··· 소다류, 석회류를 사용해 중화시키는 방법이다.

③ **산화 · 환원법** ··· 폐수의 유기물과 무기물을 분해하여 처리하는 방법이다.

### (5) 폐기물의 자원화

분리수거와 재활용을 통해 폐기물의 자원화를 꾀하고 있다.

# 05 소음, 진동 및 악취

## ❶ 소음

### (1) 소음의 개요

① **소음의 특성** ··· 소음은 주관적이고 심리적인 혐오 정도에 관한 감각량이다.

② **측정단위** ··· 가청범위의 주파수는 20~20,000Hz인데 1,000~5,000Hz에서 가장 잘 들을 수 있다.

### (2) 소음의 피해

① **청력 장해** ··· 소음도에 따라 일시적 · 영구적 난청이나 혈관질환을 유발할 수 있다.

## ☀ 소음이 인체에 미치는 영향

| 소음도(dB) | 인체에 미치는 영향 |
|:---:|---|
| 100 | 단시간 노출시 일시적 난청 |
| 90 | • 장시간 노출시 영구적 난청<br>• 소변량 증가 및 무력감 |
| 80 | • 혈관 수축반응<br>• 양수막 조기파열 현상<br>• 심장병, 순환기 질병의 출현빈도 증가 |
| 70 | • 말초혈관 수축반응<br>• 정신집중력 저하<br>• 부신피질(생명유지를 위한 내분비계) 호르몬 감소<br>• 청력 손실 |
| 60 | • 저음으로 인한 위생적(건강 보전) 한계<br>• 조용한 곳에 비해 수면시간이 2배 정도 증가 |
| 50 | • 호흡 · 맥박 수의 증가, 민원발생 감소<br>• 고음으로 인한 위생적 한계 |

② 기타 생체기능 장해 … 대화방해, 스트레스, 주의집중 곤란, 문제해결욕구 상실, 두통, 현기증 등을 유발한다.

### (3) C5-dip현상

4,000Hz 전후에서 난청을 발견할 수 있는 현상이다.

### (4) 소음방지대책

① 공장단지와 주거지역의 단절이나 차음벽을 설치한다.

② 법적 기준 제정과 철저한 이행이 요구된다.

③ 교통소음은 소음기 부착, 경적 사용제한, 속도제한을 한다.

④ 건설장에서는 무음해머를 사용하거나 방음시설을 한다.

## ❷ 진동과 악취

### (1) 진동

① 어떤 물체가 전후·좌우의 방향으로 주기적인 운동을 하는 것을 말한다.

② 가옥에 금이 가거나 평형기능에 영향을 주어 구기, 현기증, 두통 등의 자각증상이 나타난다.

### (2) 악취

① **인체에 대한 영향** … 눈이나 인후부가 아프고 불쾌한 느낌이 들며 식욕이 떨어지고 구토와 구역감이 들고 마음이 조급해진다.

② **악취의 방지대책** … 악취물질의 50%를 제거해도 사람이 느끼는 정도는 같고 거의 완전히 제거해야 비로소 악취가 적어졌다는 느낌을 받는다.

# 최근 기출문제 분석

2020. 6. 13. 제2회 서울특별시

**1** 수질오염평가에서 오염도가 낮을수록 결과치가 커지는 지표는?

① 화학적 산소요구량(COD)

② 과망가니즈산칼륨 소비량($KMnO_4$ demand)

③ 용존산소(DO)

④ 생화학적 산소요구량(BOD)

> **TIP** ③ 용존산소는 물의 오염도가 낮고, 물속 식물의 광합성량이 증가할수록 커진다.
> ① 물속의 유기물을 산화제로 산화하는 데에 소비되는 산소의 양으로 수치가 클수록 오염이 심함을 나타낸다.
> ② 과망가니즈산칼륨 소비량 측정으로 지표수의 오염도를 알 수 있는데, 소모된 과망가니즈산칼륨의 양이 많다는 것은 하수, 분뇨, 공장폐수 등 유기물이 다량 함유된 오수에 의해 오염되었다는 것을 의미한다.
> ④ 물속에 있는 미생물이 유기물을 분해하는데 필요한 산소 소모량을 말하는데, BOD가 높을수록 오염된 물이다.

2020. 6. 13. 제2회 서울특별시

**2** 기후변화(지구온난화)의 원인이 되는 온실가스 중 배출량이 가장 많은 물질은?

① 일산화탄소(CO)

② 메탄가스($CH_4$)

③ 질소($N_2$)

④ 이산화탄소($CO_2$)

> **TIP** 이산화탄소($CO_2$)가 88.6%로 가장 크고, 메탄($CH_4$) 4.8%, 아산화질소($N_2O$) 2.8%, 기타 수소불화탄소(HFCs), 과불화탄소(PFCs), 육불화황($SF_6$)를 합쳐서 3.8% 순이다.

**Answer** 1.③ 2.④

2019. 6. 15. 제2회 서울특별시

**3** 런던 스모그(London smog)에 대한 설명으로 가장 옳지 않은 것은?

① 석유류의 연소물이 광화학 반응에 의해 생성된 산화형 스모그(oxidizing smog)이다.

② 주된 성분에는 아황산가스와 입자상 물질인 매연 등이 있다.

③ 기침, 가래와 같은 호흡기계 질환을 야기한다.

④ 가장 발생하기 쉬운 달은 12월과 1월이다.

**TIP** ① 자동차 배기가스와 같은 석유류 연소물이 광화학 반응을 일으켜 생성되는 산화형 스모그(oxidizing smog)는 LA 스모그이다. 런던 스모그는 가정 난방용·공장·발전소의 석탄 연료 사용에서 기인한다.

※ 런던 스모그와 LA 스모그의 비교

| 구분 | 런던 스모그 | LA 스모그 |
|---|---|---|
| 색 | 짙은 회색 | 연한 갈색 |
| 역전현상 | 방사성 역전 | 침강형 역전 |
| 시정 | 100m 이하 | 1km 이하 |
| 오염물질 | 먼지 및 $SO_x$ | $NO_x$, 탄화수소 등 |
| 주요 배출원 | 가정과 공장의 연소, 난방시설 | 자동차 배기가스 |
| 기상조건 | 겨울, 새벽, 안개, 높은 습도 | 여름, 한낮, 맑은 하늘, 낮은 습도 |

2019. 6. 15. 제2회 서울특별시

**4** 우리나라 대기환경기준에 포함되지 않는 물질은?

① 아황산가스($SO_2$)

② 이산화질소($NO_2$)

③ 이산화탄소($CO_2$)

④ 오존($O_3$)

**TIP** 환경정책기본법 시행령 별표 〈환경기준〉에 따른 우리나라 대기환경기준에 포함되는 물질과 기준치는 다음과 같다.

| 항목 | 기준 | |
|---|---|---|
| 아황산가스($SO_2$) | • 연간 평균치 : 0.02ppm 이하<br>• 1시간 평균치 : 0.15ppm 이하 | • 24시간 평균치 : 0.05ppm 이하 |
| 일산화탄소(CO) | • 8시간 평균치 : 9ppm 이하 | • 1시간 평균치 : 25ppm 이하 |
| 이산화질소($NO_2$) | • 연간 평균치 : 0.03ppm 이하<br>• 1시간 평균치 : 0.10ppm 이하 | • 24시간 평균치 : 0.06ppm 이하 |
| 미세먼지(PM-10) | • 연간 평균치 : 50$\mu g/m^3$ 이하 | • 24시간 평균치 : 100$\mu g/m^3$ 이하 |
| 초미세먼지(PM-2.5) | • 연간 평균치 : 15$\mu g/m^3$ 이하 | • 24시간 평균치 : 35$\mu g/m^3$ 이하 |
| 오존($O_3$) | • 8시간 평균치 : 0.06ppm 이하 | • 1시간 평균치 : 0.1ppm 이하 |
| 납(Pb) | • 연간 평균치 : 0.5$\mu g/m^3$ 이하 | |
| 벤젠 | • 연간 평균치 : 5$\mu g/m^3$ 이하 | |

**Answer** 3.① 4.③

2017. 6. 24. 제2회 서울특별시

**5** 다음 중 현재 런던형 스모그와 로스앤젤레스형 스모그의 기온역전의 종류를 바르게 연결한 것은?

① 런던형 – 방사성(복사성) 역전, 로스앤젤레스형 – 전성성 역전

② 런던형 – 방사성(복사성) 역전, 로스앤젤레스형 – 침강성 역전

③ 런던형 – 침강성 역전, 로스앤젤레스형 – 방사성(복사성) 역전

④ 런던형 – 침강성 역전, 로스앤젤레스형 – 이류성 역전

> **TIP** 스모그
> ㉠ 런던형 스모그 : 공장이나 가정의 난방 시설에서 나오는 오염 물질로 만들어지는 검은색 스모그로 겨울철에 나타난다. →
> 방사성 역전, 이른 아침에 발생, 아황산 가스
> ㉡ 로스앤젤레스형 스모그 : 동차 배기가스에서 나오는 이산화질소와 탄화수소가 자외선과 반응해 유독한 화합물인 오존을
> 만드는데, 이 오존이 로스앤젤레스형 스모그를 일으킨다. → 침강성 역전, 낮에 발생, 광화학 반응

2016. 6. 25. 서울특별시

**6** 물 속의 유기물질 등이 산화제에 의해 화학적으로 분해될 때 소비되는 산소량으로, 폐수나 유독물질이 포함된 공장폐수의 오염도를 알기 위해 사용하는 것은?

① 용존산소량(DO)

② 생물화학적 산소요구량(BOD)

③ 부유물질량(SS)

④ 화학적 산소요구량(COD)

> **TIP** 화학적 산소요구량은 물속의 유기물질 등이 산화제에 의해 화학적으로 분해될 때 소비되는 산소량으로, 폐수나 유독물질이
> 포함된 공장폐수의 오염도를 알기 위해 사용한다.

**Answer** 5.② 6.④

## 출제 예상 문제

**1** 수질오염의 지표로 잘 쓰이지 않는 것은?

① 염소이온($Cl^-$)
② 용존산소(DO)
③ 생물학적 산소요구량(BOD)
④ 부유물질(SS)

---

**TIP** ① 염소이온은 물 속에 염화물이 녹아 있을 때의 염소분을 가리킨다. 염소이온은 심미적 영향물질로 자연환경 중에 해양에 염화물이 가장 많이 존재하고 있다. 일반적으로 수질오염의 지표로 사용되는 것은 생물학적 산소요구량(BOD), 용존산소(DO), 부유물질(SS), 세균, 화학적 산소요구량(COD), 탁도 등이 있다.

**2** 교토의정서(Kyoto protocol)채택에 관한 설명으로 옳지 않은 것은?

① 2008~2012년의 5년간 온실가스 배출량을 1990년 배출량 대비 평균 5.2% 감축해야 한다.
② 1997년 12월 일본 교토에서 기후변화협약 제3차 당사국 총회에서 채택되었다.
③ 감축 대상가스는 이산화탄소($CO_2$), 아황산가스($SO_2$), 메탄($CH_4$), 아산화질소($N_2O$), 불화탄소(PFC), 수소화불화탄소(HFC), 불화유황($SF_6$)등이다.
④ 의무이행 당사국의 감축 이행시 신축성을 허용하기 위하여 배출권거래, 공동이행, 청정개발체제 등의 제도를 도입하였다.

---

**TIP** ③ 교토의정서는 지구 온난화의 규제 및 방지를 위한 국제 기후변화협약의 구체적 이행방안이다. 교토의정서를 비준한 국가는 이산화탄소를 포함한 여섯 종류의 온실 가스의 배출량을 감축하며 배출량을 줄이지 않는 국가에 대해서는 경제적인 측면에서 불리하게 작용될 수 있다. 감축대상은 이산화탄소, 메탄, 아산화질소, 과불화탄소, 수소화불화탄소, 육불화황이며 아황산가스는 대상이 아니다.

**Answer** 1.① 2.③

**3** 다음의 내용에서 알 수 있는 공기의 성분은?

> • 성상은 무색, 무미, 무취의 맹독성 가스이며, 비중이 0.976으로 공기보다 가볍고, 불완전 연소시에 발생한다.
> • 헤모글로빈과의 결합력은 산소와 헤모글로빈의 결합력보다 200~300배나 강하다.
> • 이것이 헤모글로빈과 결합해 혈액의 산소운반능력을 상실케 하여 조직의 산소부족 질식사를 초래한다.

① $SO_2$

② $NO_2$

③ $CO_2$

④ $CO$

---

**TIP** ④ 보기의 기체 성분은 일산화탄소(CO)이다.

※ 일산화탄소
ⓐ 무색, 무취, 무미, 무자극의 맹독성 가스이다.
ⓑ 비중이 공기와 거의 같아 혼합되기 쉽다.
ⓒ 혈액 중 헤모글로빈과 결합해 HbCO를 형성하여 인체의 조직에 저산소증을 일으킨다. 이때, CO의 Hb에 대한 결합력은 O2에 비해 약 250~300배가 강하므로 이것이 Hb의 산소운반 장애와 산소해리 장애를 일으켜 O2 부족을 초래하는 것이다.
ⓓ CO중독 치료 : 오염원으로부터 신속히 옮겨 안정과 보온을 시키고 인공호흡과 고압산소요법을 시행하기도 한다. 이 경우 5% 정도의 CO2를 함유한 산소를 흡입하는 것이 효과적이다.
ⓔ HbCO량과 중독증상

| 구분 | 증상 | 구분 | 증상 |
|---|---|---|---|
| 10% 이하 | 무증상 | 60~70% 이상 | 의식상실 |
| 20% 이상 | 임상증상 발생 | 80% 이상 | 사망 |
| 40~50% 이상 | 두통 · 허탈 | | |

**4** 대기오염에 의한 2차 오염물질로 맞는 것은?

① 오존

② 이산화황

③ 일산화탄소

④ 중금속 산화물

---

**TIP** 2차 오염물질 … $O_3$, PAN, NOCl, PBN 등이 있다.

**5** 다음 중 태양의 자외선을 흡수 · 차단하는 것은?

① 오존($O_3$)
② 이산화탄소($CO_2$)
③ 질소($N_2$)
④ 아황산가스($SO_2$)

---

**TIP** 오존($O_3$)

㉠ 기능 : 태양에서 오는 자외선 복사를 흡수하여 지상에 도달하는 유해 자외선 복사를 막아주는 역할을 한다.
㉡ 오존층 : 지구의 대류권 중 성층권 내의 고도 20~25km 부근에 오존이 밀집되어 있는 것이 오존층이다.
㉢ 오존층 파괴의 결과
 • 인체의 피부와 눈, 면역체와 비타민 D의 합성에 악영향을 끼친다.
 • 생태계에 커다란 변화를 일으킨다.
 • 지구온난화를 가속화하고 기후변화에 영향을 미칠 것이다.

**6** 다음 중 광화학반응에 의한 2차 오염물질은?

① PAN
② $CH_4$
③ NO
④ $H_2S$

---

**TIP** 광화학 반응 시 발생하는 물질

㉠ 1차 오염물질 : CO, $CO_2$, $H_2$, HCl, Zn, Hg, 중금속 산화물 등이 있다.
㉡ 2차 오염물질 : $O_3$, PAN, NOCl, PBN 등이 있다.
㉢ 1 · 2차 오염물질 : $SO_2$, $SO_3$, NO, $NO_2$ 등이 있다.

**7** 대기오염에 따른 질병 중 가장 관련이 깊은 것은?

① 호흡기계 질병
② 순환기계 질병
③ 소화기계 질병
④ 비뇨기계 질병

---

**TIP** 대기오염 물질에는 입자상 물질과 가스상 물질이 있는데, 모두 호흡기계 질병과 관련이 있다.

**Answer** 5.① 6.① 7.①

**8** 소음에 의한 건강장해와 관계없는 것은?

① 소음 폭로시간

② 소음의 주파수 구성

③ 소음의 방향

④ 소음의 크기

**TIP** 소음에 의한 건강장해는 폭로시간과 경도에 비례한다. 가청범위는 20~20,000Hz인데 1,000~ 5,000Hz에서 가장 잘 들을 수 있다.

**9** 불량조명에 의해 발생되는 직업병은?

① 안정피로

② 규폐증

③ 잠함병

④ 진폐증

**TIP** 부적절한 조명은 안정피로, 근시, 안구진탕증 등을 일으킨다.

**10** C5 – dip현상과 가장 관련이 깊은 주파수는?

① 2,000Hz

② 4,000Hz

③ 6,000Hz

④ 8,000Hz

**TIP** C5 – dip현상 … 4,000Hz 전후에서 난청을 발견할 수 있는 현상을 말한다.

**11** 공기 중에 인체에 유해한 납이 배출되는 원인은?

① 연료인 중유 중의 납

② 휘발유에 첨가하는 첨가제

③ 공장배기 중의 납

④ 토양에서 비산하는 납

**TIP** 자동차가 중금속 오염의 주범이다.

**Answer** 8.③ 9.① 10.② 11.②

**12** 광화학적 반응으로 생기는 대표적인 대기오염 물질인 것은?

① $CO$, $CO_2$

② $H_2S$, $SO_2$

③ $CH_4$, $NH_3$

④ $O_3$, PAN

........................................................................................................................

**TIP** 광화학 반응으로 생기는 대표적인 대기오염물질은 $O_3$, PAN, $H_2$, $O_2$, NOCl 등이다.

**13** 대기오염 물질 중 광화학적 반응에 의해서 발생하는 물질은?

① $H_2$

② PAN

③ $SO_2$

④ CH

........................................................................................................................

**TIP** 광화학적 반응에 의해 생성되는 물질 … $O_3$, PAN, NOCl 등이 있다.

**14** 다음 중 기관지 침착률이 가장 큰 먼지의 크기는?

① $0.1\mu m$

② $0.1\sim0.4\mu m$

③ $0.5\sim5.0\mu m$

④ $5.0\sim7.0\mu m$

........................................................................................................................

**TIP** 먼지 크기에 따른 비교
⊙ 기관지 침착률이 가장 큰 입자의 크기 : $0.5\sim5.0\mu m$
⊙ $0.5\mu m$ 이하의 입자 : 호흡운동에 의해 배출된다.
© $5\mu m$ 이상의 입자 : 기관지 점막에 침착하여 가래와 함께 배출되거나 소화기계를 통해서 배출된다.

**Answer** 12.④ 13.② 14.③

**15** 진폐증을 일으키는 먼지의 크기로 옳은 것은?

① $0.5{\sim}5\mu m$            ② $5{\sim}10\mu m$

③ $10{\sim}20\mu m$          ④ $20{\sim}100\mu m$

---

**TIP** $0.5{\sim}5.0\mu m$의 입자들은 침착률이 가장 높아 폐포를 통해 흡입되어 혈관 또는 임파관으로 침입하여 규폐증, 진폐증 등을 일으킬 수 있다.

**16** 기온역전에 대한 설명으로 옳은 것은?

① 상층기온이 하층보다 높을 때 발생한다.
② 저기압으로 인하여 비가 올 때 발생한다.
③ 지구의 온도가 낮아지는 현상이다.
④ 고온 다습할 때 발생한다.

---

**TIP** 역전 ⋯ 상층기온이 하층기온보다 높을 때, 즉 상공으로 갈수록 기온은 하강하나, 상공의 기층이 하층보다 높을 때에는 대기는 매우 안정한 상태가 되어 공기의 교환도 적고 확산도 잘 안 된다. 이를 역전이라 한다.

**17** 대기의 온실효과로 지구의 온도가 높아지고 있다. 그 이유는 무엇인가?

① $CO_2$의 증가로 적외선 부근의 복사열을 흡수하기 때문이다.
② 대기 중의 잔류기체가 자외선을 흡수하기 때문이다.
③ 대기 중 먼지의 증가로 이 먼지가 적외선을 흡수하기 때문이다.
④ $CO_2$ 증가로 자외선 부근의 복사열을 흡수하기 때문이다.

---

**TIP** 온실효과 ⋯ 대기 중에 있는 잔류기체가 적외선을 흡수하여 지구의 온도가 높아지는 현상을 말한다.

**18** 생물학적 산소요구량(BOD)을 가장 잘 나타낸 것은?

① 하수 중의 용존산소량

② 하수 중의 유기물을 산화하는 데 소모되는 산소량

③ 수중생물의 생존에 필요한 산소량

④ 수중생물의 생존에 필요한 용존산소량

---

**TIP** 생물학적 산소요구량(BOD) … 물속의 유기물질이 호기성 세균에 의해 분해되어 안정되는 과정에서 요구되는 산소량이다.
   ⊙ BOD5(5일 BOD) : 시료를 20℃에서 5일간 배양할 때 호기성 미생물에 의해 유기물을 분해시키는 데 소모되는 산소량을 BOD5라 한다. 보통 BOD값으로 사용되며, 최종BOD의 약 0.68배이다.
   ⓒ 최종BOD : 보통 수중의 유기물 측정 시 20℃에서 20일간 배양했을 때의 산소요구량을 최종BOD라 한다.

**19** 물속에 녹아 있는 산소(DO)에 대한 설명으로 옳은 것은?

① 물의 오염도가 낮으면 DO는 낮아진다.

② 생물학적 산소요구량이 높으면 DO는 낮아진다.

③ 미생물의 호흡작용에 의해 DO는 증가한다.

④ 유기물질이 많으면 DO는 증가한다.

---

**TIP** ① 물의 오염도가 낮으면 DO는 높아진다.
   ③ 미생물의 호흡작용에 의해 DO는 감소한다.
   ④ 유기물질이 많으면 DO는 감소한다.

**20** 수소이온농도(pH)에 대한 설명으로 잘못된 것은?

① 석회암층을 통과한 지하수는 약알칼리성이다.

② 오염되지 않은 하천수는 중성이다.

③ 유기물의 분해가 큰 하천수는 약산성이다.

④ 적당한 pH는 5.0~6.0이다.

---

**TIP** ④ 적당한 pH는 6.0~8.0이다.

**Answer** 18.② 19.② 20.④

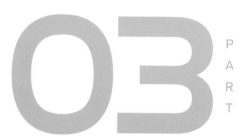

# 03 PART

## 산업보건

# 01 산업보건의 개요

## 01 산업보건

### (1) 정의

국제노동기구(ILO)는 모든 직업에서 일하는 근로자들의 육체적·정신적·사회적 건강을 고도로 유지·증진시키며, 작업조건으로 인한 질병을 예방하고 건강에 유해한 취업을 방지하며 근로자를 생리적·심리적으로 적합한 작업환경에 배치하여 일하도록 하는 것이라 했다.

### (2) 필요성

① 산업발달로 인한 노동인구 증가

② 근로자의 건강 보호·증진으로 생산성과 품질향상

③ 산업보건 관리가 인권문제로 대두

④ 작업환경으로 인해 발생하는 질병예방

### (3) 우리나라의 산업보건 역사

① 1953년 ⋯ 근로기준법이 선포되었다.

② 1963년 ⋯ 산업재해보상보험법이 제정·공포되었다.

③ 1977년 ⋯ 의료보호, 의료보험이 시작되었다.

④ 1980년 ⋯ 노동청을 노동부로 개칭하였다.

⑤ 1981년 ⋯ 산업안전보건법 시행령이 공포되었다.

# 02 보건인력

## ① 안전보건관리책임자

### (1) 정의

① 안전보건관리책임자 … 안전 및 보건에 관한 업무를 총괄·관리하는 책임자를 말한다.

② 안전보건관리책임자를 두어야 할 사업의 종류 및 규모〈산업안전보건법 시행령 별표 2〉

| 사업의 종류 | 규모 |
|---|---|
| 토사석 광업, 식료품 제조업·음료 제조업, 목재 및 나무제품 제조업(가구 제외), 펄프, 종이 및 종이제품 제조업, 코크스, 연탄 및 석유정제품 제조업, 화학물질 및 화학제품 제조업(의약품 제외), 의료용 물질 및 의약품 제조업, 고무제품 및 플라스틱제품 제조업, 비금속 광물제품 제조업, 1차 금속 제조업, 금속가공제품 제조업(기계 및 가구 제외), 전자부품·컴퓨터·영상·음향 및 통신장비 제조업, 의료·정밀·광학기기 및 시계 제조업, 전기장비 제조업, 기타 기계 및 장비 제조업, 자동차 및 트레일러 제조업, 기타 운송장비 제조업, 가구 제조업, 기타 제품 제조업, 서적·잡지 및 기타 인쇄물 출판업, 해체·선별 및 원료 재생업, 자동차 종합 수리업, 자동차 전문 수리업 | 상시 근로자 50명 이상 |
| 농업, 어업, 소프트웨어 개발 및 공급업, 컴퓨터 프로그래밍·시스템 통합 및 관리업, 정보서비스업, 금융 및 보험업, 임대업(부동산 제외), 전문·과학 및 기술 서비스업(연구개발업은 제외), 사업지원 서비스업, 사회복지 서비스업 | 상시 근로자 300명 이상 |
| 건설업 | 공사금액 20억원 이상 |
| 위의 사업을 제외한 사업 | 상시 근로자 100명 이상 |

### (2) 업무〈산업안전보건법 제15조 제1항〉

① 산업재해예방계획의 수립에 관한 사항

② 안전보건관리규정의 작성 및 그 변경에 관한 사항

③ 근로자의 안전·보건교육에 관한 사항

④ 작업환경의 측정 등 작업환경의 점검 및 개선에 관한 사항

⑤ 근로자의 건강진단 등 건강관리에 관한 사항

⑥ 산업재해의 원인조사 및 재발방지대책의 수립에 관한 사항

⑦ 산업재해에 관한 통계의 기록·유지에 관한 사항

⑧ 안전·보건에 관련되는 안전장치 및 보호구 구입 시의 적격품 여부 확인에 관한 사항

⑨ 그 밖에 근로자의 유해·위험 예방조치에 관한 사항으로서 위험성평가의 실시에 관한 사항과 안전보건규칙에서 정하는 근로자의 위험 또는 건강장해의 방지에 관한 사항


## ❷ 관리감독자

### (1) 정의〈산업안전보건법 제16조〉

① 관리감독자 ⋯ 사업장의 생산과 관련되는 업무와 그 소속 직원을 직접 지휘·감독하는 직위에 있는 사람

② 사업주는 관리감독자에게 산업 안전 및 보건에 관한 업무로서 대통령령으로 정하는 업무를 수행하도록 하여야 한다.

### (2) 업무〈산업안전보건법 시행령 제15조 제1항〉

① 사업장내 관리감독자가 지휘·감독하는 작업과 관련되는 기계·기구 또는 설비의 안전·보건점검 및 이상 유무의 확인

② 관리감독자에게 소속된 근로자의 작업복·보호구 및 방호장치의 점검과 그 착용·사용에 관한 교육·지도

③ 해당 작업에서 발생한 산업재해에 관한 보고 및 이에 대한 응급조치

④ 해당 작업의 작업장의 정리정돈 및 통로확보의 확인·감독

⑤ 해당 사업장의 산업보건의·안전관리자(안전관리자의 업무를 안전관리대행기관에 위탁한 사업장의 경우에는 그 대행기관의 해당 사업장 담당자) 및 보건관리자(보건관리자의 업무를 보건관리대행기관에 위탁한 사업장의 경우에는 그 대행기관의 해당 사업장담당자), 안전보건관리담당자의 지도·조언에 대한 협조

⑥ 위험성평가를 위한 업무에 기인하는 유해·위험요인의 파악 및 그 결과에 따른 개선조치의 시행

⑦ 기타 해당 작업의 안전·보건에 관한 사항으로서 고용노동부령으로 정하는 사항

## ❸ 안전관리자

**(1) 정의〈산업안전보건법 제17조〉**

① 안전관리자 … 사업주는 안전에 관한 기술적인 사항에 대하여 사업주 또는 안전보건관리책임자를 보좌하고 관리감독자에게 지도·조언을 하도록 하기 위하여 사업장에 안전관리자를 두어야 한다.

② 안전관리자의 선임〈산업안전보건법 시행령 별표 3〉

  ㉠ 일반적인 사업의 경우 : 상시근로자 500명 이상이면 2명 이상의 안전관리자를, 상시근로자 50명 이상 500명 미만인 사업은 1명 이상의 안전관리자를 두어야 한다.

  ㉡ 운수업·통신업 등 : 상시근로자 1,000명 이상이면 2명 이상, 상시근로자 50명 이상 1,000명 미만이면 1명 이상의 안전관리자를 두어야 한다.

  ㉢ 건설업

| 사업장의 상시근로자 수 | 안전관리자의 수 |
|---|---|
| 공사금액 50억 원 이상(관계수급인은 100억 원 이상) 120억 원 미만 | 1명 이상 |
| 공사금액 120억 원 이상 800억 원 미만 | |
| 공사금액 800억 원 이상 1,500억 원 미만 | 2명 이상 |
| 공사금액 1,500억 원 이상 2,200억 원 미만 | 3명 이상 |
| 공사금액 2,200억 원 이상 3천억 원 미만 | 4명 이상 |
| 공사금액 3천억 원 이상 3,900억 원 미만 | 5명 이상 |
| 공사금액 3,900억 원 이상 4,900억 원 미만 | 6명 이상 |
| 공사금액 4,900억 원 이상 6천억 원 미만 | 7명 이상 |
| 공사금액 6천억 원 이상 7,200억 원 미만 | 8명 이상 |
| 공사금액 7,200억 원 이상 8,500억 원 미만 | 9명 이상 |
| 공사금액 8,500억 원 이상 1조원 미만 | 10명 이상 |
| 1조원 이상 | 11명 이상 |

**(2) 업무〈산업안전보건법 시행령 제18조 제1항〉**

① 산업안전보건위원회 또는 안전·보건에 관한 노사협의체에서 심의·의결한 업무와 해당 사업장의 안전보건관리규정 및 취업규칙에서 정한 업무

② 안전인증대상 기계·기구 등과 자율안전확인대상 기계·기구 등 구입 시 적격품의 선정에 관한 보좌 및 조언·지도

③ 위험성평가에 관한 보좌 및 조언·지도

④ 해당 사업장 안전교육계획의 수립 및 안전교육 실시에 관한 보좌 및 조언·지도

⑤ 사업장 순회점검 · 지도 및 조치의 건의

⑥ 산업재해 발생의 원인 조사 · 분석 및 재발 방지를 위한 기술적 보좌 및 조언 · 지도

⑦ 산업재해에 관한 통계의 유지 · 관리 · 분석을 위한 보좌 및 조언 · 지도

⑧ 법 또는 법에 따른 명령으로 정한 안전에 관한 사항의 이행에 관한 보좌 및 조언 · 지도

⑨ 업무수행 내용의 기록 · 유지

⑩ 그 밖에 안전에 관한 사항으로서 고용노동부장관이 정하는 사항

## ❹ 보건관리자

### (1) 보건관리자를 두어야 할 사업의 종류 · 규모, 보건관리자의 수

| 사업의 종류 | 규모 | 보건관리자의 수 |
|---|---|---|
| 광업(광업 지원 서비스업은 제외), 섬유제품 염색, 정리 및 마무리 가공업, 모피제품 제조업, 그 외 기타 의복액세서리 제조업(모피 액세서리에 한정), 모피 및 가죽 제조업(원피가공 및 가죽 제조업은 제외), 신발 및 신발부분품 제조업, 코크스 · 연탄 및 석유정제품 제조업, 화학물질 및 화학제품 제조업 ; 의약품 제외, 의료용 물질 및 의약품 제조업, 고무 및 플라스틱제품 제조업, 비금속 광물제품 제조업, 1차 금속 제조업, 금속가공제품 제조업 ; 기계 및 가구 제외, 기타 기계 및 장비 제조업, 전자부품 · 컴퓨터 · 영상 · 음향 및 통신장비 제조업, 전기장비 제조업, 자동차 및 트레일러 제조업, 기타 운송장비 제조업, 가구 제조업, 해체 · 선별 및 원료 재생업, 자동차 종합 수리업, 자동차 전문 수리업, 유해물질을 제조하는 사업과 그 유해물질을 사용하는 사업 중 고용노동부장관이 특히 보건관리를 할 필요가 있다고 인정하여 고시하는 사업 | 상시근로자 50명 이상 500명 미만 | 1명 이상 |
| | 상시근로자 500명 이상 2천명 미만 | 2명 이상 |
| | 상시근로자 2천명 이상 | 2명 이상 |
| 위의 사업(광업 제외)을 제외한 제조업 | 상시근로자 50명 이상 1천명 미만 | 1명 이상 |
| | 상시근로자 1천명 이상 3천명 미만 | 2명 이상 |
| | 상시근로자 3천명 이상 | 2명 이상 |
| 농업 · 임업 및 어업, 전기 · 가스 · 증기 및 공기조절공급업, 수도 · 하수 및 폐기물 처리 · 원료 재생업, 운수 및 창고업, 도매 및 소매업, 숙박 및 음식점업, 서적 · 잡지 및 기타 인쇄물 출판업, 방송업, 우편 및 통신업, 부동산업, 연구개발업, 사진 처리업, 사업시설 관리 및 조경 서비스업, 공공행정(청소 · 시설관리 · 조리 등 현업업무에 종사하는 사람으로서 고용노동부장관이 정하여 고시하는 사람으로 한정한다), 교육서비스업 중 초등 · 중등 · 고등 교육기관, 특수학교 · 외국인학교 및 대안학교(청소 · 시설관리 · 조리 등 현업업무에 종사하는 사람으로서 고용노동부장관이 정하여 고시하는 사람으로 한정한다), 청소년 수련시설 운영업, 보건업, 골프장 운영업, 개인 및 소비용품수리업, 세탁업 | 상시근로자 50명 이상 5천명 미만. 다만, 사진 처리업의 경우에는 상시근로자 100명 이상 5천명 미만으로 한다. | 1명 이상 |
| | 상시 근로자 5천명 이상 | 2명 이상 |

| | | |
|---|---|---|
| 건설업 | 공사금액 800억 원 이상(「건설산업기본법 시행령」에 따른 토목공사업에 속하는 공사의 경우에는 1천 억 이상) 또는 상시 근로자 600명 이상 | 1명 이상[공사금액 800억 원(「건설산업기본법 시행령」에 따른 토목공사업은 1천억 원)을 기준으로 1,400억 원이 증가할 때마다 또는 상시 근로자 600명을 기준으로 600명이 추가될 때마다 1명씩 추가한다] |

**(2) 업무〈산업안전보건법 시행령 제22조〉**

① 산업안전보건위원회에서 심의 · 의결한 업무와 안전보건관리규정 및 취업규칙에서 정한 업무

② 안전인증대상 기계 · 기구 등과 자율안전확인대상 기계 · 기구 등 중 보건과 관련된 보호구 구입 시 적격품 선정에 관한 보좌 및 조언 · 지도

③ 물질안전보건자료의 게시 또는 비치에 관한 보좌 및 조언 · 지도

④ 위험성평가에 관한 보좌 및 조언 · 지도

⑤ 산업보건의의 직무(보건관리자가 「의료법」에 따른 의사인 경우로 한정한다)

⑥ 해당 사업장 보건교육계획의 수립 및 보건교육 실시에 관한 보좌 및 조언 · 지도

⑦ **해당 사업장의 근로자 보호를 위한 의료행위**
    ㉠ 외상 등 흔히 볼 수 있는 환자의 치료
    ㉡ 응급을 요하는 자에 대한 응급처치
    ㉢ 부상 · 질병의 악화방지를 위한 처치
    ㉣ 건강진단결과 발견된 질병자의 요양지도 및 관리
    ㉤ ㉠~㉣의 의료행위에 따르는 의약품의 투여

⑧ 작업장 내에서 사용되는 전체환기장치 및 국소배기장치 등에 관한 설비의 점검과 작업방법의 공학적 개선에 관한 보좌 및 조언 · 지도

⑨ 사업장 순회점검 · 지도 및 조치의 건의

⑩ 직업성 질환 발생의 원인조사 및 대책수립

⑪ 산업재해에 관한 통계의 유지 · 관리를 위한 지도 · 조언(보건분야에 한함)

⑫ 법 또는 법에 따른 명령으로 정한 보건에 관한 사항의 이행에 관한 보좌 및 조언 · 지도

⑬ 업무수행 내용의 기록 · 유지

⑭ 그 밖에 보건과 관련된 작업관리 및 작업환경관리에 관한 사항

**5 산업보건의**

**(1) 정의〈산업안전보건법 제22조 제1항〉**

① **산업보건의** … 사업주는 근로자의 건강관리 기타 보건관리자의 업무를 지도하기 위하여 사업장에 산업보건의를 두어야 한다. 다만, 의사인 보건관리자를 둔 경우에는 그러하지 아니하다.

② **선임〈산업안전보건법 시행령 제29조〉**
　　㉠ 산업보건의를 두어야 할 사업의 종류 및 규모는 상시 근로자 50인 이상을 사용하는 사업으로서 의사가 아닌 보건관리자를 두는 사업장으로 한다. 다만, 보건관리전문기관에 보건관리자의 업무를 위탁한 경우에는 산업보건의를 두지 않을 수 있다.
　　㉡ 산업보건의는 외부에서 위촉할 수 있으며 이 경우 위촉된 산업보건의는 산업보건의의 직무를 수행하여야 한다.
　　㉢ 위촉된 산업보건의가 담당할 사업장수 및 근로자수 기타 선임에 관하여 필요한 사항은 고용노동부장관이 정한다.

**(2) 직무〈산업안전보건법 시행령 제31조〉**

① 건강진단실시 결과의 검토 및 그 결과에 따른 작업배치 · 작업전환 · 근로시간의 단축 등 근로자의 건강보호 조치

② 근로자의 건강장해의 원인조사와 재발방지를 위한 의학적 조치

③ 그 밖에 근로자의 건강유지와 증진을 위하여 필요한 의학적 조치에 관하여 고용노동부장관이 정하는 사항

# 03 보호대상 근로자 및 근로 관련 법률

**1 보호대상 근로자**

**(1) 여성근로자의 보호**

① 여성 직종에 맞게 적정배치를 한다.

② 주작업의 근로강도는 RMR 2.0 이하로 하고, 중량물 취급작업은 중량을 제한(20kg)한다.

③ 서서 하는 작업과 휴식시간을 조정하고, 고 · 저온 작업에서는 작업조건과 냉 · 난방을 고려한다.

④ 공업독물(납, 벤젠, 비소, 수은) 취급작업시는 유산·조산·사산의 우려가 있으므로 이에 대한 고려가 필요하다.

⑤ 생리휴가, 산전·산후 휴가 등의 고려가 필요하다.

### (2) 연소근로자의 보호

① 취업 최저연령은 15세이고, 다만, 취직인허증을 발급받은 13세 이상 15세 미만인 자는 가능하다.

② 유해, 위험근로가 제한된다.

③ 야간작업이 금지되며, 근로시간의 제한이 있다.

④ 취급물의 중량제한이 있다.

## ❷ 근로 관련 법률

### (1) 근로기준법

① **목적** … 헌법에 따라 근로조건의 기준을 정함으로써 근로자의 기본적 생활을 보장·향상시키며 균형 있는 국민경제의 발전을 꾀하는 것을 목적으로 한다.

② **연혁** … 1953년 제정·공포되어 수차례의 개정 후 현재에 이르고 있다.

③ **규정내용** … 근로조건의 기준, 근로조건의 준수, 균등처우(차별적 처우금지), 강제근로의 금지, 폭행의 금지, 중간착취의 배제, 공민권 행사의 보장 등을 정하고 있다.

④ **적용범위** … 상시 5인 이상의 근로자를 사용하는 모든 사업 또는 사업장에 적용한다.

> **📢 TIP 근로시간**
> ㉠ 1주간의 근로시간은 휴게시간을 제하고 40시간을 초과할 수 없다.
> ㉡ 1일의 근로시간은 휴게시간을 제하고 8시간을 초과할 수 없다.

⑤ **여성과 소년의 보호**
   ㉠ **최저연령과 취직인허증** : 15세 미만인 사람(「초·중등교육법」에 따른 중학교 재학 중인 18세 미만인 사람을 포함)은 근로자로 사용하지 못한다. 다만, 고용노동부장관이 발급한 취직인허증을 지닌 사람은 근로자로 사용할 수 있다.
   ㉡ **사용금지**
   • 사용자는 임신 중이거나 산후 1년이 지나지 아니한 여성(임산부)과 18세 미만인 자를 도덕상 또는 보건상 유해·위험한 사업에 사용하지 못한다.
   • 사용자는 임산부가 아닌 18세 이상의 여성을 보건상 유해·위험한 사업 중 임신 또는 출산에 관한 기능에 유해·위험한 사업에 사용하지 못한다.

ⓒ **근로시간** : 15세 이상 18세 미만인 자의 근로시간은 1일에 7시간, 1주일에 35시간을 초과하지 못한다. 다만, 당사자 사이의 합의에 따라 1일에 1시간, 1주일에 5시간을 한도로 연장할 수 있다.

## (2) 산업안전보건법

① **목적** … 산업 안전 및 보건에 관한 기준을 확립하고 그 책임의 소재를 명확하게 하여 산업재해를 예방하고 쾌적한 작업환경을 조성함으로써 노무를 제공하는 사람의 안전과 보건을 유지 · 증진함을 목적으로 한다.

② **적용범위** … 모든 사업 또는 사업장에 적용한다. 다만, 유해 · 위험의 정도, 사업의 종류 · 규모 및 사업의 소재지 등을 고려하여 대통령령으로 정하는 사업에는 전부 또는 일부를 적용하지 아니할 수 있다.

# 최근 기출문제 분석

2020. 6. 13. 제2회 서울특별시

**1** 근로자의 건강을 보호하기 위한 조치로 가장 옳지 않은 것은?

① 「근로기준법」 및 동법 시행령에 따라 취직인허증을 지니지 않은 15세 미만인 자는 근로자로 사용하지 못한다.

② 「근로기준법」 및 동법 시행령에는 임산부를 위한 사용금지 직종을 규정하고 있다.

③ 근로 의욕과 생산성을 위하여 근로자를 적재적소에 배치한다.

④ 「근로기준법」상 수유시간은 보장되지 않는다.

> **TIP** ④ 생후 1년 미만의 유아(乳兒)를 가진 여성 근로자가 청구하면 1일 2회 각각 30분 이상의 유급 수유 시간을 주어야 한다 〈「근로기준법」 제75조〉.

**Answer** 1.④

# 출제 예상 문제

**1** 여성노동자를 고용한 경우 고려할 점이 아닌 것은?

① 유해물질 작업장에는 배치하지 않는다.

② 작업강도는 5.0이어야 한다.

③ 출산자는 산후휴가를 주어야 한다.

④ 여성의 생리현상을 고려해야 한다.

---

**TIP** 여성근로자의 보호
ⓖ 여성 직종에 맞게 적정배치를 한다.
ⓛ 주작업의 근로강도는 RMR 2.0 이하로 한다.
ⓒ 중량물 취급작업은 중량을 제한(20kg)한다.
ⓔ 서서 하는 작업과 휴식시간을 조정한다.
ⓜ 고 · 저온 작업에서는 작업조건과 냉 · 난방을 고려한다.
ⓗ 공업독물(납, 벤젠 비소, 수은) 취급작업시는 유산 · 조산 · 사산의 우려가 있으므로 이에 대한 고려가 필요하다.
ⓢ 생리휴가, 산전 · 산후 휴가 등의 고려가 필요하다.

**2** 우리나라에서 산업재해보상보험법이 제정, 공포된 연도는 언제인가?

① 1953년                  ② 1963년

③ 1977년                  ④ 1980년

---

**TIP** ⓖ 1953년 : 근로기준법 제정, 공포
ⓛ 1963년 : 산업재해보상보험법 제정, 공포
ⓒ 1977년 : 1월 의료보호 시작, 7월 의료보험 시작
ⓔ 1980년 : 노동청을 노동부로 개칭
ⓜ 1981년 : 산업안전보건법 제정, 공포

**Answer** 1.② 2.②

**3** 1902년 공장법을 제정하여 근로자보호의 기초를 마련한 나라는 어디인가?

① 독일                      ② 영국

③ 미국                      ④ 스웨덴

---

**TIP** 영국은 1902년 최초로 공장법을 제정하였다.

**4** 근로기준법에 규정된 취업 최저연령은 몇 세인가?

① 11세                      ② 13세

③ 15세                      ④ 18세

---

**TIP** 취업 최저연령은 15세이다.
　※ 최저연령과 취직인허증〈근로기준법 제64조, 시행령 제35조〉
　　㉠ 15세 미만인 자는 근로자로 사용하지 못한다.
　　㉡ 고용노동부장관이 발급한 취직인허증을 지닌 자는 근로자가 될 수 있다. 취직인허증은 13세 이상 15세 미만인 자가 받을
　　　수 있다. 다만, 예술공연 참가를 위한 경우에는 13세 미만인 자도 취직인허증을 받을 수 있다.

**5** 근로기준법에 의한 여성근로자의 보호사항이 아닌 것은?

① 도덕적 · 보건적 유해작업을 제한한다.

② 주 근로강도는 2.0 이하로 한다.

③ 중량물을 20kg으로 제한한다.

④ 산전, 산후를 통하여 90일의 보호휴가를 준다.

---

**TIP** 여성근로자의 보호
　㉠ 적정배치를 한다.
　㉡ 서서 하는 작업과 휴식시간을 조정한다.
　㉢ 고온 · 저온 작업에서 작업조건을 고려한다.
　㉣ 공업독물 취급시 유산 · 조산 · 사산의 우려를 고려한다.
　㉤ 주 근로강도는 2.0 이하로 한다.
　㉥ 중량물을 20kg으로 제한한다.
　㉦ 산전, 산후를 통하여 90일의 보호휴가를 준다.
　㉧ 작업조건과 냉 · 난방을 고려한다.

**Answer** 3.② 4.③ 5.①

**6** 연소근로자의 특징으로 볼 수 없는 것은?

① 인격의 형성 · 발달이 왜곡되기 쉽다.

② 체력이 가장 왕성한 시기이므로 근로강도를 제한할 필요가 없다.

③ 인체의 일부가 부분적으로 성장하거나 기능이 중지하는 경우가 많다.

④ 산업질환이나 공업중독 등 화학물질에 대한 감수성이 크다.

--------

**TIP** 연소근로자의 특징
　　㉠ 연소자는 신체, 정신의 발육과정에 있으므로 중노동은 성장발육을 저해하고 통찰력, 신경작용, 운동조절능력을 열등화할 수 있다.
　　㉡ 직업병 및 공업중독에 취약하다.
　　㉢ 인격발달이 저해되기 쉽다.
　　㉣ 화학물질에 대한 감수성이 크다.

**7** 우리나라에서 산업안전보건법이 제정 · 공포된 때는?

① 1953년　　　　　　　　　　② 1963년

③ 1977년　　　　　　　　　　④ 1981년

--------

**TIP** 산업안전보건법은 1981년 제정 · 공포되었다.

**8** 산업보건과 관련깊은 국제기구는?

① WTO　　　　　　　　　　② ILO

③ UNICEF　　　　　　　　　④ IOPH

--------

**TIP** ILO(국제노동기구)
　　㉠ 의의 : ILO는 1919년 발족되어 산업보건의 발전을 주도하게 되었다.
　　㉡ 산업보건의 정의 : 국제노동기구(ILO)는 모든 직업에서 일하는 근로자들의 육체적 · 정신적 · 사회적 건강을 고도로 유지 · 증진
　　　시키며, 작업조건으로 인한 질병을 예방하고 건강에 유해한 취업을 방지하며 근로자를 생리적 · 심리적으로 적합한 작업환경
　　　에 배치하여 일하도록 하는 것이라 했다.

**Answer** 6.② 7.④ 8.②

**9** 100인 이상을 사용하는 사업장과 상시근로자 100인 미만의 사업에 의무적으로 선임하는 관리자는?

① 안전보건관리책임자

② 안전관리자

③ 보건담당자

④ 보건관리자

---

**TIP** 안전보건관리책임자

　㉠ 정의 : 안전 및 보건에 관한 업무를 총괄·관리하는 책임자를 말한다.

　㉡ 안전보건관리책임자의 선임 : 상시 근로자 100인 이상을 사용하는 사업과 상시근로자 100인 미만의 사업 중 노동부령이 정하는 사업(총공사금액이 20억 원 이상인 공사를 시행하는 건설업과 상시근로자 50인 이상 100인 미만을 사용하는 사업)에는 안전보건 관리책임자를 선임하여야 한다.

**10** 「근로기준법」상 근로자 보호에 대한 설명으로 옳지 않은 것은?

① 사용자는 여성 근로자가 청구하면 월 1일의 생리휴가를 주어야 한다.

② 사용자는 정신상 또는 신체상의 자유를 부당하게 구속하는 수단으로써 근로자의 자유의사에 어긋나는 근로를 강요하지 못한다.

③ 사용자는 임산부가 아닌 18세 이상의 여성에 대해서는 보건상 유해·위험한 사업 중 임신 또는 출산에 관한 기능에 유해·위험한 사업에 사용할 수 있다.

④ 사용자 또는 근로자는 직장에서의 지위 또는 관계 등의 우위를 이용하여 업무상 적정범위를 넘어 다른 근로자에게 신체적·정신적 고통을 주거나 근무환경을 악화시키는 행위를 하여서는 아니 된다.

---

**TIP** 사용 금지〈근로기준법 제65조 제1항, 제2항〉

　㉠ 사용자는 임신 중이거나 산후 1년이 지나지 아니한 여성(이하 "임산부"라 한다)과 18세 미만자를 도덕상 또는 보건상 유해·위험한 사업에 사용하지 못한다.

　㉡ 사용자는 임산부가 아닌 18세 이상의 여성을 ㉠에 따른 보건상 유해·위험한 사업 중 임신 또는 출산에 관한 기능에 유해·위험한 사업에 사용하지 못한다.

# 02 산업보건의 내용

## 01 산업피로

### ① 원인 및 방지대책

(1) 산업피로의 원인

① **환경적 원인** … 온도, 습도, 조도, 소음, 환기, 작업시간(중등작업 시 50분 작업 10분 휴식, 정밀작업 시 25분 작업 5분 휴식), 작업강도 등이다.

② **신체적 원인** … 연령, 성별, 체력, 체격, 작업숙련도, 수면시간, 신체결함, 각종 질병 등이다.

③ **심리적 원인** … 의욕저하, 책임감 가중, 각종 불만, 가정불화, 계속적인 피로 등이다.

(2) 방지대책

① 작업시간, 작업밀도, 휴식시간을 적절히 배분한다.

② 여가, 휴일, 레크리에이션을 이용한다.

③ 작업환경을 개선(안전, 위생 등)한다.

④ 개인의 특성에 맞게 적절히 배치한다.

(3) 근로자의 영양관리

① **중노동** … 비타민$B_1$, 칼슘이 필요하다.

② **고온작업** … 비타민A · $B_1$ · C, 식염이 필요하다.

③ **저온작업** … 비타민A · $B_1$ · C, 지방질이 필요하다.

④ **소음이 심한 작업** … 비타민B가 필요하다.

## ② 근로시간

(1) 표준근로시간

① 1919년 제1회 국제노동헌장 … 8시간/1일, 48시간/1주를 초과할 수 없다.

② 1931년 제1회 국제노동헌장 … 8시간/1일, 40시간/1주를 초과할 수 없다.

③ 우리나라 근로기준법 … 8시간/1일, 40시간/1주를 초과할 수 없다.

(2) 근로시간 단축을 요하는 작업

① 저임금 근로자와 신규채용자

② 여성과 연소자의 근로

③ 야간업무일 경우

④ 심신 이상자(병후, 생리일, 임신, 산후 4~6주 사이)

⑤ 작업내용이 극도로 강해진 경우

⑥ 의식주 조건과 작업환경이 극히 불량인 경우


# 02 산업재해

## ① 산업재해의 개요

(1) 개념

근로자가 업무에 관계되는 작업으로 인하여 원하지도 않고, 계획하지도 않은 사건이 발생하여 사망, 불구, 폐질 등의 상태가 발생하는 것을 말한다.

(2) 특성

① 여름(7, 8, 9월), 겨울(12, 1, 2월)에 많이 발생한다.

② 목요일과 금요일에 다발한다.

③ 오전취업 3시간 전과 오후 업무시작 2시간 전에 다발한다.

> **TIP** Heinrich의 법칙 … 현성 재해 : 불현성 재해 : 잠재성 재해 = 1 : 29 : 300

### (3) 재해지표

① 건수율 $= \dfrac{\text{재해 건수}}{\text{평균 실근로자 수}} \times 1,000$

② 도수율 $= \dfrac{\text{재해 건수}}{\text{연근로시간 수}} \times 1,000,000$

③ 강도율 $= \dfrac{\text{근로 손실일수}}{\text{연근로시간 수}} \times 1,000$

④ 평균 손실일수(중독률) $= \dfrac{\text{근로 손실일수}}{\text{재해 건수}} \times 1,000$

## ❷ 재해보상

### (1) 재해보상 등급

재해보상은 14등급으로 되어 있다.

### (2) 재해보상 근거

① **근로기준법** … 업무상 부상과 질병을 대상으로 하며, 사용자의 과실 여부를 묻지 않고 보상한다.

② **산업재해보상보험법** … 모든 사업장에 적용되는 것으로 근로자들이 많은 피해가 발생하여 사업자가 현실적으로 재해보상의 책임을 다할 수 없으므로, 정부가 주체가 되어 위험부담을 나누기 위해 보험제를 마련하였다.

> **TIP 산업재해보상보험의 원리**
> ㉠ 사회보험방식 : 사용자 직접보상방식은 산업재해를 당한 근로자에 대한 실질적 보상 실현을 보장하기 어렵기 때문에 국가의 책임하에 이루어지는 사회보험방식을 적용한다.
> ㉡ 무과실책임주의 : 근로자의 업무상 재해에 대하여 근로자와 사용자의 고의·과실여부에 상관없이 보상을 보장한다.
> ㉢ 정률보상주의 : 산재보험에서 현물급여인 요양급여를 제외한 현금급여에 대해서는 산재근로자의 연령, 직종, 노동능력 및 근무시간 등에 상관없이 평균임금을 기초로 하여 법령에서 정한 일정률에 따라 보험급여를 지급한다.
> ㉣ 현실우선주의 : 산재근로자와 유족의 생활을 조기에 안정시키고 보호하기 위하여 현실을 우선하여 적용한다.

# 03 직업병

## 1 직업병의 종류

### (1) 일반 직업병

① 고온작업

    ㉠ **열경련** : 체내 수분, 염분 소실로 발생하며 생리 식염수를 섭취한다.

    ㉡ **열허탈** : 말초 혈액순환 부전으로 혼수상태와 허탈증상을 보인다. 실내에서 안정시켜 체온을 정상화한다.

    ㉢ **울열증(열사병)** : 체온조절의 부조화로 뇌온상승, 중추신경 장애, 체온상승의 증세가 나타나는데, 이때 체온이 43℃ 이상에서는 약 80%가, 43℃ 이하에선 약 40%가 사망한다. 처치로는 수분정맥주사, 체온의 급속냉각이 있다.

    ㉣ **열쇠약증** : 만성적 체열소모로 전신권태, 식욕부진, 위장장애, 빈혈의 증세가 나타나며 비타민$B_1$을 투여하고 휴식시킨다.

② 저온작업

    ㉠ 동상, 침수족, 참호족, 발적, 종창 등을 유발한다.

    ㉡ 1도(발적), 2도(수포), 3도(괴사)로 분류된다.

③ **불량조명** … 안정피로, 안구진탕증(탄광부), 근시 등이 발생한다.

④ **자외선 노출작업**

    ㉠ 여름철 직사광선 작업이나 눈 · 얼음 위에서의 작업 또는 전기용접 시 발생한다.

    ㉡ 피부암, 피부색소 침착 등을 유발한다.

⑤ **적외선 노출작업** … 대장공, 용접공의 백내장, 열사병, 노선작업, 유리가공, 제철작업 시 발생된다.

⑥ 방사선

    ㉠ **라듐취급자** : 백혈병의 우려가 있다.

    ㉡ **증상** : 임파선 및 골수에 작용하여, 조혈장애 및 면역기능을 저하시킨다.

⑦ 기압작업

    ㉠ **고기압** : 잠함병(고압에서 저압으로 급격한 기압변화 시 체내 질소가스의 증가로 발생), 치통, 시력장애, 현기증, 손발마비, 관절장애, 고막의 불쾌감 등이 생긴다.

    ㉡ **저기압** : 고산병, 치통, 이명 등이 생긴다.

⑧ **소음작업** … 소음성 난청을 유발한다.

　㉠ **가청음역** : 20~20,000Hz

　㉡ **생활음역** : 300~3,000Hz

　㉢ **소음성 난청음역** : 3,000~6,000Hz(100~120dB)

⑨ **진동작업** … 병타공, 연마공, 착암공에게서 발생한다. Raynaud's Disease로 불리는 이 병은 진동공구 사용 시에 손가락 등 사지가 창백하게 변하면서 통증이 생기는 국소 진동증상을 보인다.

⑩ **진애작업** … 분진(먼지) 0.5~5$\mu$m 의 크기가 폐포침착률이 높다.

　㉠ **진폐증** : 먼지에 의한 신체장애의 총칭이다.

　㉡ **규폐증**

　　• 유리규산의 분진흡입으로 폐에 만성섬유증식 발생질환(폐결핵)이 생기는 것이다.

　　• 석탄광부에게 많이 발생한다.

　㉢ **석면폐증** : 소화용제, 절연제, 내화직물제조 근로자에서 암을 발생시킨다.

　㉣ **면폐증(섬유폐증)**

⑪ **공업중독**

　㉠ **납 중독**

　　• 증상 : 빈혈, 두통, 신경마비, 복부 팽만감, 관절통 등의 증상을 유발한다.

　　• 예방 : 국소배기, 개인보호구 착용, 작업 후와 식전 손 씻기 등으로 예방하고, 빈혈자와 임산부는 사용하지 않는다.

　　• 인쇄공, 연 용접공, 페인트공, 안료공, 장난감 공장 근로자에게서 발생한다.

　㉡ **수은 중독**

　　• 증상 : 구내염, 피로감, 홍독성 흥분이나 미나마타병을 유발한다.

　　• 처치 : 우유나 계란 흰자를 먹여 단백질과 수은을 결합시켜 소변으로 배설하게 한다.

　㉢ **카드뮴 중독**

　　• 접촉성 피부염, 전신장애, 이타이이타이병을 유발한다.

　　• 허용농도는 0.2mg/m$^3$이고 합성수지, 도료, 안료공에게서 발생한다.

　㉣ **크롬 중독**

　　• 비중격천공, 비염, 인후염, 기관지염을 유발한다.

　　• 허용농도는 0.1mg/m$^3$ 이하이다.

　㉤ **벤젠 중독**

　　• 조혈기능장애, 두통, 현기증, 오심, 구토, 근육마비, 피부의 홍반·괴사 등의 증상이 있다.

　　• 조혈기능장애를 일으키는 것이 특징이며 백혈병을 일으킨다.

　㉥ **일산화탄소(CO) 중독**

　　• 중독시 증상 : 두통, 현기증과 같은 자각증상과 구토, 매스꺼움, 복통, 이명(귀울림), 질식, 시신경 장애, 호흡 곤란, 경련을 동반한다.

- 중독 후유증 : 지각장애, 청력과 시신경 장애, 심장장애, 특히 뇌조직과 신경계에 가장 큰 장애를 일으킨다.

ⓐ 비소(As) 중독

- 급성중독 증상 : 소화기, 호흡기, 신경계통 및 피부에 장애를 일으킨다. 주로 피로하며 토하고, 피부가 노래지며 배와 머리가 아프고, 심한 경우 신경이상 증세가 오고 호흡이 곤란해진다.
- 만성중독 증상 : 피부가 거칠어지고 식욕부진, 사지마비, 감각을 잃기도 한다. 장기적인 다량 섭취로 인해 피부암이나 폐암이 발생하기도 한다.

## (2) 환경불량 직업병

① 이상고온 ⋯ 열중증을 일으키고 용광로공, 화부 등에게서 많이 발생한다.

② 이상기압 ⋯ 고산병, 잠함병, 항공병의 원인이 된다.

③ 이상소음 ⋯ 조선공 · 제철공 등에게 직업성 난청을 유발한다.

④ 이상저온 ⋯ 냉동작업, 터널작업시 참호족, 동상이 발생한다.

⑤ 방사선 장애 ⋯ X-Ray, 방사선 물질 등으로 인해 발생한다.

⑥ 이상진동 ⋯ 착암공, 천공공, 도로작업공 등에게 수지감각 마비, 골 · 관절 장애를 유발한다.


## 2 직업병의 예방

### (1) 의의

특정한 직업에 종사하는 사람의 직업이 원인이 되어 발생한 질병을 말한다.

### (2) 예방대책

① 개인 보호구 착용

② 정기적인 건강진단 실시

③ 작업환경 개선(환기시설, 국소 배기시설)

④ 유해물질 발생억제

⑤ 예방적인 약제 또는 영양제 투입

⑥ 후생시설 설비(탈의장, 세면장 등)

# 04 근로자 건강진단

## ① 일반건강진단

### (1) 정의
상시 사용하는 근로자의 건강관리를 위하여 사업주가 주기적으로 실시하는 건강진단을 말한다.

### (2) 실시
① 실시기관 … 사업주는 일반건강진단을 지방노동관서의 장이 지정하는 의료기관(특수건강진단기관) 또는 국민건강보험법에 의한 건강진단을 실시하는 기관에서 실시하여야 한다.

② 실시시기
    ㉠ 사업주는 상시 사용하는 근로자 중 사무직에 종사하는 근로자(공장 또는 공사현장과 동일한 구내에 있지 아니한 사무실에서 서무·인사·경리·판매·설계 등의 사무업무에 종사하는 근로자를 말하며, 판매업무 등에 직접 종사하는 근로자를 제외함)에 대하여는 2년에 1회 이상, 그 밖의 근로자에 대하여는 1년에 1회 이상 일반건강진단을 실시하여야 한다.
    ㉡ 다만, 사업주가 다음에 해당하는 건강진단을 실시한 경우에는 그 건강진단을 받은 근로자에 대하여 일반건강진단을 실시한 것으로 본다.
- 국민건강보험법에 의한 건강검진
- 항공법에 의한 신체검사
- 학교보건법에 의한 신체검사
- 진폐의 예방과 진폐근로자의 보호 등에 관한 법률에 의한 정기건강진단
- 선원법에 의한 건강진단
- 그 밖의 일반건강진단의 검사항목을 모두 포함하여 실시한 건강진단

③ 검사항목 및 실시방법
    ㉠ 일반건강진단의 제1차 검사항목은 다음과 같다.
- 과거병력, 작업경력 및 자각·타각증상(시진·촉진·청진 및 문진)
- 혈압·혈당·요당·요단백 및 빈혈검사
- 체중·시력 및 청력
- 흉부방사선 간접촬영
- 혈청 지·오·티 및 지·피·티, 감마 지·티·피 및 총 콜레스테롤

© 제1차 검사항목 중 혈당·총 콜레스테롤 및 감마 지·티·피는 고용노동부장관이 따로 정하는 근로자에 대하여 실시한다.

© 검사결과 질병의 확진이 곤란한 경우에는 제2차 건강진단을 받아야 하며, 제2차 건강진단의 범위·검사 항목·방법 및 시기 등은 고용노동부장관이 따로 정한다.

© 건강진단의 검사방법 기타 필요한 사항은 고용노동부장관이 따로 정한다.

## ❷ 특수건강진단

### (1) 정의

특수건강진단대상 유해인자에 노출되는 업무에 종사하는 근로자 및 근로자 건강진단 실시결과 직업병 유소견 자로 판정받은 후 작업전환을 하거나 작업장소를 변경하고, 직업병 유소견 판정의 원인이 된 유해인자에 대한 건강진단이 필요하다는 의사의 소견이 있는 근로자의 건강관리를 위하여 사업주가 실시하는 건강진단을 말한다.

### (2) 실시

① **실시기관** ··· 지방노동관서의 장이 지정하는 의료기관에서 실시하여야 한다.

② **실시시기**
　　㉠ 사업주는 특수건강진단 대상업무에 종사하는 근로자에 대하여는 특수건강진단 대상 유해인자별로 정한 시기 및 주기에 따라 특수건강진단을 실시하여야 한다.
　　㉡ 다만, 사업주가 다음에 해당하는 건강진단을 실시한 경우에는 그 근로자에 대하여는 당해 유해인자에 대한 특수건강진단을 실시한 것으로 본다.
　　　• 원자력법에 의한 건강진단(방사선에 한함)
　　　• 진폐의 예방과 진폐근로자의 보호 등에 관한 법률에 의한 정기건강진단(광물성 분진에 한함)
　　　• 진단용 방사선 발생장치의 안전관리 규칙에 의한 건강진단(방사선에 한함)
　　　• 그 밖의 특수건강진단의 검사항목을 모두 포함하여 실시한 건강진단(해당하는 유해인자에 한함)
　　㉢ 사업주는 근로자 건강진단 실시결과 직업병 유소견자로 판정받은 후 작업전환을 하거나 작업장소를 변경하고, 직업병 유소견 판정의 원인이 된 유해인자에 대한 건강진단이 필요하다는 의사의 소견이 있는 근로자에 대하여는 직업병 유소견자 발생의 원인이 된 유해인자에 대하여 당해 근로자를 진단한 의사가 필요하다고 인정하는 시기에 특수건강진단을 실시하여야 한다.

③ **검사항목**
　　㉠ 특수건강진단의 검사항목은 1차 검사항목과 2차 검사항목으로 구분한다.
　　㉡ 1차 검사항목은 특수건강진단의 대상이 되는 근로자 모두에 대하여 실시한다.

ⓒ 2차 검사항목은 1차 검사항목에 대한 검사결과 건강수준의 평가가 곤란한 자에 대하여 실시하되, 당해 유해인자에 대한 근로자의 노출정도·과거병력 등을 고려하여 필요하다고 인정하는 경우에는 2차 검사 항목의 일부 또는 전부를 1차 검사항목 검사시에 추가하여 실시할 수 있다.

## ❸ 배치 전 건강진단과 수시건강진단

### (1) 정의

① **배치 전 건강진단** … 특수건강진단 대상업무에 종사할 근로자에 대하여 배치예정업무에 대한 적합성 평가를 위하여 사업주가 실시하는 건강진단을 말한다.

② **수시건강진단** … 특수건강진단 대상업무로 인하여 해당 유해인자에 의한 직업성 천식·직업성 피부염 기타 건강장해를 의심하게 하는 증상을 보이거나 의학적 소견이 있는 근로자에 대하여 사업주가 실시하는 건강 진단을 말한다.

### (2) 실시

① **실시기관** … 지방노동관서의 장이 지정하는 의료기관에서 실시하여야 한다.

② **실시시기**

　ⓐ **배치 전 건강진단**

　　• 사업주는 특수건강진단 대상업무에 근로자를 배치하고자 하는 때에는 당해 작업에 배치하기 전에 배치 전 건 강진단을 실시하여야 하고, 특수건강진단기관에 당해 근로자가 담당할 업무나 배치하고자 하는 작업장의 특 수건강진단 대상 유해인자 등 관련 정보를 미리 알려주어야 한다.

　　• 다만, 다음에 해당하는 경우에는 배치 전 건강진단을 실시하지 아니할 수 있다.
　　－다른 사업장에서 당해 유해인자에 대한 배치 전 건강진단을 받았거나 배치 전 건강진단의 필수검사항목을 모 두 포함하는 특수건강진단·수시건강진단 또는 임시건강진단을 받고 6월이 경과하지 아니한 근로자로서 건강 진단결과를 기재한 서류(건강진단개인표) 또는 그 사본을 제출한 근로자
　　－당해 사업장에서 당해 유해인자에 대한 배치 전 건강진단을 받았거나 배치 전 건강진단의 필수검사항목을 모 두 포함하는 특수건강진단·수시건강진단 또는 임시건강진단을 받고 6월이 경과하지 아니한 근로자

　ⓑ **수시건강진단** : 사업주는 특수건강진단 대상업무에 종사하는 근로자가 특수건강진단 대상 유해인자에 의 한 직업성 천식·직업성 피부염 기타 건강장해를 의심하게 하는 증상을 보이거나 의학적 소견이 있는 경우 당해 근로자의 신속한 건강관리를 위하여 고용노동부장관이 정하는 바에 따라 수시건강진단을 실 시하여야 한다.

③ 검사항목

　㉠ 특수건강진단의 검사항목은 1차 검사항목과 2차 검사항목으로 구분한다.

　㉡ 1차 검사항목은 특수건강진단의 대상이 되는 근로자 모두에 대하여 실시한다.

　㉢ 2차 검사항목은 1차 검사항목에 대한 검사결과 건강수준의 평가가 곤란한 자에 대하여 실시하되, 당해 유해인자에 대한 근로자의 노출정도·과거병력 등을 고려하여 필요하다고 인정하는 경우에는 2차 검사항목의 일부 또는 전부를 1차 검사항목 검사시에 추가하여 실시할 수 있다.

## ④ 임시건강진단

### (1) 정의

① 동일 부서에 근무하는 근로자 또는 동일한 유해인자에 노출되는 근로자에게 유사한 질병의 자각 및 타각증상이 발생한 경우에 특수건강진단 대상 유해인자 기타 유해인자에 의한 중독의 여부, 질병의 이환 여부 또는 질병의 발생원인 등을 확인하기 위하여 지방노동관서의 장의 명령에 따라 사업주가 실시하는 건강진단을 말한다.

② 직업병 유소견자가 발생하거나 다수 발생할 우려가 있는 경우 또는 기타 지방노동관서의 장이 필요하다고 판단하는 경우에 특수건강진단 대상 유해인자 기타 유해인자에 의한 중독의 여부, 질병의 이환 여부 또는 질병의 발생원인 등을 확인하기 위하여 지방노동관서의 장의 명령에 따라 사업주가 실시하는 건강진단을 말한다.

### (2) 검사항목

임시건강진단의 검사항목은 특수건강진단의 검사항목 중 전부 또는 일부와 건강진단 담당의사가 필요하다고 인정하는 검사항목으로 한다.

> 📢 TIP 근로자 건강진단 종류 중 '채용시 건강진단' 실시의무는 다음과 같은 이유로 인해 산업보건법 시행규칙 일부 개정(2005. 10. 7)으로 폐지되었다.
> 　㉠ 이미 채용된 근로자에 대하여 유해부서 배치 여부를 판단하기 위하여 사업주가 실시하는 채용시 건강진단이 오히려 사업주가 질병이 있는 자의 고용기회를 제한하는 채용 신체검사로 잘못 활용되는 문제점이 있다.
> 　㉡ 사업주에게 부과된 채용시 건강진단 실시의무를 폐지하였다.
> 　㉢ 채용시 건강진단을 통한 고용기회의 제한 및 규제가 해소될 것으로 기대된다.

# ❺ 근로자 건강진단 실시기준에서의 건강관리구분, 사후관리내용 및 업무수행 적합여부 판정

## (1) 건강관리구분 판정

① A ⋯ 건강관리상 사후관리가 필요 없는 근로자(건강한 근로자)

② $C_1$ ⋯ 직업성 질병으로 진전될 우려가 있어 추적검사 등 관찰이 필요한 근로자(직업병 요관찰자)

③ $C_2$ ⋯ 일반 질병으로 진전될 우려가 있어 추적관찰이 필요한 근로자(일반 질병 요관찰자)

④ $D_1$ ⋯ 직업성 질병의 소견을 보여 사후관리가 필요한 근로자(직업병 유소견자)

⑤ $D_2$ ⋯ 일반 질병의 소견을 보여 사후관리가 필요한 근로자(일반 질병 유소견자)

⑥ R ⋯ 건강진단 1차 검사결과 건강수준의 평가가 곤란하거나 질병이 의심되는 근로자(제2차 건강진단 대상자)

⑦ U ⋯ 2차 건강진단대상임을 통보하고 30일을 경과하여 해당 검사가 이루어지지 않아 건강관리구분을 판정할 수 없는 근로자, U로 분류한 경우에는 해당 근로자의 퇴직, 기한 내 미실시 등 2차 건강진단의 해당 검사가 이루어지지 않은 사유를 산업안전보건법 시행규칙 제105조제3항에 따른 건강진단결과표의 사후관리소견서 검진소견란에 기재하여야 한다.

## (2) 야간작업 특수건강진단 건강관리구분 판정

① A ⋯ 건강관리상 사후관리가 필요 없는 근로자(건강한 근로자)

② $C_N$ ⋯ 질병으로 진전될 우려가 있어 야간작업 시 추적관찰이 필요한 근로자(질병 요관찰자)

③ $D_N$ ⋯ 질병의 소견을 보여 야간작업 시 사후관리가 필요한 근로자(질병 유소견자)

④ R ⋯ 건강진단 1차 검사결과 건강수준의 평가가 곤란하거나 질병이 의심되는 근로자(제2차 건강진단 대상자)

⑤ U ⋯ 2차 건강진단대상임을 통보하고 30일을 경과하여 해당 검사가 이루어지지 않아 건강관리구분을 판정할 수 없는 근로자, U로 분류한 경우에는 당 근로자의 퇴직, 기한 내 미실시 등 2차 건강진단의 해당 검사가 이루어지지 않은 사유를 산업안전보건법 시행규칙 제105조제3항에 따른 건강진단결과표의 사루관리소견서 검진소견란에 기재하여야 한다.

## (3) 사후관리조치 판정

| 구분 | 사후관리조치 내용<br>[사후관리조치 내용은 한 근로자에 대하여 중복하여 판정할 수 있음] |
|---|---|
| 0 | 필요 없음 |
| 1 | 건강상담(                    )<br>[생활습관 관리 등 구체적으로 내용 기술] |
| 2 | 보호구지급 및 착용지도<br>(                         ) |
| 3 | 추적검사<br>(              )검사항목에 대하여 20    년    월    일경에 추적검사가 필요<br>[건강진단의사가 직업병 요관찰자, 직업병 유소견자 또는 야간작업 요관찰자, 야간작업 유소견자에 대하여 추적검사 판정을 하는 경우에는 사업주는 반드시 건강진단의사가 지정한 검사항목에 대하여 지정한 시기에 추적검사를 실시하여야 함] |
| 4 | 근무 중 (         )에 대하여 치료 |
| 5 | 근로시간 단축(              ) |
| 6 | 작업전환(              ) |
| 7 | 근로제한 및 금지<br>(                     ) |
| 8 | 산재요양신청서 직접 작성 등 해당 근로자에 대한 직업병확진의뢰 안내<br>[직업병 유소견자 중 요양 또는 보상이 필요하다고 판단되는 근로자에 대하여는 건강진단을 한 의사가 반드시 직접 산재요양신청서를 작성하여 해당 근로자로 하여금 근로복지공단 관할지사에 산재요양신청을 할 수 있도록 안내하여야 함] |
| 9 | 기타 (                    )<br>[교대근무 일정 조정, 야간작업 중 사이잠 제공, 정밀업무적합성평가 의뢰 등 구체적으로 내용 기술] |

## (4) 업무수행 적합여부 판정

① 가 … 건강관리상 현재의 조건하에서 작업이 가능한 경우

② 나 … 일정한 조건(환경개선, 보호구착용, 건강진단주기의 단축 등)하에서 현재의 작업이 가능한 경우

③ 다 … 건강장해가 우려되어 한시적으로 현재의 작업을 할 수 없는 경우(건강상 또는 근로조건상의 문제가 해결된 후 작업복귀 가능)

④ 라 … 건강장해의 악화 또는 영구적인 장해의 발생이 우려되어 현재의 작업을 해서는 안되는 경우

# ≡ 최근 기출문제 분석 ≡

2020. 6. 13. 제2회 서울특별시

**1** 카드뮴(Cd) 중독으로 인한 일본의 환경오염 문제를 사회적으로 크게 부각시킨 것으로 가장 옳은 것은?

① 욧카이치 천식　　　　　　　　　　② 미나마타병
③ 후쿠시마 사건　　　　　　　　　　④ 이타이이타이병

> **TIP** ④ 기후현 가미오카에 있는 미츠이 금속광업 가미오카 광산에서 아연을 제련할 때 광석에 포함되어 있던 카드뮴을 제거하지 않고 그대로 강에 버린 것이 원인으로 증상 진행에 대해서는 아직 완전히 해명되어 있지는 않지만, 카드뮴에 중독되면 신장에 문제가 발생하여 임신, 내분비계에 이상이 오고 칼슘이 부족하게 된다. 이로 인해 뼈가 물러져서 이타이이타이병이 나타나는 것으로 파악된다.
> ① 1950년대 일본 욧카이치 시의 석유 화학 공단에서 이산화질소 따위의 유해 물질이 배출되어 발생한 대기 오염 사건으로 각종 호흡기 질환으로 1,231명의 피해자와 80여 명의 사망자를 낳았다.
> ② 수은중독으로 인해 발생하는 다양한 신경학적 증상과 징후를 특징으로 하는 증후군이다. 1956년 일본의 구마모토현 미나마타시에서 메틸수은이 포함된 조개 및 어류를 먹은 주민들에게서 집단적으로 발생하면서 사회적으로 큰 문제가 되었다. 문제가 되었던 메틸수은은 인근의 화학 공장에서 바다에 방류한 것으로 밝혀졌고, 2001년까지 공식적으로 2265명의 환자가 확인되었다. 1965년에는 니가타 현에서도 대규모 수은중독이 확인되었다.
> ③ 후쿠시마 제1 원자력 발전소 사고는 2011년 3월 11일 도호쿠 지방 태평양 해역 지진으로 인해 JMA진도 7, 규모 9.0의 지진과 지진 해일로 도쿄전력이 운영하는 후쿠시마 제1 원자력 발전소의 원자로 1~4호기에서 발생한 누출 사고이다.

2020. 6. 13. 제2회 서울특별시

**2** '(근로손실일수 / 연 근로시간 수) × 1,000'으로 산출하는 산업재해 지표는?

① 건수율　　　　　　　　　　　　　② 강도율
③ 도수율　　　　　　　　　　　　　④ 평균손실일수

> **TIP** ② 1,000 근로시간당 재해로 인한 근로손실일수
> ① (재해건수 / 평균 실근로자수) × 1,000
> ③ (재해건수 / 연근로시간수) × 1,000,000
> ④ (손실노동시간수 / 사고건수) × 1,000

**Answer** 1.④ 2.②

2019. 6. 15 제2회 서울특별시

**3** 산업재해 보상보험의 원리가 아닌 것은?

① 사회보험방식

② 무과실책임주의

③ 현실우선주의

④ 정액보상방식

> **TIP** 산업재해 보상보험의 원리
> ㉠ 사회보험방식: 사용자 직접보상방식은 산업재해를 당한 근로자에 대한 실질적 보상 실현을 보장하기 어렵기 때문에 국가의 책임하에 이루어지는 사회보험방식을 적용한다.
> ㉡ 무과실책임주의: 근로자의 업무상 재해에 대하여 근로자와 사용자의 고의·과실여부에 상관없이 보상을 보장한다.
> ㉢ 정률보상주의: 산재보험에서 현물급여인 요양급여를 제외한 현금급여에 대해서는 산재근로자의 연령, 직종, 노동능력 및 근무시간 등에 상관없이 평균임금을 기초로 하여 법령에서 정한 일정률에 따라 보험급여를 지급한다.
> ㉣ 현실우선주의: 산재근로자와 유족의 생활을 조기에 안정시키고 보호하기 위하여 현실을 우선하여 적용한다.

2017. 3. 18 제1회 서울특별시

**4** 산업재해의 정도를 분석하는 여러 지표 중 '연근로시간 100만 시간당 몇 건의 재해가 발생하였는가'를 나타내는 지표는?

① 강도율

② 도수율

③ 평균손실일수

④ 건수율

> **TIP** ② 도수율 $= \dfrac{\text{재해건수}}{\text{총근로시간수}} \times 1,000,000$
> ① 강도율 $= \dfrac{\text{총근로손실일수}}{\text{총근로시간수}} \times 1,000$
> ③ 평균손실일수 $= \dfrac{\text{손실작업일수}}{\text{재해건수}}$
> ④ 건수율 $= \dfrac{\text{재해건수}}{\text{평균작업자수}} \times 1,000$

**Answer** 3.④ 4.②

**5** **특수건강진단을 받아야 하는 근로자는?**

① 1달에 7~8일간 야간작업에 종사할 예정인 간호사

② 장시간 컴퓨터작업을 하는 기획실 과장

③ 하루에 6시간 이상 감정노동에 종사하는 텔레마케터

④ 당뇨 진단으로 인해 작업전환이 필요한 제지공장 사무직 근로자

> **TIP** 특수건강진단은 산업안전보건법 제43조의 규정에 의하여 소음, 분진, 화학물질, 야간작업 등 유해인자에 노출되는 근로자에게 실시하여 직업성 질환을 예방, 근로자 건강을 보호 및 유지를 목적으로 한다.

**6** **산업장에서 발생할 수 있는 중독과 관련된 질환에 대한 설명으로 가장 옳은 것은?**

① 수은 중독은 연빈혈, 연선, 파킨슨증후군과 비슷하게 사지에이상이 생겨 보행장애를 일으킨다.

② 납 중독은 빈혈, 염기성 과립적혈구수의 증가, 소변 중의코프로폴피린(corproporphyrin)이 검출된다.

③ 크롬 중독은 흡입 시 위장관계통 증상, 복통, 설사 등을 일으키고, 만성 중독 시 폐기종, 콩팥장애, 단백뇨 등을 일으킨다.

④ 카드뮴 중독은 호흡기 장애, 비염, 비중격의 천공, 적혈구와 백혈구 수의 감소(조혈장애) 등을 가져온다.

> **TIP** ① 수은 중독 : 발열, 오한, 오심, 구토, 호흡 곤란, 두통, 폐부종, 청색증, 양측성 폐침윤(급성) / 구강염증, 진전(떨림), 정신적 변화(만성)
> ③ 크롬 중독 : 궤양, 비중격천공, 호흡기 장애, 신장 장애.
> ④ 카드뮴 중독 : 뼈가 연화하여 변형·골절, 단백뇨 등의 신장해

**Answer** 5.① 6.②

**7** 강도율에 대한 설명 중 옳지 않은 것은?

① 산업재해의 경중을 알기 위해 사용

② 근로시간 1,000시간당 발생한 근로손실일수

③ 인적 요인보다는 환경적 요인으로 발생되는 재해를 측정

④ 근로손실일수를 계산할 때, 사망 및 영구 전노동불능은 7,500일로 계산

> **TIP** 강도율 … 재해발생률을 표시하는 방법 중 하나로, 재해규모의 정도를 표시한다. 1000 근로시간당의 근로손실일수를 나타낸 것으로, 총근로손실일수÷총근로시간수×1000의 식으로 산출한다. 소수점 이하 세 자리에서 반올림하여 구하는데, 수치가 낮으면 중상재해가 적고 높으면 중상재해가 많음을 뜻한다.

# 출제 예상 문제

**1** 근로자에 대한 건강진단 결과의 건강관리구분 판정기준에 대한 설명으로 옳지 않은 것은?

① A : 정상자
② R : 질환의심자
③ D1 : 직업병 유소견자
④ C2 : 직업병 요관찰자

**TIP** ④ C2는 일반질병 요관찰자이다.

**2** 직업병의 3대 요인으로 옳은 것은?

① 연 중독, 수은 중독, 크롬 중독
② 연 중독, 벤젠 중독, 규폐증
③ 크롬 중독, 카드뮴 중독, 벤젠 중독
④ 연 중독, 카드뮴 중독, 수은 중독

**TIP** 3대 직업병 … 연(납) 중독, 벤젠 중독, 규폐증

**3** 다음 중 분진에 의한 직업병이 아닌 것은?

① 수폐증
② 진폐증
③ 석면폐증
④ 규폐증

**TIP** 진애(분진)에 의한 직업병 … 진폐증, 규폐증, 석면폐증, 면폐증(섬유폐증)

**Answer** 1.④ 2.② 3.①

**4** 재해발생 상황을 총괄적으로 파악할 수 있는 지표인 건수율의 분모는?

① 평균 실근로자 수

② 종업원수

③ 재해 건수

④ 손실작업 일수

---

**TIP** 건수율 $= \left(\dfrac{\text{재해 건수}}{\text{평균 실근로자 수}}\right) \times 1,000$

**5** 다음 중 직업병으로 유발되지 않는 암은?

① 방광암

② 폐암

③ 간암

④ 유방암

---

**TIP** ④ 유방암은 가족력 또는 다지방 식습관, 무수유로 인해 발생한다.

**6** 중금속 중독의 원인물질과 그 증상의 연결이 잘못된 것은?

① 납 – 빈혈

② 비소 – 비중격결손, 기관지염

③ 카드뮴 – 신장기능 약화, 단백뇨

④ 아연 – 위장 장애, 금속열

---

**TIP** 비소 중독

㉠ 급성중독 : 소화기, 호흡기, 신경계통, 피부에 장애를 일으키고 심한 경우에는 신경이상 증세, 호흡곤란 등이 나타난다.

㉡ 만성중독 : 피부암이나 폐암의 원인이 된다.

※ 크롬 중독의 경우 비중격결손이나 천공, 기관지염 등이 나타난다.

**Answer** 4.① 5.④ 6.②

**7** 레이노드 디지즈(Raynaud's Disease)의 원인은?

① 진동                ② 소음

③ 납 중독          ④ 고온작업

---

**TIP** Raynaud's Disease … 연마공, 착암공, 병타공에게 나타나는 국소 진동증상이다.

**8** 다음 산업재해지표의 공식으로 알맞은 것은?

① 건수율 $= \dfrac{\text{재해 건수}}{\text{평균 근로시간}} \times 1,000$

② 강도율 $= \dfrac{\text{근로 손실일수}}{\text{평균 근로자 수}} \times 1,000$

③ 건수율 $= \dfrac{\text{재해 건수}}{\text{총 근로자 수}} \times 1,000$

④ 강도율 $= \dfrac{\text{근로 손실일수}}{\text{연간 근로자 수}} \times 1,000$

---

**TIP** 건수율과 강도율

㉠ 건수율 $= \dfrac{\text{재해 건수}}{\text{평균 실근로자 수(총 근로자 수)}} \times 1,000$

㉡ 강도율 $= \dfrac{\text{근로 손실일수}}{\text{연간 근로시간 수}} \times 1,000$

**Answer** 7.① 8.③

**9** 고온작업이나 중노동자에게 특히 많이 섭취시켜야 할 영양소는?

① 비타민E
② 티아민(비타민$B_1$)
③ 탄수화물
④ 지방

TIP 고온작업과 중노동 노동자의 필수 영양소
　　㉠ 고온작업 : 비타민A, B, C, 염분
　　㉡ 중노동 : Vt.$B_1$, 칼슘

**10** 다음 중 산업환기로 제거될 수 있는 것은?

| | |
|---|---|
| ㉠ 유해한 고열 | ㉡ 특정한 유해물질 |
| ㉢ 금속먼지 | ㉣ 유기용제(중금속) |

① ㉠㉡
② ㉠㉣
③ ㉠㉡㉢
④ ㉠㉡㉢㉣

TIP 공기 중 입자상 물질(먼지), 고열화학물질가스, 증기, 유기용제는 환기로서 제거될 수 있다. 특정한 유해물질은 카드뮴, 비소, 수은 등으로 환기로 제거될 수 없고 금속먼지도 일반 먼지와 달리 환기로 제거되지 않는다.

**11** 다음 중 산업재해지표와 상관이 없는 것은?

① 중독률
② 도수율
③ 강도율
④ 발병률

TIP 산업재해지표에는 도수율, 강도율, 건수율, 중독률(평균 손실일수)이 있다.

**12** 다음의 재해지표 중 실질적인 재해의 정도를 가장 잘 나타내는 것은?

① 중독률　　　　　　　　　　　　② 도수율

③ 건수율　　　　　　　　　　　　④ 강도율

**TIP** 도수율은 재해발생상황을 파악하기 위한 표준적 지표이다.

**13** 다음 중 벤젠중독의 특이증상은 어느 것인가?

① 신근마비 현상　　　　　　　　② 피부장해

③ 중추신경 장해　　　　　　　　④ 조혈기관 장애

**TIP** 벤젠중독은 피부홍반, 괴사, 두통, 구토, 근육마비 등의 증상을 보이나 조혈기관 장해가 가장 큰 특징이다.

**14** 다음의 직업 중 연(납) 중독과 상관이 없는 것은?

① 납 용접공

② 축전지 납 도포공

③ 납의 소결, 용광로 작업공

④ 페인트공

**TIP** 연(납) 중독은 인쇄공, 연 용접공, 페인트공, 안료공, 장난감공에게서 발생된다.

**Answer**　12.② 13.④ 14.③

**15** 다음 중 고온환경과 관계없는 질병은?

① 진폐증

② 열경련

③ 열허탈증

④ 열사병

---

**TIP** 열중증에는 열경련, 열허탈, 열사병, 열쇠약이 있다.

**16** 다음 중 진폐증을 일으키는 먼지의 크기는?

① $0.1\mu m$ 이하

② $0.5\sim5\mu m$

③ $5\sim10\mu m$

④ $5\sim20\mu m$

---

**TIP** $0.5\sim5\mu m$의 크기가 폐포침착률이 가장 높다. $0.5\mu m$ 이하의 크기는 호흡운동에 의해 다시 배출되고, $5\mu m$ 이상의 크기는 객담과 함께 배출되거나 식도를 넘어가 배설된다. 진폐증의 종류로는 규폐증, 석면폐증, 면폐증 등이 있다.

**17** 노동강도가 높은 근로자가 주로 섭취해야 할 식품으로 구성된 것은?

① 탄수화물, 비타민A

② 탄수화물, 비타민B

③ 단백질, 비타민E

④ 지방질, 비타민B

---

**TIP** 노동강도가 높은 근로자에게는 탄수화물, Vt.B, 칼슘이 많이 요구된다.

**18** 산업재해를 나타내는 도수율과 강도율의 분모로 옳은 것은?

① 재해건수

② 평균 재적인원수

③ 연 근로시간수

④ 평균 근로자수

**19** 산업장 근로자를 대상으로 한 건강검진에서 직업병 소견이 있어 사후관리가 필요한 판정결과는?

① A

② $C_1$

③ $D_1$

④ R

**Answer** 18.③ 19.③

**20** 다음 중 건강진단에 대한 설명으로 옳지 않은 것은?

① 일반건강진단 : 상시 사용하는 근로자의 건강관리는 위하여 주기적으로 실시

② 특수건강진단 : 직업병 유소견자가 발생하거나 여러 명이 발생할 우려가 있는 경우 실시

③ 배치 전 건강진단 : 특수건강진단 대상 유해인자에 노출되는 업무에 종사할 근로자에 대하여 배치 예정업무에 대한 적합성 평가를 위한 건강진단

④ 수시건강진단 : 특수건강진단 대상 유해인자에 노출되는 업무로 인하여 직업성 천식·피부염 등의 증상을 보이는 근로자에게 실시

**TIP** 특수건강진단〈산업안전보건법 시행규칙 제98조 제2호〉… 다음 중 어느 하나에 해당하는 근로자의 건강관리를 위하여 사업주가 실시하는 건강진단을 말한다.
ⓐ 특수건강진단 대상 유해인자에 노출되는 업무에 종사하는 근로자
ⓑ 근로자건강진단 실시 결과 직업병 유소견자로 판정받은 후 작업 전환을 하거나 작업장소를 변경하고 직업병 유소견 판정의 원인이 된 유해인자에 대한 건강진단이 필요하다는 의사의 소견이 있는 근로자

**Answer** 20.②

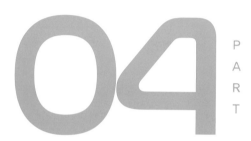

# PART 04

# 역학과 감염병

# 01 역학

## 01 역학의 개요

### ❶ 정의

(1) 일반적 정의

질병발생현상에 대해 어떤 원인에 의해 어떤 경로로 그러한 결과를 가져왔는지 기술적 · 분석적 · 실험적으로 연구해 질병을 예방하고 근절하는 데 기여하기 위해 연구하는 학문이다.

(2) 목적

질병발생의 원인을 억제시켜 질병을 예방하려는 데 있다.

### ❷ 역할

(1) 질병 분야

① 질병의 발생원인 규명

② 질병의 발생 및 유행의 양상 파악

③ 자연사 연구

(2) 보건분야

① 보건의료 서비스의 기획 및 평가

② 임상분야에 기여

③ 보건연구전략개발의 역할

# 02 역학의 분류 및 측정지표

## ❶ 역학의 분류

### (1) 기술역학

누가, 언제, 어디서, 무엇으로 그런 결과가 생겼는지 기록하는 1단계적 역학으로 질병의 분포와 결정인자를 연구한다.

### (2) 분석역학

기술역학의 결과를 바탕으로 가설을 설정하고 '왜'에 대한 답을 구하는 단계이다. 2단계 역학이며 단면적 조사, 전향적(성) 조사, 후향적(성) 조사 등이 있다.

① **단면적(횡단적) 연구**(Cross-Sectional Study) … 어느 임의의 짧은 시간대 동안에 자료를 모아서 조사하는 연구이다. 즉, 일정한 인구집단을 대상으로 특정한 시점 또는 기간 내에 어떤 질병 또는 상태의 유무를 조사하고 그 집단의 구성원이 갖고 있는 각종 속성(연령, 성별, 교육 정도, 인종 등)과 연구하려는 질병과의 상관관계를 규명하는 연구방법으로 상관관계 연구라고도 한다.

② **전향적 조사**
  ㉠ 의의 : 건강한 사람을 대상으로 특성별로 소집단을 구성해, 시간경과에 따른 발병률을 비교·조사하는 방법이다.
  ㉡ **코호트 연구**(Cohort Study) : 증상이나 질병 등 어떤 일이 일어나기 전에 미리 위험인자의 유무를 조사한 후 경과를 관찰하여 어느 군에서 증상이나 질병 등이 생기는가 관찰하는 연구로, 전향적 연구(Prospective Study)이다.

③ **후향적 조사**
  ㉠ 의의 : 환자에게 왜 질병이 발생하였는지 그 원인을 조사하는 방법이다.
  ㉡ **환자 – 대조군 연구**(Case-control Study) : 질환이나 증상 등이 발생한 군과 그렇지 않은 군(대조군)을 놓고 과거에 폭로된 위험인자의 유무를 비교하는 연구로, 후향적 연구(Retrospective Study)이다.

❋ 전향적 조사와 후향적 조사의 장·단점

| 구분 | 전향적 조사 | 후향적 조사 |
|---|---|---|
| 장점 | • 객관성을 유지할 수 있다.<br>• 여러 결과를 동시에 관찰할 수 있다.<br>• 상대위험도와 귀속위험도를 산출할 수 있다.<br>• 시간적 선후관계를 알 수 있다. | • 시간이 절약된다.<br>• 비용이 절약된다.<br>• 희소질환에 적합하다.<br>• 단시간 내 결론에 도달할 수 있다.<br>• 대상자 수가 적다. |
| 단점 | • 많은 대상자가 필요하다.<br>• 많은 시간이 필요하다.<br>• 비용이 많이 든다. | • 기억·기록에 편견이 개재될 수 있다.<br>• 정보수집이 불확실하다.<br>• 대조군 선정이 어렵다.<br>• 위험도 산출이 불가능하다. |

④ 무작위 임상시험[Randomized(Clinical) Controlled Trial, RCT] … EBM(근거중심 의학)의 상징처럼 되어 있는 대표적인 연구방법으로, 환자를 실험군(새로운 치료법 등)과 대조군(Placebo, 과거의 치료법 등)으로 무작위로 나누고 전향적으로 경과를 추적하여 의학적 행위의 효과를 비교하는 연구이다.

⑤ 상대위험도(=비교위험도, Relative Risk)

㉠ 개념 : 질병발생의 위험요인을 갖고 있거나, 폭로군에서의 질병발생률을 폭로되지 않은 군에서의 질병발생률로 나누어준 것이다.

$$상대위험도 = \frac{위험인자에\ 폭로된\ 사람들에서의\ 발병률}{위험인자에\ 폭로되지\ 않은\ 사람들에서의\ 발병률}$$

㉡ 후향성 조사에서의 상대위험도

| 구분 | 폐암 있음 | 폐암 없음 | 합계 |
|---|---|---|---|
| 흡연 | a | b | a + b |
| 비흡연 | c | d | c + d |
| 계 | a + c | b + d | a + b + c + d |

$$\therefore\ 폐암발생의\ 상대위험도 = \frac{\dfrac{a}{a+b}}{\dfrac{c}{c+d}}$$

⑥ **귀속위험도**(Attributable Risk) … 어떤 위험한 요인에 의해 초래되는 결과의 위험도를 측정하는 방법으로 예방대책을 세우는 데 이용된다.

| 구분 | 폐암 있음 | 폐암 없음 | 합계 |
|------|-----------|-----------|------|
| 흡연 | a | b | a + b |
| 비흡연 | c | d | c + d |
| 계 | a + c | b + d | a + b + c + d |

ⓐ $\dfrac{a}{a+b} = R_1$ : 흡연시 폐암발생률

ⓑ $\dfrac{c}{c+d} = R_2$ : 비흡연시 폐암발생률

ⓒ 귀속위험도 $= R_1 - R_2 = \dfrac{a}{a+b} - \dfrac{c}{c+d}$

## (3) 실험역학

질병규명에 있어 실험적인 방법으로 이론을 입증하고자 하는 과정으로 임상역학이라고도 한다.

## (4) 이론역학

질병의 발생과 유행현상을 수학적으로 분석해 이론적으로 그 유행법칙이나 현상을 수식화하는 3단계 역학이다.

## (5) 임상역학

인간집단을 대상으로 한 개인환자의 증상과 질병의 양상을 기초로 인간집단이나 지역사회로 확대·비교해 역학적 제요인을 규명하는 학문이다.

## ② 역학의 인자 측정지표

### (1) 역학의 인자

① **숙주인자** … 연령, 성, 인종 등이 있다.

② **병인적 인자** … 병원체를 포함한 물리·화학적 성분 등이 있다.

③ **환경적 인자** … 자연 및 사회·경제적 환경 등이 있다.

### (2) 측정지표

① **유병률(Prevalence Rate)** … 한 시점에서 한 개인이 질병에 걸려 있을 확률의 추정치를 제공하는 것으로, 어떤 특정한 시간에 전체 인구 중에서 질병을 가지고 있는 비율(구성비)이다.

$$유병률 = \frac{어느 \ 시점(기간)에 \ 있어서의 \ 환자수}{인구} \times 1,000$$

② **발생률(Incidence Rate)** … 특정한 기간 동안에 일정한 인구집단 중에서 새롭게 질병 또는 사건이 발생하는 비율이다.

$$발생률 = \frac{어느 \ 기간의 \ 환자 \ 발생수}{그 \ 지역의 \ 인구} \times 1,000$$

③ **발병률(Attack Rate)** … 어떤 집단이 한정된 기간에 한해서만 어떤 질병에 걸릴 위험에 놓여 있을 때 기간 중 주어진 집단 내에 새로 발병한 총수의 비율이다.

$$발병률 = \frac{연간 \ 발생자 \ 수}{위험에 \ 폭로된 \ 인구} \times 1,000$$

④ **이환율(Morbidity Rate, 이병률)** … 일정기간 내에서 이환자수의 특정인구에 대한 비율로, 주로 그 해의 일수를 이 기간의 일수로 나눈 값을 곱하여 연간의 율(연율)로 환산한다. 유병률이 정태적 비율을 나타내는 것에 비해 이환율은 동태적 비율을 나타낸다.

$$이환율 = \frac{연간 \ 환자수}{연간 \ 인구} \times 1,000$$

⑤ **치명률(Case Fatality Rate)** … 질병의 심각한 정도를 나타내는 수치로써, 특정질병에 이환된 자 중 사망한 자를 비율로 나타낸다.

$$치명률 = \frac{연간어떤 \ 질병에 \ 의한 \ 사망수}{그 \ 질병의 \ 환자수} \times 100$$

⑥ 사망률(Death Rate)

⑦ 비례사망지수(Proportional Mortality Indicator)

⑧ 영아사망률(Infant Mortality Rate)

⑨ 주산기사망률(Perinatal Mortality Rate)

⑩ 모성사망률(Maternal Mortality Rate)

⑪ 평균수명(Life Expectancy at Birth)


## ❸ 전염병 유행에 영향을 주는 요인(역학의 4대 현상)

### (1) 생물학적 요인

연령, 성별, 인종, 직업, 사회·경제적 상태 등에 따라 다르다.

### (2) 지리적 요인

도시와 농촌, 지역과 지역, 기후대, 범발·산발적이다.

① **발생범위에 따른 분류**
　㉠ **범세계적(Pandemic) 유행** : 인플루엔자와 같이 범세계적으로 유행하는 질병을 말한다.
　㉡ **전국적 유행** : 한 나라 전체에 유행하는 것을 말한다.
　㉢ **지방적(풍토병적 ; Endemic) 유행** : 어떤 국한된 지방에서만 유행하는 것을 말한다.

② **지역별 차이발생의 요인** … 환경적 요인, 즉 기온, 기습, 강우량, 고도, 수질 등의 특성에 따라 발생되는 질병에도 차이가 있다.
　㉠ **열대지역** : 황열, 뎅기열, 원충성 질환, 피부병, 성병 등이 많이 발생된다.
　㉡ **한대지역** : 디프테리아, 백일해, 발진티푸스 등이 많이 발생된다.

> **TIP** 지리적 양상 … 산발적(Sporadic) < 지방병적(Endemic) < 유행병적(Epidemic) < 범발적(Pandemic)

## (3) 시간적 요인

추세변화(장기변화), 계절적 변화, 순환변화(주기변화), 단기변화, 불규칙적 변화가 있다.

| 구분 | 정의 | 예 |
| --- | --- | --- |
| 추세변화<br>(장기변화) | 수십년을 주기로 하는 질병의 유행현상을 말한다. | 장티푸스(30~40년), 디프테리아(10~24년), 인플루엔자(30년 정도) 등 |
| 계절적 변화 | 1년을 주기로 질병이 반복되는 현상이다. 넓은 의미의 주기변화에 속한다. | 여름철(6월 말)의 소화기계 전염병, 겨울철(11월 말)의 호흡기계 질병, 유행성 출혈열 등 |
| 순환변화<br>(주기변화) | 수년을 주기로 질병이 반복되는 현상이다. 자연면역에 의한 저항력 변화, 병원체의 독력 및 균형의 변천, 기상변화, 인구이동 등을 원인으로 한다. | 백일해(2~4년), 홍역(2~3년), 인플루엔자 A(2~3년), 인플루엔자 B(4~6년) 등 |
| 단기변화 | 시간별, 날짜별로 질병이 발생하는 현상이다. | 급성 전염병의 집단발생 |
| 불규칙변화 | 돌발적인 질병의 유행, 즉 외래 전염병의 국내 침입시 돌발적으로 유행하는 현상이다. | 콜레라, 사스 등 |

## (4) 사회적 요인

인구밀도, 문화, 빈부, 거주상황 등에 따라 다르다.

# 최근 기출문제 분석

2020. 6. 13. 제2회 서울특별시

**1** 고혈압으로 인한 뇌졸중 발생의 상대위험도(relative risk)를 〈보기〉의 표에서 구한 값은?

보기

〈단위 : 명〉

|  | 뇌졸중 발생 | 뇌졸중 비발생 | 계 |
|---|---|---|---|
| 고혈압 | 90 | 110 | 200 |
| 정상혈압 | 60 | 140 | 200 |
| 계 | 150 | 250 | 400 |

① (60/200) / (90/200)

② (90/150) / (110/250)

③ (110/250) / (90/150)

④ (90/200) / (60/200)

**TIP**

$$상대위험도 = \frac{위험인자에\ 폭로된\ 사람들에서의\ 발병률}{위험인자에\ 폭로되지\ 않은\ 사람들에서의\ 발병률} = \frac{\frac{90}{90+110}}{\frac{60}{60+140}} = \frac{\frac{90}{200}}{\frac{60}{200}}$$

**Answer** 1.④

**2** 연구시작 시점에서 폐암에 이환되지 않은 사람을 대상으로 흡연자와 비흡연자를 20년간 추적 조사하여 폐암 발생 여부를 규명하는 역학조사 방법은?

① 전향적 코호트연구

② 환자대조군연구

③ 단면연구

④ 후향적 코호트연구

> **TIP** ①④ 코호트연구는 모집단에서 어떤 질병의 원인으로 의심되는 위험요인에 노출된 집단과 노출되지 않은 집단을 대상으로 일정 기간 두 집단의 질병발생 빈도를 추적조사하여 위험요인에 대한 노출과 특정 질병발생의 연관성을 규명하는 분선 역학 연구의 하나이다. 전향적 연구는 연구를 시작하기로 결정 후, 연구대상자를 선정하고 팔로우업을 시작하는 것이며, 후향적 연구는 팔로우업을 다하고 이미 데이터가 만들어져 있는 상태에서 시작하는 연구이다.
> ② 특정 질병의 유무로 환자군과 대조군을 선정하여 질환 요인에 대한 과거 혹은 현재의 노출 상태를 조사하고 두 군 간 노출 정도의 차이를 비교하는 연구 방법이다. 환자군과 대조군 사이에 요인 노출의 정도 차이가 존재한다면, 그 요인이 질병 발생과 연관이 있다고 추론할 수 있다.
> ③ 인구집단을 특정한 시점이나 기간 내에 질병을 조사하고 질병과 인구집단의 관련성을 연구하는 방법이다. 한 번에 대상 집단의 질병양상과 이에 관련된 여러 속성을 동시에 파악할 수 있으며, 경제적이므로 자주 사용된다.

**3** 어느 지역에서 코로나19(COVID-19) 환자가 1,000여 명 발생했을 때, 가장 먼저 실시해야 할 역학연구는?

① 기술역학                          ② 분석역학

③ 실험역학                          ④ 이론역학

> **TIP** 기술역학은 누가, 언제, 어디서, 무엇으로 그런 결과가 생겼는지 기록하는 1단계적 역학으로 질병의 분포와 결정인자를 연구한다.

**Answer**   2.①   3.①

**4** ○○질환의 유병률은 인구 1000명당 200명이다. ○○질환의 검사법은 90%의 민감도, 90%의 특이도를 가질 때 이 검사의 양성예측도는?

① 180/260

② 80/260

③ 180/200

④ 20/200

**TIP** 민감도와 특이도가 검진을 받은 사람의 관점에서 검사법의 정확도를 판단한 것이라면, 양성예측도 또는 음성예측도는 검사법의 관점에서 그 정확도를 판단한다.

| 구분 | 환자 | 비환자 |
|------|------|--------|
| 양성 | a | b |
| 음성 | c | d |

• 민감도 : 환자가 양성 판정을 받을 확률 = $\dfrac{a}{a+c}$ → 90%

• 특이도 : 비환자가 음성 판정을 받을 확률 = $\dfrac{d}{b+d}$ → 90%

• 양성예측도 : 검사법이 양성이라고 판단했을 때 환자일 확률 = $\dfrac{a}{a+b}$

• 음성예측도 : 검사법이 음성이라고 판단했을 때 비환자일 확률 = $\dfrac{d}{c+d}$

| 구분 | 환자(200명) | 비환자(800명) |
|------|-------------|---------------|
| 양성 | a(180명) | b(80명) |
| 음성 | c(20명) | d(720명) |

따라서 ○○질환의 유병률이 인구 1,000명당 200명일 때, 이 검사법의 양성예측도를 구하면 양성예측도

$= \dfrac{a}{a+b} = \dfrac{180}{180+80} = \dfrac{180}{260}$ 이고, 음성예측도는 $= \dfrac{d}{c+d} = \dfrac{720}{20+720} = \dfrac{720}{740}$ 이다.

**Answer** 4.①

**5** 환자-대조군 연구에서 짝짓기(matching)를 하는 주된 목적은?

① 선택바이어스의 영향을 통제하기 위하여
② 정보바이어스의 영향을 통제하기 위하여
③ 표본추출의 영향을 통제하기 위하여
④ 교란변수의 영향을 통제하기 위하여

> **TIP** 환자-대조군 연구는 연구하고자 하는 질병이 있는 집단(환자군, cases)과 없는 집단(대조군, controls)을 선정하여 질병의 발생과 관련되어 있으리라 생각하는 잠정적 위험요인에 대한 두 집단의 과거 노출율을 비교하는 방법이다. 일반적으로 환자군은 선정할 수 있는 모집단의 규모가 제한되어 있기 때문에 전수조사를 하지만, 대조군은 모집단의 규모가 크기 때문에 확률표본을 추출하는 경우가 많다. 이때, 교란변수의 영향을 통제하고 환자군과 대조군의 비교성을 높이기 위하여 환자군의 특성을 고려하여 대조군을 선정하는 대응추출(matching)을 시행한다. 대응추출 방법으로는 짝추출(pair matching), 도수 대응추출(frequency matching) 등이 있다.

**6** 〈보기〉에서 기술한 역학적 연구 방법은?

─── 보기 ───

첫 임신이 늦은 여성에서 유방암 발생률이 높은 원인을 구명하기 위해 1945년에서 1965년까지 내원한 첫 임신이 지연된 대상자를 모집단으로 하여, 내원당시 분석된 호르몬 이상군(노출군)과 기타 원인으로 인한 여성들(비노출군)을 구별하고, 이 두 집단의 유방암 발생여부를 파악하였다. 1978년에 수행된 이 연구는 폐경 전 여성들의 호르몬 이상군에서, 유방암 발생이 5.4배 높은 것을 밝혀냈다.

① 후향적 코호트 연구  ② 전향적 코호트 연구
③ 환자-대조군 연구  ④ 단면 연구

> **TIP** 특정 요인에 노출된 집단과 노출되지 않은 집단을 추적하고 연구 대상 질병의 발생률을 비교하여 요인과 질병 발생 관계를 조사하는 연구 방법이므로 코호트 연구이다. 1978년에 수행하면서 과거인 1945년에서 1965년까지의 대상자를 모집단으로 하였으므로 후향적 코호트 연구에 해당한다.

**Answer** 5.④ 6.①

2018. 6. 23. 제2회 서울특별시

**7** 일정한 인구집단을 대상으로 특정한 시점이나 기간 내에 그 질병과 그 인구집단이 가지고 있는 속성과의 관계를 찾아내는 연구조사 방법은?

① 단면 조사연구                 ② 전향성 조사연구

③ 환자-대조군 조사연구       ④ 코호트 연구

> **TIP** 단면 조사연구 … 일정한 인구집단을 대상으로 특정한 시점이나 기간 내에 그 질병과 그 인구집단이 가지고 있는 속성과의 관계를 찾아내는 연구조사 방법
> ② 전향성 조사연구 : 연구하고자 하는 요인을 미리 설정한 후 일정기간 동안 변화를 추적 하는 연구 방법 → 요인이 일으키는 변화를 관찰
> ③ 환자-대조군 조사연구 : 연구하고자 하는 질병이 있는 집단(환자군)과 없는 집단(대조군)을 선정하여 질병의 발생과 관련되어 있으리라 생각하는 잠정적 위험요인에 대한 두 집단의 과거 노출률을 비교하는 연구조사 방법
> ④ 코호트 연구 : 질병의 원인과 관련되어 있다고 생각되는 어떤 요소를 가진 집단과 갖지 않은 집단을 계속 관찰하여 두 집단의 질병발생률, 사망률을 등을 비교하는 연구 방법

2018. 6. 23. 제2회 서울특별시

**8** 흡연자 1,000명과 비흡연자 2,000명을 대상으로 폐암 발생에 관한 전향적 대조 조사를 실시한 결과, 흡연자의 폐암 환자 발생이 20명이고, 비흡연자는 4명이었다면 흡연자의 폐암 발생 비교위험도(relative risk)는?

① 1                          ② 5

③ 9                          ④ 10

> **TIP**
> $$비교위험도 = \frac{노출군의\ 발생률}{비노출군의\ 발생률} = \frac{\frac{20}{1,000}}{\frac{4}{2,000}} = \frac{0.02}{0.002} = 10$$

**Answer** 7.① 8.④

**9** 다음 코호트 연구(Cohort study)에서 상대위험도(relative risk)는?

(단위 : 명)

| 고혈압 | 질병 | | 계 |
|---|---|---|---|
| | 뇌졸중 걸림 | 뇌졸중 안 걸림 | |
| 고혈압 상태 계속 | 80 | 4,920 | 5,000 |
| 정상혈압 | 20 | 4,980 | 5,000 |
| 계 | 100 | 9,900 | 10,000 |

① 0.25

② 0.99

③ 4

④ 1

**TIP**

$$상대위험도 = \frac{질병요인\ 있는\ 집단에서의\ 질병\ 발생률}{질병요인\ 없는\ 집단에서의\ 질병\ 발생률} = \frac{\frac{80}{5,000}}{\frac{20}{5,000}} = 4$$

**10** 질병 발생이 어떤 요인과 연관되어 있는지 그 인과관계를 추론하는 것은 매우 중요하다. 다음 〈보기〉에서 의미하는 인과관계는?

─ 보기 ─

서로 다른 지역에서 다른 연구자가 동일한 가설에 대하여 서로 다른 방법으로 연구하였음에도 같은 결론에 이르렀다.

① 연관성의 강도

② 생물학적 설명 가능성

③ 실험적 입증

④ 연관성의 일관성

**TIP** 연관성의 강도와 일관성
ⓐ 강도 : 연관성의 강도는 연관성의 크기로, 두 변수 간에 연관성이 크다는 것은 인과관계를 주장하는데 충분한 조건이 될 수는 없지만 그 정도가 커지면 인과관계의 가능성이 높아진다.
ⓑ 일관성 : 연관성의 일관성은 서로 다른 상황에서 이루어진 여러 연구에서 두 변수 간 연관관계에서 일관성이 있다면 그 관계가 인과적인 관계일 가능성이 높아진다.

**Answer** 9.③ 10.④

# 출제 예상 문제

**1** 인구집단을 대상으로 건강관련 문제를 연구하기 위한 단면 연구(cross-sectional study)에 대한 설명으로 옳은 것은?

① 병원 또는 임상시험 연구기관 등에서 새로운 치료제나 중재 방법의 효과를 검증하는 방법이다.

② 장기간 관찰로 추적이 불가능한 대상자가 많아지면 연구를 실패할 가능성이 있다.

③ 코호트연구(cohort study)에 비하여 시간과 경비가 절감되어 효율적이다.

④ 적합한 대조군의 선정이 어렵다.

---

**TIP** 횡단적 단면연구(cross-sectional study)
- ㉠ 개념: 여러 가지 생활의 단계나 상이한 환경에 있는 사람들에 관한 자료를 모으기 위하여 어느 시점에서 다양한 모집단을 검토하는 방법이다. 이러한 방법은 발전과정과 변화하는 환경의 영향을 관찰하기 위하여 시간이 흐름에 따라 집단을 조사하는 종단적 연구(longitudinal studies)와는 대조된다.
- ㉡ 장점: 신속하며 변화하는 자원이나 연구 팀에 의존하지 않고 시간의 경과로부터 초래되는 외생적 변수를 감소시킨다.
- ㉢ 단점: 불리한 점은 변동에 대해서는 어떠한 설명도 할 수 없다.

**2** A 집단에서 흡연과 폐암에 관한 코호트 조사를 한 결과 흡연자 200,000명 중 40명의 폐암환자가 발생하였고, 비흡연자 200,000명 중 4명의 폐암환자가 발생하였다면, 이 연구에서 흡연이 폐암에 미치는 상대위험도는?

① 2

② 4

③ 8

④ 10

---

**TIP** ④ 담배가 폐암에 미치는 영향을 알기 위한 상대위험비(RR ; Relative Risk)를 알기 위해서 표를 그려보면

| 구분 | 폐암 | 비폐암 | 합계 |
|------|------|--------|------|
| 흡연 | 40 | 199,960 | 200,000 |
| 비흡연 | 4 | 199,996 | 200,000 |

과 같이 나타난다. 흡연자의 폐암 발병률은 0.4%이며, 비흡연자의 폐암발병률은 0.04%임을 알 수 있다. 또한 비흡연자에 비하여 흡연자 그룹에서 폐암이 발생한 상대위험비는 10배임을 알 수 있다.

**Answer** 1.③ 2.④

**3** 기술역학 범위에 해당하는 것은?

① 유병률 계산　　　　　　　　　　② 분석기법개발

③ 관련성 규명　　　　　　　　　　④ 가설설정

---

TIP 기술역학…누가, 언제, 어디서, 무엇으로 그런 결과가 생겼는지 기록하는 1단계적 역학(질병의 분포와 결정인자를 연구)

**4** 역학의 4대 현상 중 시간적 요인으로 볼 때 홍역, 백일해의 유행주기는?

① 순환변화　　　　　　　　　　　② 추세변화

③ 계절적 변화　　　　　　　　　　④ 불규칙변화

---

TIP 백일해는 2~4년, 홍역은 2~3년으로 수년의 주기로 질병의 유행이 반복되는 순환변화에 해당한다.

**5** 다음 내용 설명은 역학적 연구 방법 중 어디에 속하는가?

- 연구시작 시점에서 과거의 관찰시점으로 거슬러 가서 관찰시점으로부터 연구시점까지의 기간 동안 조사
- 질병발생 원인과 관련이 있으리라고 의심되는 요소를 갖고 있는 사람들과 갖고 있지 않는 사람들을 구분한 후 기록을 통하여 질병 발생을 찾아내는 방법

① 전향적 코호트연구(prospective cohort study)

② 후향적 코호트연구(retrospective cohort study)

③ 환자 – 대조군 연구(case – control study)

④ 단면조사 연구(cross – sectional study)

---

TIP ② 코호트란 같은 특성을 가진 집단을 의미하며 코호트연구란 특정 인구집단(코호트)을 일정 기간 추적하여 특정 질병에 대한 발생률과 시간경과에 따라 추적 관찰하여 특정 요인에 폭로유무에 따른 질병 발생률을 비교하는 역학적 연구방법을 말한다. 보기는 후향적 코호트연구로 과거의 관찰시점으로 거슬러 가서 관찰 시점으로부터 연구시점까지의 기간 동안 조사를 한다.

**Answer** 3.① 4.① 5.②

**6** 렙토스피라증은 질병의 유행양상 중 어디에 해당되는가?

① Pandemic(범발적, 범세계적)  ② Epiemic(유행병적)

③ Endemic(지방병적, 풍토병적)  ④ Sporadic(산발적)

---

TIP ④ 렙토스피라증은 감염된 쥐나 가축에 의하여 전파되는 제3군 급성감염병으로, 일부 지역에서 산발적으로 발생하며 주로 벼농사 지역인 동남아시아와 극동 지역에서 많이 발생한다.

---

**7** 다음 중 희귀질병에 적합한 역학조사에 해당하는 것은?

① Prospective Study(전향적 연구)

② Cohort Study(폭로 – 비폭로군 연구)

③ Cross-sectional Study(단면적 연구)

④ Case-control Study(환자 – 대조군 연구)

---

TIP ①② 전향적 연구(Prospetive Study)의 대표적인 예가 코호트 연구(Cohort Study)로서, 증상이나 질병 등 어떤 일이 일어나기 전에 미리 위험인자의 유무를 조사한 후 경과를 관찰하여 어느 군에서 증상이나 질병 등이 생기는가를 관찰하는 것이다.
③ 단면적(횡단적) 연구(Cross-sectional Study)는 어느 임의의 짧은 시간대 동안에 자료를 모아서 연구하는 것이다.
④ 발병률이 매우 낮은 질병의 경우에는 대조군을 선정하여 연구하는 환자 – 대조군 연구(Case-control Study)가 적당하다.

---

**8** 다음 중 전향성 조사의 단점인 것은?

① 시간과 돈이 많이 든다.

② 위험도의 계산이 어렵다.

③ 정확한 정보의 파악이 어렵다.

④ 질병과 다른 요인과의 관계를 알 수 있다.

---

TIP ① 전향성 조사는 많은 대상자와 긴 시간이 필요하므로 비용이 많이 든다.
②③ 후향성 조사의 단점이다.
④ 전향성 조사의 장점이다.

---

**Answer** 6.④ 7.④ 8.①

**9** 다음 중 감염병의 지리적 유행양상에 관한 설명으로 옳지 않은 것은?

① Endemic − 지방적
② Sporadic − 산발적
③ Pandemic − 범세계적
④ Pseudemic − 특정 지역적

---

**TIP** 감염병의 유행양식(역학의 4대 현상)
  ㉠ 생물학적 양상 : 연령, 성별, 인종, 사회·경제적 상태와 직업에 따른 유행양상
  ㉡ 사회적 양상 : 인구밀도, 직업, 문화, 거주 등에 따른 유행양상
  ㉢ 지리적 양상 : 산발적(Sporadic), 지방병적(Endemic), 유행병적(Epidemic), 범발적(Pandemic)
  ㉣ 시간적 양상 : 추세변화(10년~수십 년), 주기적 변화(순환변화, 수년~단기간), 계절적 변화(1년), 불규칙변화(돌발적 유행)

**10** 유치원생 200명 중 40명에게 질병이 발생했다. 그런데 70명은 예방접종을 하였고 30명은 이미 질병에 걸린 바 있는 경우 발생률은? (단, 불현성 감염환자는 없으며 예방주사는 100% 효과가 있다고 가정한다)

① 30/100
② 40/100
③ 40/200
④ 70/200

---

**TIP** 발생률은 특정한 기간 동안에 일정한 인구집단 중에서 새롭게 질병 또는 사건이 발생한 비율이고, 발병률은 어떤 집단이 한정된 기간에 한해서만 어떤 질병에 걸릴 위험에 놓여 있을 때 기간 중 주어진 집단 내에 새로 발병한 총수의 비율이다.
  ㉠ 발생률 = $\dfrac{\text{어느 기간의 환자 발생수}}{\text{그 지역의 인구}} \times 1,000 = \dfrac{40}{200} \times 1,000 = 200$
  ㉡ 발병률 = $\dfrac{\text{연간 발생자 수}}{\text{위험에 폭로된 인구}} \times 1,000 = \dfrac{40}{100} \times 1,000 = 400$

**11** 역학적 분석에서 귀속위험도의 산출방식이 옳은 것은?

① 폭로군의 발병률 ÷ 비폭로군의 발병률
② 비폭로군의 발병률 ÷ 폭로군의 발병률
③ 폭로군의 발병률 − 비폭로군의 발병률
④ 비폭로군의 발병률 − 폭로군의 발병률

---

**TIP** 귀속위험도 = 폭로군의 발병률 − 비폭로군의 발병률

**Answer** 9.④ 10.③ 11.③

**12** 질병발생의 역학적 인자에 대한 설명으로 옳은 것은?

① 삼각형 모형설　　　　　　② 수레바퀴 모형설

③ 거미줄 모형설　　　　　　④ 원인망 모형설

---

**TIP** 삼각형 모형설 … 질병발생의 역학적 인자를 병인적 인자, 숙주적 인자, 환경적 인자의 3가지로 나누고 이들 3대 인자의 작용이 질병발생 여부를 좌우한다고 보는 이론이다.

**13** 다음 중 코호트 연구의 장점이 아닌 것은?

① 질병자연사의 파악이 가능하다.

② 수집된 정보의 편견이 적다.

③ 발병확률을 산출할 수 있다.

④ 발생률이 낮은 질병에 적합하다.

---

**TIP** ④ 희소질환에 적합한 것은 후향적 조사(환자 – 대조군 조사)이다.

**14** 급성감염병 역학에서 가장 먼저 해야 할 것은?

① 병원체 확인

② 환자의 치료방법 개발

③ 환자발생 분포 확인

④ 전염원 확인

---

**TIP** ④ 전염원을 확인한 후 전파양식과 전염 정도를 파악해야 한다.

**Answer**　12.①　13.④　14.④

**15** 다음 중 전향성 조사는 무엇인가?

① 환자 – 대조군
② 건강자 대상
③ 환자 대상
④ 위험도의 산출

**TIP** 전향성(적) 조사 … 건강한 사람을 대상으로 특성별로 소집단을 구성해 시간경과에 따른 발병률을 비교 · 조사하는 방법으로, 코호트 조사(폭로 – 비폭로군 조사)가 대표적이다.

**16** 감염병의 발생기간이 20~30년에 거쳐 변화하는 것을 무엇이라 하는가?

① 추세변화
② 순환변화
③ 계절적 변화
④ 불시유행

**TIP** 시간별 질병발생의 양상

| 구분 | 정의 | 예 |
|---|---|---|
| 추세변화<br>(장기변화) | 수십년을 주기로 하는 질병의 유행현상을 말한다. | • 장티푸스(30~40년)<br>• 디프테리아(10~24년)<br>• 이질, 인플루엔자(30년 정도) 등 |
| 계절적 변화 | 1년을 주기로 질병이 반복되는 현상으로, 넓은 의미의 주기변화에 속한다. | • 여름철(6월 말)의 소화기계 감염병<br>• 겨울철(11월 말)의 호흡기계 질병<br>• 유행성 출혈열 등 |
| 순환변화<br>(주기변화) | 수년을 주기로 질병이 반복되는 현상으로 자연면역에 의한 저항력 변화, 병원체의 독력 및 균형의 변천, 기상변화, 인구이동 등을 원인으로 한다. | • 백일해(2~4년)<br>• 홍역(2~3년)<br>• 뇌염, 인플루엔자A(2~3년)<br>• 인플루엔자B(4~6년) 등 |
| 단기변화 | 시간별, 날짜별로 질병이 발생하는 현상이다. | 급성 감염병의 집단발생 |
| 불규칙변화 | 돌발적인 질병의 유행, 즉 외래 감염병의 국내 침입시 돌발적으로 유행하는 현상이다. | 콜레라, 사스 등 |

**Answer** 15.② 16.①

**17** 다음 중 기술역학을 바르게 설명한 것은?

① 질병발생의 분포, 경향 등을 인구, 지역, 시간 등의 요인에 따라 사실적으로 기술한다.
② 2차 단계의 역학에 해당된다.
③ 환자 – 대조군 조사이다.
④ 질병발생과 유행현상을 수학적으로 분석하는 3단계 역학이다.

**TIP** 기술역학은 질병의 분포와 결정인구를 연구하는 1단계적 역학이다.

**18** 다음은 만성질환의 관리방법들이다. 다음 중에서 발생률을 줄일 수 있는 방법을 모두 고르면?

| | |
|---|---|
| ㉠ 예방접종 | ㉡ 집단검진 |
| ㉢ 재활치료 | ㉣ 약물치료 |
| ㉤ 금연교육 | |

① ㉠㉢
② ㉢㉣㉤
③ ㉠㉡㉢
④ ㉠㉡㉤

**TIP** ㉢㉣은 발병 후 치료방법이므로 발생률의 감소와는 상관이 없다.

**19** 역학의 목적에 해당하지 않는 것은?

① 개인을 상대로 질병연구
② 질병의 발생원인 규명
③ 자연사 연구
④ 보건의료 서비스의 기획 및 평가

**TIP** 역학은 ②③④ 외에 유행양상(질병)을 파악하는 데 목적이 있다.

**Answer** 17.① 18.④ 19.①

**20** 질병발생 중요인자는?

① 병인인자, 숙주인자, 환경인자

② 병인인자, 숙주인자, 물리적인자

③ 병인인자, 생물학적인자, 화학적인자

④ 생물학적인자, 환경적인자, 물리적인자

**TIP** 질병발생 3요소 … 병인인자, 숙주인자, 환경인자

**21** 역학의 4대 현상에 속하지 않는 것은?

① 생물학적 현상

② 지리적 현상

③ 물리적 현상

④ 시간적 현상

**TIP** 전염병의 유행양식
 ㉠ 생물학적 현상(사람) : 성, 연령, 직업 등
 ㉡ 지리적 현상(장소) : 지방, 범발 · 산발적
 ㉢ 시간적 현상(시간) : 추세, 계절, 순환의 변화, 불규칙적 변화
 ㉣ 사회적 현상 : 인구밀도, 문화 등

**22** 다음 중 역학의 연구방법이 아닌 것은?

① 기술역학

② 분석역학

③ 실험역학

④ 경험역학

**TIP** 역학의 분류 … 기술역학, 분석역학, 실험역학, 이론역학, 임상역학이 있다.

**Answer**  20.① 21.③ 22.④

**23** 질병발생이나 유행현상을 수학적으로 수식화하는 역학은?

① 기술역학 ② 분석역학

③ 임상역학 ④ 이론역학

TIP 이론역학 … 수학적으로 분석해서 수식화하는 3단계 역학이다.

**24** 다음 중 역학의 궁극적인 목표는?

① 질병의 발생원인 규명 ② 자연사 연구

③ 임상분야의 발전 ④ 질병발생 예방과 질병의 근절

TIP 역학 … 질병발생에 대해 어떤 원인에 의해 어떤 경로로 그러한 결과를 가져왔는지 기술적 · 분석적 · 실험적으로 연구해 질병을 예방하고 근절하는 데 기여하기 위해 연구하는 학문이다.

**25** 질병발생이나 유행현상을 수학적으로 수식화하는 역학은 무엇인가?

① 기술역학 ② 분석역학

③ 이론역학 ④ 실험역학

TIP 역학의 분류
㉠ 기술역학 : 누가, 언제, 어디서, 무엇으로 그런 결과가 생겼는지 기록하는 제1단계 역학이다.
㉡ 분석역학 : 기술역학을 토대로 발생원인을 규명하는 방법으로 질병요인에 대한 가설을 설정하고, 실제로 관측 · 분석함으로서 해답을 구하는 제2단계 역학이며 전향적 조사와 후향적 조사가 있다.
㉢ 이론역학 : 질병의 유행법칙이나 현상을 수식화하고 실제로 나타난 결과와 비교해 봄으로서 그 모델을 검증하는 제3단계 역학이다.

**26** 역학적 분석으로서 전향성 조사에 대한 옳은 설명은?

① 질병발생 전에 건강자를 대상으로 조사한다.
② 환자가 왜 생겼는지 그 원인을 조사하는 방법이다.
③ 질병발생 후에 건강자를 대상으로 조사한다.
④ 환자 − 대조군 연구라고도 한다.

**TIP** 전향성 조사 … 건강한 사람을 대상으로 특성별로 소집단을 구성해, 시간경과에 따른 발병률을 비교 · 조사하는 방법이다.


**27** 역학적 연구방법에 속하지 않는 것은?

① 기술역학
② 작전역학
③ 임상역학
④ 경험역학

**TIP** 역학적 연구방법의 종류 … 기술역학, 분석역학, 실험역학, 임상(작전)역학, 이론적 역학 등이 있다.


**28** 2단계적 역학으로 가설을 설정하여 그 가설이 옳은지 그른지를 판정하는 것은?

① 임상역학
② 실험역학
③ 이론역학
④ 분석역학

**TIP** 분석역학 … 기술역학의 결과를 바탕으로 가설을 설정하고 '왜'에 대한 답을 구하는 단계이다.


**Answer** 26.① 27.④ 28.④

**29** 인적 · 지역적 · 시간적 특성에 따라 질병의 발생을 기록하는 것은?

① 단면조사               ② 환자 – 대조군 연구

③ 코호트연구           ④ 기술역학

**TIP** 기술역학 … 누가, 언제, 어디서, 무엇으로 그런 결과가 생겼는지 기록하는 1단계 역학이다.

**30** 역학의 인자 중 환경적 인자에 속하는 것은?

① 인종                  ② 연령

③ 자연                  ④ 체질

**TIP** 역학의 인자
　㉠ 숙주인자 : 연령, 성, 인종 등
　㉡ 병인적 인자 : 병원체를 포함한 물리 · 화학적 성분
　㉢ 환경적 인자 : 자연 및 사회 · 경제적 환경

# 02 감염병

## 01 감염병의 개요

### ❶ 질병의 발생

(1) 질병발생의 3요소

① 병인 … 병원체를 포함한 물리 · 화학적 성분이다.

② 숙주 … 연령, 성, 인종 등이다.

③ 환경 … 자연 및 사회 · 경제적 환경(기후, 지형, 직업, 주거, 사회구조) 등이다.

(2) 감염병 발생의 변천사

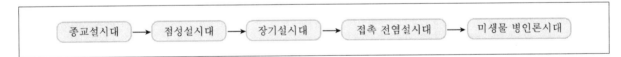

종교설시대 → 점성설시대 → 장기설시대 → 접촉 전염설시대 → 미생물 병인론시대

### ❷ 감염병의 생성과정(6단계)

(1) 병원체

① 바이러스 … 0.01~0.3$\mu$m 정도로 전자 현미경으로만 관찰이 가능하고 세포 내에 기생한다. 홍역, 폴리오, 유행성 간염, 일본뇌염, 공수병, 유행성 이하선염, 에이즈 등이 있다.

② 세균 … 디프테리아, 결핵, 장티푸스, 콜레라, 세균성 이질, 페스트, 파라티푸스, 성홍열, 백일해, 매독, 임질, 나병 등이 있다.

③ 리케차 … 발진열, 발진티푸스, 양충병, 록키산 홍반열, Q열 등이 있다.

④ **원충성** … 아메바성 이질, 말라리아, 간·폐디스토마, 회충 등이 있다.

⑤ **진균 또는 사상균** … 무좀 등 각종 피부질환의 원인균이다.

## (2) 병원소

병원체가 생활, 증식하고 생존하여 질병을 전파할 수 있는 상태로 저장되는 장소를 말한다.

① **인간 병원소**

　㉠ 환자(현성 감염자)

　㉡ 무증상 감염자(불현성 감염자)

　㉢ **보균자**

　　• 잠복기 보균자 : 홍역, 백일해, 디프테리아, 유행성 이하선염

　　• 회복기 보균자 : 장티푸스, 세균성 이질, 디프테리아

　　• 건강 보균자 : 일본뇌염, 폴리오, 디프테리아(감염병 관리가 가장 어렵다)

② **동물 병원소**

　㉠ 쥐 : 페스트, 발진열, 살모넬라증, 와일씨병, 서교증, 쯔쯔가무시병

　㉡ 소 : 결핵, 탄저, 파상열, 살모넬라증, 보툴리즘

　㉢ 돼지 : 살모넬라증, 파상열

　㉣ 개 : 광견병, 톡소플라즈마

　㉤ 양 : 탄저, 파상열, 보툴리즘

　㉥ 새 : 유행성 일본뇌염, 살모넬라증

　㉦ 고양이 : 서교증, 톡소플라즈마, 살모넬라증

> **📢TIP 수인성 전염병의 특징**
> ㉠ 환자발생이 폭발적이다.
> ㉡ 유행지역이 한정되어 있다.
> ㉢ 2차 감염환자가 적다.
> ㉣ 발생률과 치명률이 낮다.

③ **토양** … 파상풍, 보툴리즘, 구충증 등 아포형성균이 주를 이룬다.

④ **곤충매개 질병**

　㉠ 파리 : 장티푸스, 콜레라, 파라티푸스, 세균성 이질, 폴리오

　㉡ 모기 : 뇌염, 말라리아, 사상충, 뎅구열, 황열 등

　㉢ 이 : 발진티푸스, 재귀열

　㉣ 벼룩 : 발진열, 페스트

　㉤ 진드기 : 재귀열, 유행성 출혈열, 양충병

> **📢TIP 인축(인수)공통 감염병** … 결핵, 탄저, 일본 뇌염, 광견, 야토, 파상열, 레로트, 발로열 등

(3) 병원소로부터 병원체의 탈출

① 호흡기 계통
  ㉠ 비말감염(재채기, 담화, 기침 등)과 호흡, 콧물
  ㉡ 백일해, 디프테리아, 발진티푸스, 폐렴, 폐결핵, 수두, 천연두, 홍역

② 소화기 계통 … 분변, 토물

③ 비뇨기 계통 … 소변, 여자의 냉

④ 개방병소 … 피부의 상처, 눈·코·귀 등 신체 각부, 나병

⑤ 기계적 탈출 … 절족동물 흡혈, 주사기 등

⑥ 모체 감염(태반) … 매독, 풍진, B형 간염, 에이즈(AIDS), 두창 등

⑦ 병원체에 의한 감염병의 분류
  ㉠ 세균성 질환 : 콜레라, 장티푸스, 백일해, 결핵, 나병 등
  ㉡ 리케차성 질환 : 발진티푸스, 발진열, 양충병 등
  ㉢ 바이러스성 질환 : 소아마비, 홍역, 광견병, 황열 등

(4) 전파

전파경로를 거쳐 새로운 숙주에 전파한다.

① 직접전파 … 중간매개물 없이(육체적 접촉) 전파, 호기전파 등이다.

② 간접전파 … 중간매개물을 통해서 전파한다.
  ㉠ 간접전파의 조건
    • 병원체 탈출 후 일정기간 생존이 가능해야 한다.
    • 생존한 병원체를 옮길 수 있는 매개체가 필요하다.
  ㉡ 전파체
    • 활성 전파체 : 매개역할을 하는 생물(절족동물, 무척추동물)
    • 비활성 전파체 : 오염된 무생물체, 음료수, 우유, 식품

③ 개달물
  ㉠ 환자가 쓰던 모든 기구가 여기에 포함되는데, 물·우유·식품·공기·토양 등을 제외한 모든 비활성 전파체가 개달물에 속한다.
  ㉡ 의복, 침구, 완구, 서적, 수건 등이 있다.

④ 매개절족동물에 의한 감염병의 전파기전(곤충)
  ㉠ 기계적 전파 : 곤충의 체표면에 병원체가 단순히 묻어 옮기는 것이다.
    예 파리 – 장티푸스, 콜레라

ⓛ **생물학적 전파**: 곤충 내에 병원체가 들어가 일정기간 동안 발육증식을 거쳐 숙주에게 옮겨주는 것을 말하며 증식형, 발육형, 발육증식형, 경란형, 배설형 등으로 나눈다.

- **증식형**: 곤충체 내에서 병원체가 단순히 증식한 후 자교(刺咬)시에 구부를 통하여 전파된다.

  예 진드기 – 재귀열, 모기 – 일본뇌염 / 황열 / 뎅기열, 벼룩 – 페스트, 발진열

- **발육형**: 병원체가 곤충체 내에서 증식치 않고 단지 그의 생활환의 일부를 경과 후 숙주에 전파된다.

  예 모기 – 사상충증

- **발육증식형**: 곤충체 내에서 병원체가 그의 생활환의 일부를 경과하는 동시에 증식하면서 전파된다.

  예 모기 – 말라리아, 체체파리 – 수면병

- **배설형**: 병원체가 곤충체 내에서 증식한 후 대변으로 배설되어 숙주의 피부 및 점막에 있는 미세한 창상을 통해서 전파된다.

  예 이 – 발진티푸스, 벼룩 – 페스트, 쥐벼룩 – 발진열

- **경란형**: 병원체가 충란을 통해서 전파 제2세대가 병원균을 가지고 계속 전파된다.

  예 진드기 – 록키산홍반열

## (5) 새로운 숙주의 침입(신숙주에 침입)

① **호흡기계** … 분진, 비말핵 등

  예 디프테리아, 천연두, 결핵, 나병, 성홍열, 홍역, 수막구균성 수막염, 인플루엔자, 백일해, 유행성 이하선염 등

② **소화기계(장관)** … 물, 우유, 음식물 등

  예 장티푸스, 콜레라, 파라티푸스, 세균성 이질, 폴리오, 전염성 간염, 식중독, 파상열 등

③ **피부점막 경피감염** … 상처, 피부점막

  예 • 피부점막: 파상풍, 트라코마, 바일병(weil's disease), 페스트, 발진티푸스
  
  • 성기점막: 매독, 임질, 연성하감

④ **감염의 형태**

  ㉠ **잠복기간**: 균이 침입해서 임상적인 증상이 나타날 때까지의 기간이다.

  ㉡ **세대기간**: 균이 침입하여 인체 내에서 증식한 후 다시 배출되어 다른 사람에게 전염시키는 기간이다.

  ㉢ **감염기간**: 균이 인체 내에서 탈출을 시작하여 탈출이 끝날 때까지의 기간이다.

## (6) 감수성과 면역

병원체가 신숙주에 침입되면 반드시 발병되는 것이 아니고 독력과 신체의 저항력의 균형의 파괴에 따라 발병과 면역이 형성된다.

① **저항력** … 병원체가 숙주에 침입시 방어하는 작용이다.

② **면역** … 저항력이 충분하여 절대적 방어능력이 있는 것이다.

③ **감수성** … 방어력이 침입한 병원체에 대항하여 감염 또는 발병을 막을 수 있는 능력에 못 미치는 상태이다.

④ 감수성 지수(접촉감염지수) ··· 감수성 보유자가 감염되어 발병하는 비율이다.

　㉠ Gottstein이 접촉에 의하여 전파되는 급성호흡기계 전염병에 있어서는 감수성 보유자가 감염되어 발병하는 율을 대체적으로 일정하다고 하여 이를 감수성 지수라 한다.

　㉡ De Rubber가 감수성 지수를 %로서 다음과 같이 표시했다.

- 천연두 : 95%
- 홍역 : 95%
- 백일해 : 60~80%
- 성홍열 : 40%
- 디프테리아 : 10%
- 폴리오 : 0.1%

# 02 감염병의 예방

## ① 면역

### (1) 선천적 면역(자연면역)

인체 내의 전염에 대해 방어하는 능력으로 출생할 때부터 자연적으로 가지는 면역이다.

> 📢TIP Aycock는 선천적 면역을 '자기방어력'이라 했다.

① 종 특이적 면역 ··· 장티푸스균이 감염되면 쥐 등에 발생치 않고 사람에게는 발생한다.

② 종족 특이적 면역 ··· 탄저균이 양에 감염되나, 암제리아 양에는 감염되지 않는다.

③ 개체 특이적 면역 ··· 백일해가 유아기엔 발생하나, 성인에게는 발생하지 않는다.

### ✵ 면역의 종류

| 구분 | 종류 | | 내용 |
|---|---|---|---|
| 선천적 면역 | 종 특이적 면역 | | 인종에 따라 병원성을 달리하는 면역 |
| | 종족 특이적 면역 | | 종족에 따라 절대적 차이를 보이는 면역 |
| | 개체 특이적 면역 | | 유전적 체질에 따른 면역 |
| 후천적 면역 | 능동면역 | 자연능동면역 | 과거에 현성 또는 불현성 감염에 의해서 획득한 면역 |
| | | 인공능동면역 | 접종에 의하여 획득한 면역 |
| | 수동면역 | 자연수동면역 | 태반 또는 모유에 의한 면역 |
| | | 인공수동면역 | 회복기환자 혈청주사 후 면역 |

(2) 후천적 면역(획득면역)

① 능동면역

    ㉠ 인공능동면역 : 생균백신, 사균백신, 순환독소의 예방접종 후 생기는 면역(파상풍, 디프테리아 → 순환독소를 이용)

    ㉡ 자연능동면역 : 질병이환 후 면역(장티푸스, 소아마비)

> **TIP 자연능동면역이 되는 질병**
> ㉠ 불현성 감염으로 인한 면역(중등) : 디프테리아, 콜레라, 폴리오, 일본뇌염 등
> ㉡ 이환 후 영구면역 : 페스트, 황열 등
> ㉢ 이환 후 약한 면역 : 뎅기열, 인플루엔자 등
> ㉣ 이환 후 거의 면역이 생기지 않는 경우 : 말라리아, 매독, 임질 등

② 수동(피동)면역

    ㉠ 자연수동면역 : 자기의 힘으로 생긴 면역이 아니고 다른 사람(모체, 모유)이나 동물에서 만든 항체를 얻어서 생긴 면역이다.

    ㉡ 인공수동면역

      • 회복기 혈청 항독소를 환자 또는 위험에 처해 있는 사람에게 주는 방법이다.

      • $\gamma$-글로블린, Anti-toxin 등의 면역혈청을 사람 또는 동물에게서 얻어 질병을 예방 내지 경감, 치료하는 면역이다.

☀ **능동면역과 수동면역의 장 · 단점 비교**

| 구분 | 능동면역 | 수동면역 |
| --- | --- | --- |
| 장점 | • 장기간 지속된다.<br>• 비교적 강력한 면역을 얻을 수 있다.<br>• 한 번 주사로 동시에 여러 질병에 대한 면역을 얻는다. | • 효과가 빠르다.<br>• 치료용, 응급처치용으로 사용이 가능하다. |
| 단점 | • 효과가 늦게 나타난다.<br>• 부작용이 있을 수 있다. | • 지속시간이 짧다(2~3주, 1개월).<br>• 비교적 저항력이 약하다. |

## ② 백신

### (1) 개념

감염병의 예방목적으로 사람이나 동물을 자동적으로 면역시키기 위하여 사용되는 면역원(항원)이다.

### (2) 유형

① 생균(약독백신)
  - ⊙ 개념 : 병원미생물의 독력을 약하게 만들어 투여한다.
  - ⓒ 특징 : 면역 지속시간이 길고, 효과가 좋다.
    - 예 결핵, 두창, 풍진, BCG, 황열, 탄저병, 천연두 백신 등이 있다.

② 사균 … 항원성을 가진 사균(물리화학적 방법으로 죽인 균)을 이용한 예방약이다.
  - 예 페스트, Salk, 콜레라, 파라티푸스, 장티푸스, 일본뇌염, 폴리오 백신 등이 있다.

③ 독소 … 독소를 포르말린 처리 후 독성을 약하게 만든 균이다.
  - ⊙ 외독소 : 세균의 불투과성 막을 통해 확산되는 것이다.
    - 예 디프테리아
  - ⓒ 내독소 : 균체를 싸고 있는 막이 불투과성이어서 생산독소가 확산되지 않는 것이다.
    - 예 장티푸스, 폐렴, 간염, 살모넬라 등

④ 예방접종약
  - ⊙ BCG : 결핵
  - ⓒ DPT : 디프테리아, 백일해, 파상풍
  - ⓒ Salk 백신 : 경피용 폴리오
  - ⓔ Sabin 백신 : 경구투여용 폴리오

## ※ 법정 감염병의 종류

| 구분 | 정의 및 종류 |
|---|---|
| 제1급감염병 | • 생물테러감염병 또는 치명률이 높거나 집단 발생의 우려가 커서 발생 또는 유행 즉시 신고하여야 하고, 음압격리와 같은 높은 수준의 격리가 필요한 감염병으로서 다음의 감염병을 말한다. 다만, 갑작스러운 국내 유입 또는 유행이 예견되어 긴급한 예방·관리가 필요하여 보건복지부장관이 지정하는 감염병을 포함한다.<br>• 에볼라바이러스병, 마버그열, 라싸열, 크리미안콩고출혈열, 아메리카출혈열, 리프트밸리열, 두창, 페스트, 탄저, 보툴리눔독소증, 야토병, 신종감염병증후군, 중증급성호흡기증후군(SARS), 중동호흡기증후군(MERS), 동물인플루엔자 인체감염증, 신종인플루엔자, 디프테리아 |
| 제2급감염병 | • 전파가능성을 고려하여 발생 또는 유행 시 24시간 이내에 신고하여야 하고, 격리가 필요한 다음의 감염병을 말한다. 다만, 갑작스러운 국내 유입 또는 유행이 예견되어 긴급한 예방·관리가 필요하여 보건복지부장관이 지정하는 감염병을 포함한다.<br>• 결핵, 수두, 홍역, 콜레라, 장티푸스, 파라티푸스, 세균성이질, 장출혈성대장균감염증, A형간염, 백일해, 유행성이하선염, 풍진, 폴리오, 수막구균 감염증, b형헤모필루스인플루엔자, 폐렴구균 감염증, 한센병, 성홍열, 반코마이신내성황색포도알균(VRSA) 감염증, 카바페넴내성장내세균속균종(CRE) 감염증, E형간염 |
| 제3급감염병 | • 발생을 계속 감시할 필요가 있어 발생 또는 유행 시 24시간 이내에 신고하여야 하는 다음의 감염병을 말한다. 다만, 갑작스러운 국내 유입 또는 유행이 예견되어 긴급한 예방·관리가 필요하여 보건복지부장관이 지정하는 감염병을 포함한다.<br>• 파상풍, B형간염, 일본뇌염, C형간염, 말라리아, 레지오넬라증, 비브리오패혈증, 발진티푸스, 발진열, 쯔쯔가무시증, 렙토스피라증, 브루셀라증, 공수병, 신증후군출혈열, 후천성면역결핍증(AIDS), 크로이츠펠트-야콥병(CJD) 및 변종크로이츠펠트-야콥병(vCJD), 황열, 뎅기열, 큐열, 웨스트나일열, 라임병, 진드기매개뇌염, 유비저, 치쿤구니야열, 중증열성혈소판감소증후군(SFTS), 지카바이러스 감염증 |
| 제4급감염병 | • 제1급감염병부터 제3급감염병까지의 감염병 외에 유행 여부를 조사하기 위하여 표본감시 활동이 필요한 다음의 감염병을 말한다.<br>• 인플루엔자, 매독, 회충증, 편충증, 요충증, 간흡충증, 폐흡충증, 장흡충증, 수족구병, 임질, 클라미디아감염증, 연성하감, 성기단순포진, 첨규콘딜롬, 반코마이신내성장알균(VRE) 감염증, 메티실린내성황색포도알균(MRSA) 감염증, 다제내성녹농균(MRPA) 감염증, 다제내성아시네토박터바우마니균(MRAB) 감염증, 장관감염증, 급성호흡기감염증, 해외유입기생충감염증, 엔테로바이러스감염증, 사람유두종바이러스 감염증 |
| 기생충감염병 | • 기생충에 감염되어 발생하는 감염병 중 질병관리청장이 고시하는 감염병을 말한다.<br>• 회충증, 편충증, 요충증, 간흡충증, 폐흡충증, 장흡충증, 해외유입기생충감염증 |

# 03 감염병의 종류

## ① 호흡기계 감염병

### (1) 디프테리아

상피조직에 국소 염증을 나타내고 체외 독소로 인해 독혈증을 일으켜 심근, 신경조직 및 장기조직에 장애를 주는 급성 감염병으로 제1급감염병이다. 온대와 아열대 지방에 존재하는 질병이며 어린이에게 특히 무서운 질병이다. 더불어 인공능동면역으로서 순화독소를 이용한다.

① **병원체** … *Corynebacterium Diphtheriac*(세균), Gram(+)

② **병원소** … 환자 및 보균자, 특히 보균자의 전파가 중요하다.

③ **잠복기** … 2~5일이다.

④ **전파방식** … 환자의 비강 및 인후 분비물, 기침 등으로 직접 전파된다.

⑤ **치명률** … 일반적으로 5~7%이다.

⑥ **예방법** … 환자격리 및 소독에 의한 예방법도 있지만 예방접종을 실시하는 것이 가장 효과적이다.

### (2) 두창(천연두)

인류에게 가장 큰 피해를 주었던 급성 감염병이었으나, 예방접종 등에 의해 세계적으로 박멸되었다고 1980년 WHO 사무총장이 선언하였다. 제1급감염병이다.

① **병원체** … 바이러스

② **병원소** … 사람이 유일한 숙주이다.

③ **증상** … 고열, 두통, 심한 요통, 심한 무력증, 복통, 반점이 출현하고 얼굴과 온몸에 흉터를 남긴다.

④ **잠복기** … 7~17일이다.

⑤ **전파방식** … 비말감염, 직접 접촉하였을 때 또는 오염된 개달물 등에 의해 감염된다.

⑥ **치명률** … 심한 경우 약 25%이다.

⑦ **예방법** … 예방접종, 과거에는 검역대상 질병이었으나 현재는 아니다.

### (3) 홍역

2~3년마다 주기적으로 유행하는 급성 호흡기계 감염병으로 우리나라 감염병예방법에 제2급감염병으로 지정되어 있다. 옛날부터 존재하였으며 감염력과 발병력은 아주 높으나 합병증만 조심하면 치명률은 높지 않으며, 누구에게나 상수성이 있다.

① **병원체** … 바이러스

② **병원소** … 환자, 보균자

③ **증상** … 열이 나고 전신발진이 생기며 이염, 폐렴의 2차 감염이 더 큰 문제이다.

④ **잠복기** … 8~13일이다.

⑤ **전파방식** … 주로 환자의 객담, 비인후 분비물 또는 오줌과 직접 접촉할 때 감염된다(개달물에 의한 감염도 가능하다).

⑥ **치명률** … 어린이에게는 5~10%의 높은 사망률을 보인다.

⑦ **예방법** … 예방접종을 실시한다.

### (4) 유행성이하선염

항아리 손님 또는 볼거리로 불리어지기도 했으며, 소아기에 겪어야 하는 질병으로 법정 제2급감염병이다.

① **병원체** … 바이러스

② **병원소** … 환자, 보균자

③ **증상** … 고열, 타액선에 부종 및 연화가 일어나 정소염(남자)이나 난소염(여자)이 발생하기도 한다.

④ **잠복기간** … 12~26일이다.

⑤ **전파방식** … 감염자의 타액과 직접 접촉하거나 비말핵(오염공기)에 의하여 또는 오염된 개달물에 접촉할 때 감염된다.

⑥ **치명률** … 아주 낮으나 합병증으로 남성의 불임증이 발생할 수 있다.

⑦ **예방법** … 예방접종을 실시한다.

## (5) 풍진

비교적 경미한 질병으로 어린이에게는 무증상 감염이 많으나, 여성의 임신 초기에 감염되면 선천성 기형아를 출산할 위험이 있는 호흡기계 감염병이다. 감염병예방법에 제2급감염병으로 지정되었다.

① **병원체** … 바이러스

② **병원소** … 환자, 보균자

③ **증상** … 홍역이나 성홍열과 비슷한 반점을 보이는 경미한 감염병으로 미열, 두통, 불쾌감, 코감기, 결막염 등의 증상을 보인다.

④ **잠복기** … 14~21일이다.

⑤ **전파방식**
    ㉠ 환자와 직접 접촉하거나 비말핵(오염공기)에 의하여 감염된다.
    ㉡ 감염자의 비인두분비물, 오염된 개달물에 의한 전파도 추측할 수 있다.

⑥ **치명률** … 아주 낮다.

⑦ **예방** … 예방접종을 실시한다.

## (6) 성홍열

온대지역에서 많이 유행하며 아직도 우리나라에서 발생하고 있는 제2급감염병으로 급성 호흡기계 질병이다. 용혈성 연쇄상구균에 의하여 발생되며 가용성 독소가 혈류를 따라 전신에 퍼져 열과 발진을 일으킨다.

① **병원체** … *Streptococcus Pyogenes*(세균) → 발적 독소를 배출한다.

② **병원소** … 환자, 보균자

③ **증상** … 고열, 편도선염, 목, 가슴과 안쪽 허벅지에 반점이 발생한다.

④ **잠복기** … 1~3일이다.

⑤ **전파방식** … 주로 환자나 보균자와 직접 접촉할 때 호흡기로 감염된다(오염된 개달물에 의한 전파는 드물다).

⑥ **치명률** … 약 3% 정도이다.

⑦ **예방법** … 보건교육, 환자격리, 소독을 실시하고, 특히 보균자의 색출과 치료가 중요하다.

## (7) 수막구균성수막염(→ 수막구균감염증)

급성 세균질환이며 감염병예방법에 지정된 제2급감염병이다. 치명률이 50%를 넘는 무서운 감염병이었으나, 항생제의 사용 등 현대의료의 발달로 사망률이 5% 이하로 낮아졌다. 또한 과거 소아기 감염병이었던 것이 근래에는 성년기에서도 발생한다.

① **병원체** ··· *Neisseria Meningitidis*(세균)

② **병원소** ··· 환자, 보균자

③ **증상** ··· 돌발성으로 발열, 심한 두통, 오심, 구토, 목의 경직, 홍반점 출현에 이어 쇼크, 기력상실, 섬망, 혼수상태로 이어진다.

④ **잠복기** ··· 3~4일이다.

⑤ **전파방식** ··· 감염자의 비인두 분비액과 직접 접촉하거나 비말 오염공기에 의하여 감염된다.

⑥ **전염기간** ··· 입과 코의 분비물에서 병원체가 검출되는 기간이 위험하다.

⑦ **치명률** ··· 50% 이상이었으나, 근래에는 아주 낮아졌다.

⑧ **관리방법**
　㉠ **예방** : 개인위생에 관한 보건교육을 실시하고 격리 및 소독을 실시한다.
　㉡ **치료** : 즉시 신고하여 전문의의 치료를 받는다(항생제 사용).

## (8) 백일해

급성 세균성 질병으로 영유아(생후 6개월 전후)에 주로 발생하는 제2급감염병이다. DPT의 접종으로 많이 감소하였으나, 아직도 매년 산발적으로 발생되고 있다.

① **병원체** ··· *Bordetella Pertussis*(세균), Gram(−)균

② **병원소** ··· 환자, 보균자

③ **증상** ··· 발작성의 극심한 기침이 1~2개월 지속된다.

④ **잠복기** ··· 보통 7일이다.

⑤ **전파방식** ··· 직접 접촉하거나 비말핵(오염공기) 또는 개달물과 접촉할 때 감염된다.

⑥ **치명률**
　㉠ 선진국에서는 1% 이하이나 개발도상국의 경우는 아직도 15%의 높은 사망률을 보인다.
　㉡ 9세 이하에서 많이 발생하는데, 특히 5세 이하에 다발하고 사망률은 어릴수록 높다.

⑦ **예방법** ··· 예방접종을 실시하는 것이 제일 좋은 방법이다.

## ⑼ 세균성 폐렴

연쇄상구균이나 포도상구균 등에 의해 발생되며 치료법이 개발되기 전에는 높은 사망률을 보였었다.

① **병원체** ⋯ *Pneumococcal Pneumonia*(세균)

② **병원소** ⋯ 환자, 보균자

③ **증상** ⋯ 돌발성이며 흉통, 발열, 오한, 혈담배설 등의 증상을 보인다.

④ **잠복기** ⋯ 1~3일이다.

⑤ **전파방식** ⋯ 환자나 보균자와 입을 접촉할 때, 비말핵과 개달물에 의해 감염된다.

⑥ **치명률** ⋯ 과거에는 입원환자의 20~40%가 사망하였으나, 항생제와 화학요법제에 힘입어 크게 감소하였다.

⑦ **예방법** ⋯ 개인위생을 철저히 한다.

## ⑽ 세균성 편도선염

① **병원체** ⋯ *Streptococcus Pyogenes*(세균)

② **병원소** ⋯ 환자, 보균자

③ **증상**
- ㉠ 발열, 편도선 가려움증 또는 통증, 편도선 농양, 합병증으로 류마티스열, 급성 사구체 신염 등이 있다.
- ㉡ 세균성 편도선염이 가장 흔하다.

④ **잠복기** ⋯ 1~3일이다.

⑤ **전파방식** ⋯ 직접 접촉하거나, 그들에 의하여 최근 오염된 물건을 접촉할 때 또는 비말핵에 의하여 전파된다.

⑥ **예방법** ⋯ 개인위생과 우유소독을 철저히 한다.

## ⑾ 단순포진

영아기에 감염되어 무증상 잠복감염상태에 있으면서 재발하고 또 잠복하는 질병이다.

① **병원체** ⋯ 바이러스

② **병원소** ⋯ 환자, 보균자

③ **증상** ⋯ 발열, 치육구내염, 얼굴과 입술표면에 수포발생 등이다.

④ **잠복기** ⋯ 2주 이내이다.

⑤ **전파방식** ⋯ 직접 접촉할 때 감염된다.

⑥ **예방법** ⋯ 개인위생을 철저히 한다.

⑫ 단독

용혈성 연쇄상구균이 피부에 침입해서 생기는 급성 피부염이다.

① 병원체 … *Streptococcus*(세균)

② 병원소 … 감염자

③ 증상 … 급성 피부염, 발열, 발적, 통증, 발적경계가 뚜렷하고 주위로 확대하며 고도의 중독증상을 수반한다.

④ 잠복기 … 1~7일이다.

⑤ 전파방식
　　㉠ 환자나 보균자와 직접 접촉하거나, 오염된 물건을 통한 간접 접촉에 의하여 감염된다.
　　㉡ 비말감염도 가능하다.

⑥ 예방법
　　㉠ 단독의 전파방식에 관한 보건교육을 실시한다.
　　㉡ 우유소독을 철저히 하며 분만시 위생을 철저히 한다.

⑬ 유행성 감기, 독감

급성호흡기 질환으로 높은 감염력과 발병력, 빠른 유행속도를 나타내는 급성호흡기계 전염병으로, 폐렴 등의 합병증이 특징이다.

① 병원체 … 바이러스

② 병원소 … 환자, 감염자

③ 증상 … 발열, 오한, 두통, 근육통, 전신쇠약, 편도선염 등의 증세를 나타낸다.

④ 잠복기 … 1~3일이다.

⑤ 전파방식 … 기침 등으로 직접 전파되며, 때로는 오염된 물건을 통하여 간접적으로 감염된다.

⑥ 치명률 … 질병 자체의 치명률은 아주 낮으나 합병증이 잘 일어나 위험하다.

⑦ 예방법
　　㉠ 유행시기에는 사람이 많이 모이는 곳을 가급적 피하고, 개인위생을 철저히 한다.
　　㉡ 노약자나 병약자는 예방접종을 한다.

### ⑭ 감기

50종 이상의 바이러스가 관여하는 가장 흔하고 많이 알려진 전염병이다.

① **병원체** … 바이러스

② **병원소** … 감염자

③ **증상** … 상기도 급성감염증, 코감기, 눈물분비, 비인두 통증, 오한, 발열 등이다.

④ **잠복기** … 보통 24시간이다.

⑤ **전파방식** … 환자와 직접 접촉, 비말전파, 환자의 콧물이나 가래에 최근 오염된 물건에 의하여 전파된다.

⑥ **치명률** … 아주 낮다.

⑦ **예방법**
  ㉠ 사람이 많이 모이는 곳을 피한다.
  ㉡ 기침, 재채기를 할 때는 입을 가리고 가래침 등을 위생적으로 폐기한다.

### ⑮ 레지오넬라증

급성호흡기 질환으로 제3급감염병이다.

① **병원체** … *Legionella Pneumophila*(세균)

② **병원소** … 물, 토양

③ **증상** … 식욕부진, 권태감, 두통, 근육통, 고열, 오한, 마른 기침, 복통, 설사 등이다.

④ **잠복기** … 5~6일이다.

⑤ **전파방식** … 공기감염(오염수나 오염토양 주변)에 의한다.

⑥ **예방법**
  ㉠ 냉각수탑을 소독한다.
  ㉡ 상수관리를 철저히 한다.

⒃ **결핵**

결핵균에 의하여 발생되는 만성질환으로 신체의 모든 부분을 침범할 수 있으며, 특히 폐에서 흔히 볼 수 있다. 제2급감염병으로 지정되어 있으며 항생제와 화학요법제의 사용으로 유병률과 사망률이 감소하였으나, 아직도 위중한 전염병으로 남아있다. 장기간 치료, 내성균의 출현 및 내인성 재발문제로 관리가 어렵다.

① **병원체** … *Mycobacterium Tuberculosis*(간균)

② **병원소** … 감염된 사람과 소

③ **증상** … 피로감, 체중감소, 흉통, 기침, 객혈, 쉰 목소리 등이다.

④ **잠복기** … 4~12주이다.

⑤ **전파방식** … 기침, 재채기, 담화를 할 때 나오는 결핵균이 직접 전파하거나, 비말핵과 결핵균이 공기 중에 떠 있다가 호흡기도를 통하여 침입한다.

⑥ **예방법**

   ㉠ 생후 4주 이내에 BCG 예방접종을 실시한다.

   ㉡ 결핵에 감염된 소를 찾아 도살한다.

   ㉢ 우유소독을 철저히 한다.

   ㉣ 결핵의 심각성과 전파방식에 관하여 대중교육을 실시한다.

> **TIP** 투베르쿨린 반응검사
>
>   ㉠ 효용 : 결핵균에 대한 면역반응, 결핵감염 여부의 진단, BCG 접종의 효과 및 대상자 선정 등에 이용된다.
>
>   ㉡ 반응검사의 결과
>
>    • 4mm 이하 : 음성(−)
>
>    • 5~9mm : 의양성(±)
>
>    • 10mm 이상 : 양성(+)
>
>   ㉢ 폐결핵의 진단순서
>
>    • 어린이 : 투베르쿨린 검사 → X−선 간접촬영 → X−선 직접촬영 → 배양(객담) 검사
>
>    • 성인 : X−선 간접촬영 → X−선 직접촬영 → 배양(객담) 검사
>
>   ㉣ 특징 : 투베르쿨린 반응검사의 민감도는 결핵감염일 경우 양성을 나타낼 확률(병이 있는 사람을 병이 있다고 판정할 수 있는 능력)을 말하고 특이도는 병이 없는 사람을 병이 없다고 판정할 수 있는 능력을 말한다. 만약 결핵의 양성판정의 기준을 높인다면(10mm 이상 → 15mm 이상) 민감도는 감소하고 특이도는 증가할 것이고, 기준을 낮춘다면(10mm 이상 → 5mm 이상) 민감도는 증가하고 특이도는 감소할 것이다.

⑰ 나병

나병은 결핵과 함께 인류 역사상 가장 오랜 역사를 가진 법정 제2급감염병으로 만성질환이다.

① **병원체** … *Mycobacterium Leprac*(간균)

② **병원소** … 사람이 유일한 병원소이다.

③ **증상** … 말초신경 손상, 무감각증, 근육약화, 마비 등이다.

④ **잠복기** … 최단기로는 7개월이며 평균 3~5년이다.

⑤ **전파방식** … 환자의 피부병변이나 비말감염된다.

⑥ **치명률** … 사망하는 수보다는 사회적 · 경제적 손실 등을 종합하여 아주 높은 것으로 간주한다.

⑦ **예방법**

  ㉠ 환자의 조기치료로 병원소를 제거한다.
  ㉡ 보건교육을 통하여 치료 가능성을 주지시킨다.
  ㉢ 환자의 피부 및 비강 분비물을 소독한다.

⑱ 류마티스열

① **병원체** … 용혈성 연쇄상구균(호흡기도 감염시)

② **병원소** … 사람(감염자)

③ **증상** … 발열, 맥박상승, 체중감소, 식욕감퇴, 복통, 흉통 등이다.

④ **잠복기** … 연쇄상구균(A형) 감염 후 2~3주 내에 증상이 나타나는 급성질환이다.

⑤ **전파방식** … 밀집된 불결한 환경에서 호흡기를 통하여 감염된다.

⑥ **예방법** … 류마티스열에 감염된 사람, 특히 어린이는 급성단계가 지난 후에도 계속 치료를 받아 심장손실을 방지해야 한다.

⑲ 수두

미열과 전신에 발진이 나타나는 급성바이러스 질환으로, 제2급감염병이다.

① **병원체** … 바이러스

② **병원소** … 감염자

③ **증상** … 미열과 전신발진, 두피와 상기도 점막에 괴저가 발생한다.

④ **잠복기** … 2~3주(보통 13~17일)이다.

⑤ **전파방식** … 직접 접촉, 환부와 점막의 분비물이 호흡기도에 접촉될 때 감염된다.

⑥ **예방법**
　　㉠ 오염물품을 소독한다.
　　㉡ 면역혈청을 주사한다.

⑳ 히스토프라스모시스

① **병원체** … *Histoplasma Capsulatum*(곰팡이)

② **병원소** … 닭, 조류 서식지 부근의 토양

③ **증상** … 불쾌감, 쇠약, 발열, 흉통, 기침 등의 증상을 보이는 만성폐렴 질환이다.

④ **잠복기** … 보통 10일(5~18일)이다.

⑤ **전파방식** … 먼지에 섞인 병원체의 포자를 흡입할 때 감염된다.

⑥ **치명률** … 아주 낮다.

⑦ **예방법** … 양계장 등 오염지역의 먼지에 노출되는 것을 피한다.

## ② 소화기계 감염병

### (1) 장티푸스

세계적으로 가장 오래된 급성 소화기계 감염병이며 우리나라에서는 매년 산발적으로 발생을 하고 있는 제2급 감염병이다.

① **병원체** … *Salmonella Typhi*(세균)

② **병원소** … 환자, 보균자(회복기 보균자가 많다)

③ **증상** … 발열, 두통, 복부에 붉은 반점이 생기고, 합병증으로 복부 출혈에 이은 복막염이 있다.

④ **잠복기** … 1~3주이다.

⑤ **전파방식** … 환자나 보균자의 분변이나 집파리에 의한 전파도 가능하며, 균의 주생성장소는 담낭이다.

⑥ **치명률** … 1% 미만이다.

⑦ **예방법**
　　㉠ 예방접종을 실시한다.
　　㉡ 음료수 소독을 철저히 한다.
　　㉢ 보균자에 대한 보건교육을 실시한다.
　　㉣ 집파리를 구제하고 환자나 보균자의 분변관리와 위생을 철저히 한다.

### (2) 파라티푸스

① **병원체** … *Salmonella Paratyphi*(세균)

② **병원소** … 환자, 보균자

③ **증상** … 지속적인 고열, 비장확장과 설사 등의 증상을 보이나 장티푸스에 비해 경미한 제2급감염병이다.

④ **잠복기** … 1~3주이다.

⑤ **전파방식** … 환자나 보균자의 분변을 직접 또는 간접으로 접촉할 때 감염된다.

⑥ **치명률** … 장티푸스보다 낮다.

⑦ **예방법**
　　㉠ 유행시 예방접종을 실시한다.
　　㉡ 음료수 소독을 철저히 한다.
　　㉢ 보균자를 찾아내어 보건교육을 실시한다.
　　㉣ 집파리를 구제한다.

### (3) 콜레라

설사와 탈수증을 일으키는 급성소화기계 질환으로 제2급감염병이며 검역대상 질병이다.

① **병원체** … *Vibrio Cholerac*(세균)

② **병원소** … 감염자

③ **증상** … 설사, 심한 구토증, 탈수증, 전신쇠약 등이다.

④ **잠복기** … 2~3일이다.

⑤ **전파방식** … 분변에 의하여 오염된 식품이나 음료수를 섭취할 때 감염되지만, 집파리가 병원체를 전파하는 경우도 있다.

⑥ **치명률** … 5% 미만이다.

⑦ **예방법**
 ㉠ 유행시 예방접종을 실시한다.
 ㉡ 음료수 소독을 철저히 한다.
 ㉢ 보균자를 찾아내어 보건교육을 실시한다.
 ㉣ 집파리를 구제한다.

### (4) 세균성이질

최근 엘리뇨 현상으로 발생이 증가하고 있고, 우리나라에서 산발적으로 발생하는 급성소화기계 질병이며 제2급감염병이다.

① **병원체** … *Shigella Dysenteriac*(세균)

② **병원소** … 감염자

③ **증상** … 발열, 오심, 구토, 복통, 위경련, 설사 등이며 혈변을 배출하기도 한다.

④ **잠복기** … 1~7일(보통 4일)이다.

⑤ **전파방식**
 ㉠ 오염된 식품과 음료수를 섭취할 때 감염된다.
 ㉡ 집파리가 병원체를 전파하는 경우도 있다.

⑥ **치명률** … 위생상태가 나쁜 개발도상국에서는 입원환자 10~20%의 높은 사망률을 보인다.

⑦ **예방법**
 ㉠ 식품과 음료수가 분변에 오염되지 않도록 한다.
 ㉡ 개인위생(손 씻기)을 철저히 한다.
 ㉢ 식품취급자(가정주부 등)는 개인위생 및 주방위생에 철저를 기한다.

## (5) 아메바성이질

병원체가 대장의 점막 하부조직에 침입하여 발생하는 질병으로 무증상 감염이 많다.

① **병원체** … *Entamoeba Histolytica*(아메바)

② **병원소** … 환자 또는 무증상 보균자

③ **증상** … 복통, 피와 점액이 섞인 심한 설사 등이다.

④ **잠복기** … 보통 3~4주이다.

⑤ **전파방식** … 환자의 분변에 오염된 음료수나 식품, 파리 등에 의하여 전파된다.

⑥ **치명률** … 아주 낮다.

⑦ **예방법**
  ㉠ 분뇨의 위생적 처리, 음료수 소독, 보건교육을 통한 개인위생을 철저히 한다.
  ㉡ 파리의 방제와 식품업소 종업원에 대한 검진 및 감독을 실시한다.

## (6) 폴리오

소아마비 또는 급성 회백수염으로 불리어지는 법정 제2급감염병이다. 이 병은 감염자 중에서 증상을 나타내는 사람(환자)의 비율이 아주 낮은(약 1,000 대 1) 질병이나 발병하면 대단히 위험하고 후유증을 남기는 등 예후가 좋지 않은 무서운 질병이다.

① **병원체** … 바이러스

② **병원소** … 주로 불현성 감염자이다.

③ **증상** … 발열, 두통, 소화불량, 불쾌감, 중추신경장애와 운동장애 등이다.

④ **잠복기** … 7~12일이다.

⑤ **전파방식**
  ㉠ 주로 인두 분비액과 직접 접촉하였을 때 감염된다.
  ㉡ 파리, 음료수, 식품에 의한 전파도 가능하다.

⑥ **치명률** … 2~10% 정도이고, 연령이 높을수록 치명률도 높다.

⑦ **예방법** … 예방접종이 최선의 방법이다.

## (7) 유행성 간염

비위생적인 환경에서 발생하는 급성소화기계 감염병이며, 병원체는 열과 염소에 저항력이 높다.

① **병원체** … 바이러스

② **병원소** … 사람, 침팬지

③ **증상** … 돌발성 발열, 식욕감퇴, 오심, 복통, 황달 등이다.

④ **잠복기** … 30~35일이다.

⑤ **전파방식** … 사람과 사람의 직접 접촉, 오염된 식품과 우유, 생선(어패류) 등을 통하여 감염된다.

⑥ **치명률** … 치명률은 1% 이하로서 아주 낮다.

⑦ **예방법** … 식품위생에 관한 보건교육을 실시한다.

## (8) 여시니아증

갑자기 설사증을 일으키는 급성 질환이다.

① **병원체** … *Yersinia Pseudotuberculosis*(세균)

② **병원소** … 가축, 야생조수

③ **증상** … 급성설사, 열, 두통, 인후염, 구토, 홍반, 관절염, 패혈증 등이다.

④ **잠복기** … 3~7일이다.

⑤ **전파방식** … 감염자 또는 동물과 접촉할 때, 감염자의 대변에 오염된 식품과 음료수를 섭취할 때 감염된다.

⑥ **치명률** … 면역결핍상태에 있는 사람이 감염되면 치명률이 높다.

⑦ **예방법** … 사람과 가축의 분변을 위생적으로 처리한다. 개인위생(식사 전 손씻기 등)에 관한 보건교육을 실시한다.

## ⑼ 대장균성 설사증

비위생적인 환경에서 음식이나 식수를 통하여 전파되는데, 신생아실이나 탁아소 등에서 많이 발생한다.

① **병원체** … 대장균(세균)

② **병원소** … 감염자

③ **증상** … 복부경련, 구토, 산혈증, 탈수증 등이다.

④ **잠복기** … 12~72시간이다.

⑤ **전파방식** … 감염자의 분변에 오염된 식수, 음식물 및 개달물에 의하여 전파된다.

⑥ **예방법**
 ㉠ 식수와 음식물이 분변에 오염되는 것을 차단한다.
 ㉡ 병원 신생아실의 철저한 위생관리와 이환된 신생아의 격리, 신생아의 분변을 매일 점검하고 대처한다.

## ⑽ 바이러스성 급성 장염

병원에서 감염되는 설사증의 주원인이며, 영유아에 많이 발생한다.

① **병원체** … 로타 바이러스

② **병원소** … 감염자

③ **증상** … 설사, 구토, 심한 탈수증, 장출혈 등이며, 사망에 이를 수도 있는 중증 위장염이다.

④ **잠복기** … 48시간이다.

⑤ **전파방식** … 대변에 오염된 식품, 식수, 개달물을 통해 감염된다.

⑥ **예방법**
 ㉠ 식수, 음식, 개달물이 감염자의 분변에 오염되지 않도록 차단한다.
 ㉡ 환자나 보균자가 영유아와 접촉하지 않게 하며, 미숙아에게는 면역 글로블린(Globulin)을 경구로 투여한다.

## ⑾ 비브리오 패혈증

법정 제3급감염병이다.

① **병원체** … *Vibrio Vulnificus*(세균)

② **병원소** … 해수, 해산물 등이다.

③ **증상** … 발열, 오한, 전신쇠약, 구토, 설사, 부종, 발적, 반상출혈, 수포, 궤양, 피부괴사, 쇼크, 혈관 내 응고 등이다.

④ **잠복기** … 16~20시간이다.

⑤ **전파방식** … 상처를 해수에 접촉시켰을 때, 오염된 어패류를 생식할 때 감염된다(특히, 간질환자).

⑥ **치명률** … 60~80%의 높은 사망률을 보인다.

⑦ **예방** … 어패류의 생식을 피하고(특히, 간질환자), 어패류를 취급하는 음식점에서는 생선을 철저히 씻는다.

## ⑫ 살모넬라 식중독

① **병원체** … *S. Heidelberg, S. Newport* 등

② **병원소** … 환자, 회복기 보균자, 가축, 야생동물 등이다.

③ **증상** … 오심, 구토, 설사, 복통, 발열, 탈수증, 식욕상실, 관절염, 폐렴 등의 합병증을 일으키기도 한다.

④ **잠복기** … 12~14시간이다.

⑤ **전파방식** … 감염된 사람이나 동물의 분변에 오염된 식품의 섭취시에 감염되는 급성 감염형 식중독이다.

⑥ **치명률** … 노약자나 병약자를 제외하고 이 식중독으로 사망하는 경우는 드물다.

⑦ **예방법**
    ㉠ 모든 동물성 식품은 완전히 익혀서 먹는다.
    ㉡ 모든 식품취급자는 개인위생과 주방위생을 철저히 한다.
    ㉢ 모든 조리식품은 쥐와 해충으로부터 잘 보호한다.

## ⑬ 포도상구균 식중독

① **병원체** … *Staphylococcus Aureus*(세균)

② **병원소** … 사람

③ **증상** … 오심, 구토, 설사, 체온저하를 나타내며 3~4시간 지속된다. 환자는 쇠약해지고 피로한 상태가 수일 간 계속된다.

④ **잠복기** … 1~3시간이다.

⑤ **전파방식** … 포도상구균이 음식물 안에 생산한 장독소를 섭취할 때 발생하는 독소형 급성 식중독이다.

⑥ **치명률** … 사망하는 경우는 거의 없다.

⑦ **예방법**
    ㉠ 조리된 식품은 가급적 빨리 소비하고 저장할 때는 위생적으로 냉장 보관한다.
    ㉡ 피부에 상처가 있는 사람은 식품취급을 금한다.
    ㉢ 모든 식품취급자(가정주부 포함)는 개인위생과 주방위생을 철저히 한다.

⒁ 보툴리누스 식중독

기성 포자형성 세균이 생산한 독소에 의해서 생기는 신경계의 급성 식중독이다. 혐기상태에서 부적절하게 가공된 식품(통조림류) 안에서 독소가 생성된다. 이 식중독균이 생산하는 독소는 강한 독성을 가지고 있어 차숟갈 하나 정도의 양이면 수백만 명을 치사시킬 수 있다. 그러나 30분간 가열하면 독소가 파괴되어 먹어도 안전하다.

① 병원체 … _Clostridium Botulinum_(세균)

② 병원소 … 토양, 물, 동물과 어류의 내장 등이다.

③ 증상 … 전신쇠약, 현기증, 두통, 중추신경 마비, 호흡곤란으로 사망에 이르기까지 한다.

④ 잠복기 … 10~12시간이다.

⑤ 전파방식 … 토양이나 동물의 분변에 오염된 식품을 충분히 조리(가열처리)하지 않고 섭취할 때 중독된다.

⑥ 치명률 … 치명률은 대단히 높아 적절히 치료하지 않으면 환자의 1/3은 사망한다. 그러나 특이 항독소를 투여하고 호흡기를 잘 관리하면 치명률은 15% 이하로 낮출 수 있다.

⑦ 예방법
  ㉠ 식품은 조리 직후 먹고, 그렇지 못할 경우에는 냉장하였다가 다시 열처리를 한 후 섭취한다.
  ㉡ 모든 식품 취급자를 대상으로 보건교육을 실시한다.
  ㉢ 가정에서 만든 통조림은 30분 이상 가열한 후 먹는다.

⒂ 비브리오 식중독

① 병원체 … _Vibrio Parahaemolyticus_(세균)

② 병원소 … 해산물

③ 증상 … 구역, 구토, 두통, 설사, 고열, 백혈구 증가 등

④ 잠복기 … 12~24시간이다.

⑤ 전파방식
  ㉠ 생해산물이나 잘 조리되지 않은 해산물을 먹을 때 주로 감염되는 감염형 식중독이다.
  ㉡ 해수로 손을 씻거나 음식을 씻을 때도 감염될 수 있다.

⑥ 치명률 … 사망하는 경우는 거의 없다.

⑦ 예방법
  ㉠ 해산물을 조리할 때는 수돗물로 충분히 씻는다.
  ㉡ 해산물을 다루었던 손은 깨끗이 씻고 다른 음식물을 만진다.

### 3 점막 및 피부접촉에 의한 감염병

**(1) 임질**

전 세계적인 분포를 이루고 있고 우리나라에서도 가장 흔한 성병이며, 제4급감염병이다.

① 병원체 … *Neisseria Gonorrheae*(세균)

② 병원소 … 사람이 유일한 병원소이다.

③ 증상

　㉠ 남성 : 배뇨시 화끈거리며 따갑고 고름 섞인 오줌이 나온다.

　㉡ 여성

　　• 배뇨시 통증을 느끼며 질에서 분비물이 많이 나온다.

　　• 여성감염자는 증상이 없는 경우가 많아 성병퇴치에 지장이 많다.

　　• 임질은 즉시 치료하지 않으면 수막염, 관절염, 심내막염 등의 합병증을 유발할 수도 있으며 불임의 원인이 될 수도 있다.

　　• 면역이 되지 않으므로 반복감염이 된다.

④ 잠복기 … 3~4일이다.

⑤ 전파방식 … 성적 접촉에 의하여 감염된다.

⑥ 예방법 … 성병에 관한 보건교육을 실시한다.

**(2) 매독**

매독은 성병으로만 인식되고 있지만 태반을 통하여 감염되면 유산이나 사산의 경우가 있으며 신체의 모든 부위를 침범할 수 있는 무서운 질병이다. 제4급감염병이다.

① 병원체 … *Treponema Pallidium*(세균)

② 병원소 … 감염자

③ 증상 … 초기 증상으로는 입과 음부에 발진이 생기지만 치료하지 않으면 수막염, 보행불능, 실명, 심장병 등 치명적인 증상이 나타날 수도 있다.

④ 잠복기 … 약 3주이다.

⑤ 전파방식

　㉠ 주로 성적 접촉에 의하여 감염되지만 환부 삼출물과 타액, 정액, 혈액, 질분비액을 통하여 간접적으로 감염되기도 한다.

　㉡ 임산부가 감염되면 태아감염을 일으킨다.

⑥ 예방법 … 매독에 관한 보건교육을 실시한다.

### (3) 연성하감

임질, 매독과 함께 3대 성병이지만, 증세는 비교적 경미한 편이다. 제4급감염병이다.

① **병원체** … *Haemophilus Ducreyi*(세균)

② **병원소** … 사람

③ **증상**

    ㉠ 국소 임파선 염증 및 화농이 일어나고 감염부위가 아프고 궤양이 생긴다.

    ㉡ 여성에는 불현성 감염인 경우도 있다.

④ **잠복기** … 3~5일이다.

⑤ **전파방식** … 직접적인 성 접촉에 의하여 감염된다.

⑥ **예방법**

    ㉠ 성병에 관한 보건교육을 실시한다.

    ㉡ 성교 후에는 철저히 세척(비누와 물)한다.

### (4) 전염성 농가진

세균에 의하여 피부에 발생하는 화농성 감염병이다.

① **병원체** … *Streptococcus Pyogenes*(세균)

② **병원소** … 환자 또는 보균자

③ **증상** … 얼굴, 팔뚝 등 피부표면에 부스럼이 생겨 외모가 손상되고 불쾌감을 준다.

④ **잠복기** … 2~5일이다.

⑤ **전파방식** … 감염자의 환부와 직접 접촉하거나 오염된 물건과 접촉할 때 감염된다.

⑥ **예방법** … 환부와 접촉된 물건에 접촉하지 않는다.

### (5) 트라코마

① **병원체** … 바이러스

② **병원소** … 사람

③ **증상** … 결막염과 각막염을 유발하고, 치료하지 않으면 장기간 또는 일생 동안 지속되며 실명을 초래할 수도 있는 만성병이다.

④ **잠복기** … 5~12일이다.

⑤ **전파방식** … 눈과 코의 분비물과 직접 접촉하였을 때 또는 이들과 오염된 물건이 접촉했을 때 감염된다.

⑥ 예방법

　ㄱ 개인위생에 대한 보건교육을 실시한다.

　ㄴ 공동세면장 등에는 세척시설과 자재를 비치한다.

　ㄷ 오염이 의심되는 물건은 소독한다.


## ❹ 피부상처에 의한 감염병

### (1) 광견병

공수병이라 하여 제3급감염병으로 지정되어 있으며 일단 발병하면 거의 전부가 사망하게 되는 무서운 감염병이다.

① **병원체** … 바이러스

② **병원소** … 개, 고양이, 여우, 늑대, 박쥐 등 가축과 야생동물 등이다.

③ **증상** … 발열, 두통, 불안, 심한 불쾌감, 연하곤란, 경련, 섬망, 호흡마비 등이다.

④ **잠복기** … 3~6주이다.

⑤ **전파방식** … 감염동물이 물거나 감염동물의 타액(침)이 상처에 묻을 때 감염된다.

⑥ **예방법** … 모든 개에게 광견병 예방접종을 실시한다. 개에 물렸을 경우에는 즉시 비누와 많은 물로 철저히 씻어내고, 공격한 동물(보통 개나 고양이)을 체포하여 감염 여부를 진단한다. 필요에 따라 물린 사람에게는 면역혈청과 예방백신을 주사한다.

### (2) 파상풍

예방하지 않으면 사망할 수도 있는 무서운 질병으로 감염병예방법에 제3급감염병으로 지정되어 있다.

① **병원체** … *Clostridium Tetani*(세균)

② **병원소** … 사람과 동물

③ **증상** … 불안, 초조, 근육경화, 연하곤란, 턱 근육의 경련·마비 등이다.

④ **잠복기** … 4~20일이다.

⑤ **전파방식** … 사람이나 가축의 분변에 오염된 토양, 먼지 등에 상처난 피부가 접촉할 때 감염된다. 혐기성 세균인 병원체가 상처속에서 번식을 하게 되고 체외 독소를 생산하여 사람에게 치명적인 신경마비 증세를 일으킨다.

⑥ **치명률** … 35~70%로 아주 높다.

⑦ 예방법

  ㉠ 예방접종을 실시한다.

  ㉡ 개인위생을 철저히 한다.

## (3) 렙토스피라증

감염된 쥐나 가축에 의하여 전파되는 급성 감염병으로 우리나라 감염병예방법에 제3급감염병으로 지정되어
있다.

① **병원체** ⋯ *Leptospira* 속의 여러 종(세균)

② **병원소** ⋯ 소, 개, 돼지, 쥐 등이다.

③ **증상** ⋯ 발열, 두통, 오한, 구토, 근육통, 결막염, 황달, 신부전, 용혈성 빈혈, 발진 등이다.

④ **잠복기** ⋯ 4~19일이다.

⑤ **전파방식** ⋯ 감염동물과 접촉할 때, 수영장 등에서 감염동물의 분변에 오염된 물이 입으로 들어가거나 피부
에 묻을 때, 감염동물의 분변에 오염된 음식이나 물을 먹을 때 감염된다.

⑥ 예방법

  ㉠ 질병의 전파방식과 관련된 개인위생을 철저히 하고 쥐의 구제에 힘쓴다.

  ㉡ 가축에 예방접종을 하고 분변을 비료로 사용한 논에 들어가 작업을 할 때는 장화와 장갑을 착용한다.

  ㉢ 음식물과 음료수는 가급적 가열한 후 섭취한다.

## ❺ 절지동물(곤충 등)에 의한 감염병

### (1) 일본뇌염

발병하면 치료가 잘 안 되고 예후도 좋지 않은 급성 감염병으로 법정 제3급감염병이다. 총환자의 90% 이상이
14세 이하이고, 5~9세가 50%를 차지한다. 또 불현성 감염률이 아주 높아서 1~500 내지 1,000으로 추정된다.

① **병원체** ⋯ 바이러스

② **병원소** ⋯ 돼지, 소, 말 등이다.

③ **증상** ⋯ 발열, 두통, 구역질, 보행장애, 언어장애, 혼수상태, 마비 등이다.

④ **잠복기** ⋯ 5~15일이다.

⑤ **전파방식** ⋯ 감염된 뇌염모기에 물릴 때 감염된다.

⑥ **치명률** ⋯ 60%로 높다.

⑦ 예방법

    ㉠ 예방접종을 실시한다.

    ㉡ 모기를 구제하고, 모기가 옥내에 들어오지 않도록 방충망을 설치한다.

    ㉢ 밤에 옥외활동을 할 때는 긴 소매로 된 헐거운 방충복을 착용하며 기피제를 바른다.

## (2) 샌 루이스 뇌염

미국, 중남미, 자마이카 등지에서 뇌염모기가 매개하는 질병이다.

① **병원체** … 바이러스

② **병원소** … 야생동물

③ **증상** … 고열, 두통, 복통, 근육통, 구토, 정신혼란, 떨림, 언어장애 등이다.

④ **잠복기** … 5~15일이다.

⑤ **전파방식** … 감염된 모기에 물릴 때 감염된다.

⑥ **예방법** … 일본 B형 뇌염의 예방과 동일하다.

## (3) 말라리아, 학질

말라리아는 아직도 세계적으로 가장 중요한 법정 제3급감염병이다. 매년 1억 정도의 환자가 발생하고 그중 약 100만 명이 사망하는 것으로 추정된다. Plasmodium 속의 4종이 인체를 통해 감염되는데, 이 중 악성 3일열말라리아는 약 10%의 치명률을 보이고, 우리나라에 존재하는 양성 3일열말라리아는 치사율은 거의 없으나 장기간 재발된다.

① **병원체** … 아메바

② **병원소** … 감염자

③ **증상**

    ㉠ 고열, 오한, 두통, 오심, 발한 등이 매일 한번 또는 2~3일에 한번씩 반복된다.

    ㉡ 치료하지 않으면 1개월 이상 지속되며 보통 몇 년간 불규칙하게 재발하는 경우가 많다.

④ **잠복기** … 3~6일이다.

⑤ **전파방식** … 학질 모기가 물었을 때 감염된다.

⑥ **예방법**

    ㉠ 예방접종을 실시한다.

    ㉡ 모기를 구제하고, 방충망을 설치한다.

## (4) 뎅기열

인도, 파키스탄, 인도네시아, 필리핀 등 동남아시아와 서남태평양의 제군도 및 남미 등에서 발생되는 급성질병으로 숲 모기가 매개한다. 제3급감염병이다.

① **병원체** … 바이러스

② **병원소** … 사람(모기와 관련)

③ **증상** … 발열, 심한 두통, 근육통, 관절통, 발진 등이다.

④ **잠복기** … 5~6일이다.

⑤ **전파방식** … 감염된 모기에 물렸을 때 감염된다.

⑥ **예방법**
　　㉠ 모기를 구제한다.
　　㉡ 방호복을 착용하고, 기피제를 사용한다.

## 6 포유동물에 의한 감염병

### (1) 신증후군출혈열(유행성출혈열)

농민, 군인, 산악인 등 야외활동이 많은 사람 중에서 많이 발생하는 법정 제3급감염병이다.

① **병원체** … 한탄(*Hantan*) 바이러스

② **병원소** … 들쥐(등줄쥐)

③ **증상** … 발열, 식욕저하, 구토, 출혈, 저혈압, 단백뇨 배설, 신장기능 상실, 쇼크 등이다.

④ **잠복기** … 12~16일이다.

⑤ **전파방식** … 야생 들쥐의 배설물이 입으로 들어가거나 호흡기도로 흡입될 때 감염되는 것으로 추정된다.

⑥ **치명률** … 6%이다.

⑦ **예방법**
　　㉠ 농가나 병영주변에 들쥐가 서식할 수 없도록 청결을 유지한다.
　　㉡ 야외활동 중에 입었던 의복, 신발 등을 즉시 세탁한다.
　　㉢ 야외에서 활동할 때는 마스크를 착용하여 오염된 분진을 흡입하지 않도록 한다.

## (2) 브루셀라증

농민, 도살장 근로자, 식용육 취급자에게 많이 발생하는 법정 제3급감염병이다.

① **병원체** ⋯ *Brucella Abortus*(세균)

② **병원소** ⋯ 소, 양, 염소, 말, 돼지 등이다.

③ **증상** ⋯ 발열, 두통, 쇠약, 심한 땀, 오한, 관절통, 전신통 등이다.

④ **잠복기** ⋯ 5~21일이다.

⑤ **전파방식** ⋯ 감염동물의 조직, 혈액, 소변, 유산 폐기물, 우유 등을 접촉하거나 섭취할 때 감염된다.

⑥ **치명률** ⋯ 2%이다.

⑦ **예방법**
　㉠ 농민, 도살장 근로자, 식육 판매자 등에 보건교육을 실시한다.
　㉡ 감염된 가축을 적발하여 폐기하고, 식육검사를 철저히 실시한다.
　㉢ 우유소독을 철저히 실시한다.

## (3) 탄저병

감염된 가축에 의하여 전파되는 아주 무서운 급성 세균성 질병으로 제1급감염병으로 지정되었다.

① **병원체** ⋯ *Bacillus Anthracis*(세균)

② **병원소** ⋯ 소, 양, 염소, 말 등이다.

③ **증상**
　㉠ 피부접촉 부위에 움푹 패인 흑색가피가 생기며 주위에는 조그마한 부종이 생긴다.
　㉡ 치료하지 않으면 임파절과 혈관으로 들어가 패혈증을 일으키고 사망을 초래할 수도 있다.
　㉢ 호흡기로 흡입되었을 때도 심하면 고열과 쇼크가 오고 24시간 내에 사망한다.

④ **잠복기** ⋯ 2~5일이다.

⑤ **전파방식**
　㉠ 탄저병으로 죽은 동물의 가죽, 털, 조직 등을 접촉할 때
　㉡ 병원체의 포자를 흡입할 때
　㉢ 이 병으로 죽은 동물의 고기를 날로 먹을 때

⑥ **치명률** ⋯ 치료하지 않은 환자 중 5~20%가 사망한다.

⑦ **예방법**
　㉠ 예방접종을 실시한다.
　㉡ 수의과학적 조치를 취한다.
　㉢ 오염된 물건은 소독과 격리가 필요하다.

## ❼ 주사기 등에 의한 감염병

### (1) B형 간염

간세포성 암과 연관이 있는 아주 무서운 만성질환으로 우리나라 감염병예방법에도 제3급감염병으로 지정되어 있다. 선진국의 경우는 양성률이 대개 0.3%인데 반하여 아프리카 등 후진국은 양성률이 15%를 넘기도 한다. 우리나라의 양성률은 약 8%로 추정된다.

① **병원체** ⋯ 바이러스

② **병원소** ⋯ 감염자의 혈액, 타액, 점액, 질 분비액이다.

③ **증상** ⋯ 식욕감퇴, 복부불안, 오심, 구토, 황달 등이다.

④ **잠복기** ⋯ 80~100일이다.

⑤ **전파방식** ⋯ 성 접촉 등 밀접한 접촉, 칫솔이나 면도칼을 혼용할 때, 또는 감염자의 혈액 또는 혈액제제를 받을 때나 오염된 주사기, 침, 기타 의료기구에 의하여 감염된다.

⑥ **예방법**
    ㉠ 예방접종을 실시한다.
    ㉡ 혈액관리를 철저히 한다.
    ㉢ 주사기 등 의료기구와 오염가능성이 있는 물건은 철저히 소독한다.

### (2) 후천성 면역결핍증(AIDS)

1980년대 초부터 유행하기 시작한 무서운 감염병으로 감염되면 효과적인 치료방법이 없고, 우리나라에도 감염자의 수가 매년 증가되고 있다. 감염병예방법에 제3급감염병으로 지정되어 있다.

① **병원체** ⋯ HIV 바이러스

② **병원소** ⋯ 사람(감염자)

③ **증상** ⋯ 미열, 전신피로, 식은 땀, 불쾌감, 체중감소, 임파선 비대, 손, 입, 항문이 가렵고 부스럼 발생, 만성 기침, 호흡곤란, 기억력 감퇴, 성격변화 또는 발작, 식도염, 폐렴, 피부암 등이다.

④ **잠복기** ⋯ 수개월~6년이다.

⑤ **전파방식**
    ㉠ 성적 접촉시
    ㉡ 수혈 및 혈액제품 사용시
    ㉢ 오염된 주사기, 침, 칫솔, 면도칼 사용시
    ㉣ 모성이 감염된 경우 태아로 수직감염

⑥ 예방법

　　㉠ 혼외 성교를 금하고 콘돔을 사용한다.

　　㉡ 주사기, 침 등은 매회 가열소독해서 사용한다.

　　㉢ 면도칼, 칫솔은 자신의 것만을 사용한다.

　　㉣ 혈액 공여자나 매혈자의 혈액은 채취하기 전에 철저한 검사를 실시한다.

　　㉤ 에이즈의 위험성과 전파경로에 관하여 보건교육을 실시한다.

# ≡ 최근 기출문제 분석 ≡

2019. 6. 15. 제2회 서울특별시

**1** 〈보기〉에서 설명하는 것은?

───── 보기 ─────

인위적으로 항원을 체내에 투입하여 항체가 생성되도록 하는 방법으로 생균백신, 사균백신, 순화독소 등을 사용하는 예방접종으로 얻어지는 면역을 말한다.

① 수동면역(passive immunity)

② 선천면역(natural immunity)

③ 자연능동면역(natural active immunity)

④ 인공능동면역(artificial active immunity)

> **TIP** 능동면역과 수동면역
> ㉠ 능동면역 : 체내의 조직세포에서 항체가 만들어지는 면역으로 비교적 장기간 지속된다.
> • 자연능동면역 : 질병을 앓고 난 후 생기는 면역
>    **예** 홍역, 수두 등을 앓고 난 뒤
> • 인공능동면역 : 인공적으로 항원을 투여해서 얻는 면역 = 예방접종
>    **예** 볼거리, 풍진, 결핵, 소아마비, 일본뇌염 등의 예방주사
> ㉡ 수동면역 : 이미 형성된 면역원을 주입하는 것으로, 능동면역보다 효과가 빠르지만 빨리 사라진다.
> • 자연수동면역 : 모체의 태반을 통해 얻는 면역
> • 인공수동면역 : 면역혈청 등을 통해 얻는 면역

2018. 6. 23. 제2회 서울특별시

**2** 모유수유를 한 영아가 모유수유를 하지 않은 영아에 비해 감염균에 대한 면역력이 높았다. 이에 해당하는 면역(immunity)의 종류는?

① 자연능동면역          ② 자연수동면역

③ 인공능동면역          ④ 인공수동면역

> **TIP** 태반 또는 모유에 의한 면역은 자연수동면역에 해당한다.

**Answer** 1.④ 2.②

**3** 감염병 관리방법 중 전파과정의 차단에 대한 설명으로 가장 옳은 것은?

① 홍보를 통해 손씻기와 마스크 착용을 강조하였다.

② 조류 인플루엔자 감염 오리를 모두 살처분하였다.

③ 노인인구에서 신종인플루엔자 예방접종을 무료로 실시하였다.

④ 결핵환자 조기발견을 위한 감시체계를 강화하였다.

> **TIP** 감염병의 예방관리 방법
> ㉠ 병원체와 병원소 관리 : 감염병 관리의 가장 확실한 방법은 병원체나 병원소를 제거하는 것이다.
> ㉡ 전파과정 관리 : 전파과정의 차단에는 검역과 격리, 매개곤충관리, 환경위생과 식품위생,개인위생 등이 포함된다.
> ㉢ 숙주 관리 : 숙주의 면역력을 증강시키는 방법으로 예방접종과 톡소이드 혹은 면역글로불린 접종 등의 방법이 있다. 이미 감염된 환자나 보균자는 조기발견 및 조기치료를 시행함으로써 합병증을 막고 필요한 격리를 시행하여 다른 사람에게 전파되는 것을 막을 수 있다.
> ※ 감염병의 생성과 전파 … 병원체가 숙주에 기생하면서 면역반응이나 질병을 일으키는 것이 감염병의 본질이기 때문에 감염병이 생성되기 위해서는 병원체로부터 숙주의 저항에 이르기까지 다음과 같은 단계를 거친다.

| 병원체 | 병원소 | 병원체 탈출 | 전파 | 침입 | 숙주의 저항 |
|---|---|---|---|---|---|
| • 바이러스<br>• 세균<br>• 진균<br>• 원충생물<br>• 기생충 등 | • 인간(환자, 보균자)<br>• 동물<br>• 흙<br>• 물 등 | • 호흡기<br>• 소화기<br>• 비뇨생식기<br>• 피부(상처)<br>• 태반 등 | • 직접전파<br>• 간접전파 | • 호흡기<br>• 소화기<br>• 비뇨생식기<br>• 피부(상처)<br>• 태반 등 | • 면역(선천, 후천)<br>• 영양<br>• 건강 등 |

**4** 다음 〈보기〉에서 설명하는 수인성 감염질환으로 가장 옳은 것은?

> ──── 보기 ────
> • 적은 수의 세균으로 감염이 가능하여 음식 내 증식 과정 없이 집단 발병이 가능하다.
> • 최근 HACCP(위해요소 중점 관리기준) 도입 등 급식위생 개선으로 감소하고 있다.

① 콜레라                    ② 장티푸스

③ 세균성이질            ④ 장출혈성대장균감염증

> **TIP** 세균성이질 … 시겔라(Shigella) 균에 의한 장관계 급성 감염성 질환으로 제1군 감염병이다. 환자 또는 보균자가 배출한 대변을 통해 구강으로 감염되며, 매우 적은 양(10~100개)의 세균으로도 감염을 일으킨다.

**Answer** 3.① 4.③

**5** 다음은 감염병의 중증도에 따른 분류이다. 이때, 수식 '[(B+C+D+E) / (A+B+C+D+E)]×100'에 의해 산출되는 지표는?

| 총 감수성자(N) | | | | |
| --- | --- | --- | --- | --- |
| 감염(A+B+C+D+E) | | | | |
| 불현성감염(A) | 현성감염(B+C+D+E) | | | |
| | 경미한 증상(B) | 중증도 증상(C) | 심각한 증상(D) | 사망(E) |

① 감염력(infectivity)　　　　　　　② 이차발병률(secondary attack rate)

③ 병원력(pathogenicity)　　　　　　④ 치명률(case fatality rate)

**TIP** 병원력(pathogenicity) … 숙주에게 감염되어 알아볼 수 있는 질병을 일으키는 능력으로 병원체의 증식속도, 증식하면서 나타난 숙주세포의 영향, 독소생성의 정도 등이다. 전체 감염자 중 현성감염자의 비율로 구한다.

**6** 다음 중 신생아가 모유 수유를 통해서 얻을 수 있는 면역의 형태로 옳은 것은?

① 자연능동면역　　　　　　　　　　② 인공능동면역

③ 자연수동면역　　　　　　　　　　④ 인공수동면역

**TIP** 면역

| 구분 | | | 내용 |
| --- | --- | --- | --- |
| 선천적 면역 | | | 종속 면역, 인종 면역, 개인 특이성 |
| 후천적 면역 | 능동 면역 | 자연동 | 질병 감염 후 얻은 면역(병후면역 : 홍역, 천연두 등) |
| | | 인공능동 | 예방접종으로 얻어지는 면역(결핵, B형 간염 등) |
| | 수동 면역 | 자연수동 | 모체로부터 태반이나 유즙을 통해 얻은 면역 |
| | | 인공수동 | 동물 면역 혈청 및 성인 혈청 등 인공제제를 접종하여 얻은 면역 |

**Answer** 5.③  6.③

2017. 3. 18. 제1회 서울특별시

**7** 다음 감염병 중 모기를 매개체로 한 감염병으로 옳지 않은 것은?

① 뎅기열
② 황열
③ 웨스트나일열
④ 발진열

> **TIP** ④ 발진열은 동양쥐벼룩을 통해 전염되며 리케치아균이 섞인 벼룩의 분변이 벼룩이 물어서 생긴 병변을 오염시켜 감염되는 리케치아 감염병의 일종이다.

2017. 6. 24. 제2회 서울특별시

**8** 법정감염병에 관한 사항으로 가장 옳은 것은?

① 군의관은 소속 의무부대장에게 보고하며, 소속 의무부대 장은 국방부에 신고한다.
② 의사, 한의사는 소속 의료기관장에게 보고하며, 의료기관의 장은 관할 보건소장에게 신고한다.
③ 지체 없이 신고해야 하는 감염병은 제1군부터 제3군까지의 감염병이다.
④ 지정감염병의 종류에는 임질, 수족구병, 큐열 등이 있으며, 7일 이내에 신고해야 한다.

> **TIP** ① 육군, 해군, 공군 또는 국방부 직할 부대에 소속된 군의관은 소속 부대장에게 보고하여야 하고, 보고를 받은 소속 부대장은 관할 보건소장에게 지체 없이 신고하여야 한다.
> ③ 제1군감염병부터 제4군감염병까지의 경우에는 지체 없이, 제5군감염병 및 지정감염병의 경우에는 7일 이내에 보건복지부장관 또는 관할 보건소장에게 신고하여야 한다.
> ④ 큐열은 인수공통감염병에 해당한다.

2016. 6. 25. 서울특별시

**9** 다음 중 감마 글로불린($\gamma$-globulin) 또는 항독소(antitoxin) 등의 인공제제를 주입하여 생긴 면역은?

① 인공피동면역(artificial passive immunity)
② 인공능동면역(artificial active immunity)
③ 자연피동면역(natural passive immunity)
④ 자연능동면역(natural active immunity)

> **TIP** 면역의 종류
> ㉠ 선천적 면역 : 선천적으로 체내에 그 병에 대한 저항성을 가지고 있는 상태
> ㉡ 인공능동면역 : 예방접종을 통해 항체를 형성하는 것(백신, 톡소이드)
> ㉢ 인공수동(피동)면역 : 이물질에 노출 없이 감마글로블린 주사로 항체를 공급받는 것
> ㉣ 자연능동면역 : 질병을 앓고 난 후 면역을 획득하는 것
> ㉤ 자연수동(피동)면역 : 태아가 태반을 통해 모체로부터 항체를 획득하는 것

**Answer** 7.④ 8.② 9.①

2015. 6. 13. 서울특별시 변형

**10** 심한 설사로 탈수 상태와 위경련 등 전신 증상을 보이고, 동남아시아에서 많이 발병하며, 전파되는 제2급감염병이자 검역감염병인 질병은?

① 콜레라

② 장티푸스

③ 파라티푸스

④ 장출혈성대장균감염증

> **TIP** 심한 설사로 탈수 상태와 위경련 등 전신 증상을 보이고, 동남아시아에서 많이 발병하며, 전파되는 제2급감염병이자 검역감염병인 질병은 콜레라이다.
>
> ※ 검역감염병 … 콜레라, 페스트, 황열, 중증급성호흡기증후군(SARS), 동물인플루엔자 인체감염증, 신종인플루엔자, 중동호흡기증후군(MERS) 등

**Answer** 10.①

# 출제 예상 문제

**1** 인공수동면역에 해당하는 것은?

① 파상풍 항독소

② BCG 백신

③ 디프테리아 백신

④ 예방적 항결핵제

**TIP** ① 수동면역이란 다른 생체가 만든 항체가 받아들여 면역을 얻는 것으로 태아가 태반을 통하여 모체로부터 면역체를 받는 자연적 수동면역과 파상풍 항독소와 같은 인공적 수동면역의 방법이 있다. 만일 파상풍균에 감염되었다면 다량의 항체가 발생하는데 이를 다른 감염되지 않은 개체에게 투여함으로서 이 병원균에 대한 수동면역이 발생하게 된다.
　　주사 등을 통한 수동면역은 주사와 동시에 면역을 얻을 수 있지만, 일반적으로 지속기간이 짧고 면역의 정도도 약하다.

※ 후천적 면역 … 질병이환 후나 예방접종 등으로 얻는 면역으로 획득면역이라고도 한다.
　　㉠ 능동면역

| 구분 | 내용 |
| --- | --- |
| 인공능동면역 | 생균백신, 사균백신, 순환독소의 예방접종 후 생기는 면역 |
| 자연능동면역 | 질병이환 후 면역(장티푸스, 소아마비) |

　　㉡ 수동면역

| 구분 | 내용 |
| --- | --- |
| 자연수동면역 | 자기의 힘으로 생긴 면역이 아니고 다른 사람(모체)나 동물에서 만든 항체를 얻어서 생긴 면역 |
| 인공수동면역 | 회복기 혈청 항독소를 환자 또는 위험에 처해 있는 사람에게 주어 면역을 얻는 방법 |

　　㉢ 능동면역과 수동면역의 비교

| 구분 | 능동면역 | 수동면역 |
| --- | --- | --- |
| 장점 | • 장기간 지속<br>• 비교적 강력한 면역력 획득<br>• 한 번 주사로 여러 질병 면역 획득 | • 효과가 빠름<br>• 치료용, 응급처치용으로 사용 가능 |
| 단점 | • 늦게 나타나는 효과<br>• 부작용 가능성 | • 짧은 지속 시간<br>• 비교적 약한 저항력 |

**Answer** 1.①

**2** 병원체가 생존하고 증식하면서 감수성 있는 숙주에 전파 시킬 수 있는 생태적 지위에 해당하는 사람, 동물, 곤충, 흙, 물 등을 말하는 것은 무엇인가?

① 감염원 　　　　　　　　　　　　② 오염원
③ 병원소 　　　　　　　　　　　　④ 개달물

---

**TIP** ③ 병원소란 감염병을 일으키는 병원체가 서식하는 장소를 말한다. 2014년 아프리카를 휩쓴 에볼라 바이러스의 자연계 병원소는 박쥐로 알려져 있으며, 레지오넬라증의 경우 물이 가장 중요한 병원소(감염원)라 알려져 있다.

※ 병원소 … 병원체가 생활, 증식하고 생존하여 질병을 전파할 수 있는 상태로 저장되는 장소를 말한다. 병원소는 인간병원소, 동물병원소, 토양, 곤충 등으로 구분된다.

㉠ 인간 병원소

| 구분 | 내용 |
|------|------|
| 환자 | 현성 감염자 |
| 무증상 감염자 | 불현성 감염자 |
| 보균자 | 잠복기 보균자, 회복기 보균자, 건강 보균자 |

㉡ 동물 병원소

| 구분 | 질병 |
|------|------|
| 쥐 | 페스트, 발진열, 살모넬라증, 와일씨병, 서교증 등 |
| 소 | 결핵, 탄저, 파상열, 살모넬라증 |
| 돼지 | 살모넬라증, 파상열 |
| 양 | 탄저, 파상열, 보툴리즘 |
| 새 | 유행성 일본뇌염, 살모넬라증 |

㉢ 토양 : 파상풍, 보툴리즘, 구충증 등 아포형성균이 다수

㉣ 곤충

| 구분 | 질병 |
|------|------|
| 파리 | 장티푸스, 콜레라, 파라티푸스, 세균성 이질, 폴리오 |
| 모기 | 뇌염, 말라리아, 사상충, 뎅구열, 황열 등 |
| 이 | 발진티푸스, 재귀열 |
| 벼룩 | 발진열, 페스트 |

**Answer** 2.③

**3** 감염병예방법에 규정된 법정감염병 중 제3급감염병이 아닌 것은?

① 유행성 이하선염　　　　　　　② 레지오넬라증
③ 발진티푸스　　　　　　　　　　④ 라임병

---

**TIP** ① 제2급감염병이다.

**4** 어린이에게 투베르쿨린 검사시 결핵에 대한 양성판정 기준을 10mm에서 5mm로 낮출 때 결과는?

① 민감도와 특이도가 증가한다.
② 민감도와 특이도가 감소한다.
③ 민감도는 증가하고 특이도는 감소한다.
④ 민감도는 감소하고 특이도는 증가한다.

---

**TIP** ③ 민감도는 결핵감염일 경우 양성을 나타낼 확률(병이 있는 사람을 병이 있다고 판정할 수 있는 능력)을 말하고, 특이도는 병
이 없는 사람을 병이 없다고 판정할 수 있는 능력을 말하므로 양성판정의 기준을 낮추면 민감도는 증가하고 특이도는 감소한다.

**5** 1회 접촉으로 후천성 면역결핍증에 걸릴 수 있는 가능성이 가장 높은 것은?

① 환자와의 성 접촉　　　　　　　② 수혈
③ 주사기 공동사용　　　　　　　　④ 보균자와의 성 접촉

---

**TIP** ② 혈액을 통한 감염이 빠르고 확실하므로 가장 위험하다.

**Answer** 3.① 4.③ 5.②

**6** 들에서 일하던 농부가 들쥐에게 물려 질병에 감염된 경우 이와 관련깊은 감염병은?

① 쯔쯔가무시병
② 유행성 출혈열
③ 탄저병
④ 브루셀라증

TIP ① 들쥐나 진드기에 물려 감염되는 질병이다.

**7** DPT접종을 통해 예방할 수 있는 질병은?

① 결핵, 백일해, 파상풍
② 디프테리아, 장티푸스, 파상풍
③ 결핵, 홍역, 백일해
④ 디프테리아, 백일해, 파상풍

TIP DPT … 디프테리아(Diphtheria), 백일해(Pertussis), 파상풍(Tetanus)의 예방혼합백신을 말한다. 디프테리아, 백일해, 파상풍은 모두 세균이 일으키는 전신성 질병으로, 특히 어린이가 감염되면 생명이 위험할 정도로 무서운 질병이다. 따라서 철저한 예방접종의 실시가 우선 되어야 한다.

**8** 다음 중 순환독소(Toxoid)를 이용한 면역은?

① 자연능동면역
② 인공능동면역
③ 자연수동면역
④ 인공수동면역

TIP 인공능동면역 … 생균백신, 사균백신, 순환독소를 예방접종하여 생기는 면역으로 파상풍, 디프테리아 등이 있다.

**9** 다음 중 개달물에 해당하는 것은?

① 우유　　　　　　　　　　　② 주사바늘
③ 수건　　　　　　　　　　　④ 파리

---

**TIP** 개달물 … 병원체를 전파하는 비활성 전파체로 물, 우유, 식품, 공기, 토양을 제외한 모든 무생물을 말한다. 의복, 침구, 책, 완구 등이 있다.

**10** 중간숙주의 연결이 잘못된 것은?

① 렙토스피라증 – 쥐, 가축　　　② 광절열두조충 – 연어, 광어
③ 선모충 – 돼지　　　　　　　④ 재귀열 – 파리

---

**TIP** ④ 재귀열의 중간숙주는 진드기나 이이다.

**11** 다음 중 톡소이드가 예방 및 치료제로 쓰이는 질병은?

① 디프테리아　　　　　　　　② 렙토스피라증
③ 매독　　　　　　　　　　　④ 콜레라

---

**TIP** 톡소이드(Toxoid) … 병원균 독소의 독성을 제거하고 면역발생력을 유보한 액으로 변성독소, 아나톡신이라고도 한다. 주로 디프테리아나 파상풍의 예방에 응용된다. 즉, 인체에 디프테리아균이 침입하면 그 균체외 독소 때문에 디프테리아에 걸리는데, 동시에 이 독소의 작용에 의하여 독소를 중화하는 항독소가 체내에 자연적으로 발생하여 그것이 충분히 발생하면 질병은 자연히 치유된다. 그러나 부족할 때에는 항독소를 주사하면 질병을 고칠 수 있다.

**Answer**　9.③　10.④　11.①

**12** 다음 중 바이러스 감염병에 속하는 것은?

① 장티푸스　　　　　　　　　　② 발진열

③ 백일해　　　　　　　　　　　④ 일본뇌염

---

**TIP** 병원체 유형별 감염병의 분류
　㉠ 바이러스성 감염병 : 0.01~0.3μm 정도로 전자 현미경으로만 관찰이 가능하고 세포 내에 기생한다. 홍역, 폴리오, 유행성 간염, 일본뇌염, 공수병, 유행성 이하선염, 에이즈 등이 있다.
　㉡ 세균성 감염병 : 디프테리아, 결핵, 장티푸스 콜레라, 세균성 이질, 페스트, 파라티푸스, 성홍열, 백일해, 매독, 임질, 나병 등이 있다.
　㉢ 리케차성 감염병 : 발진열, 발진티푸스, 양충병, 록키산 홍반열, Q열 등이 있다.
　㉣ 원충성 감염병 : 아메바성 이질, 말라리아, 간·폐디스토마, 회충 등이 있다.
　㉤ 진균 또는 사상균 : 무좀 등 각종 피부질환의 원인균이다.

**13** 신경계의 급성 중독을 일으키는 신경독소는?

① 살모넬라　　　　　　　　　　② 비브리오

③ 보툴리누스　　　　　　　　　④ 여시니아

---

**TIP** 보툴리누스
　㉠ 편성혐기성, 그람 양성의 아포 형성균인 보툴리누스균(*Clostridium Botulinum*)이 생산한 균체외 독소(신경독)에 의하여 보툴리누스 중독 또는 보툴리누스증(Botulism)이 일어난다.
　㉡ 일반적인 보툴리누스 중독은 식품 내에서 보툴리누스균이 증식하였을 때에 생산된 독소를 식품과 함께 섭취하여 발병한다.

**Answer**　12.④　13.③

## 14 조류독감의 예방온도로 옳은 것은?

① 75℃에서 5분간 살균한다.　　　　② 80℃에서 5분간 살균한다.

③ 100℃에서 5분간 살균한다.　　　　④ 방법이 없다.

---

**TIP** 조류독감

ⓐ 증상 : 일반 독감과 같이 고열, 기침, 목 따가움, 근육통 등의 증상을 보이며 눈이 충혈되는 결막염이 나타날 수도 있다.

ⓑ 감염경로 : 조류독감 바이러스는 감염된 조류와 직접 접촉하거나 이들의 배설물에서 감염된다.

ⓒ 예방법 : 일단 감염된 조류와 접촉하지 말고, 독감에 걸리지 않도록 한다.

ⓓ 치료법 : 항바이러스 제제를 복용하면 바이러스 증식을 억제할 수 있는데, 아직 확실한 백신제는 없는 상황이다.

ⓔ 조류독감 바이러스의 사멸 : 조류독감 바이러스를 예방하기 위해서는 음식물 조리시 60~70℃에서는 30분, 75℃에서는 5분, 80℃에서는 1분간 조리한다. 100℃에서는 즉시 사멸한다.

## 15 감염병 전파의 6가지 요인 중 환경요소에 속하는 것은?

① 전파　　　　　　　　　　② 병원체

③ 병원소　　　　　　　　　④ 감수성

---

**TIP** 질병발생의 3요소와 감염병 생성과정(6단계)

ⓐ 병인

　• 병원체

　• 병원소

ⓑ 환경

　• 병원소로부터 병원체 탈출

　• 전파

　• 병원체의 새로운 숙주로의 침입

ⓒ 숙주 : 숙주의 감수성

**Answer** 14.① 15.①

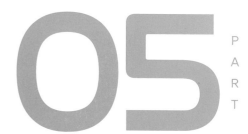

# 05

# 식품위생과
# 위생해충

# 01 식품위생

## 01 식품위생의 개요

### 1 식품위생의 정의

**(1) WHO(환경위생 전문회의)의 정의**

식품위생은 식품의 생육, 생산, 제조에서 최종적으로 사람에게 섭취되기까지의 모든 단계에서 안전성, 건전성, 완전무결성을 확보하기 위한 모든 수단이다.

**(2) 우리나라의 정의**

식품위생이란 식품, 식품첨가물, 기구 및 용기·포장 등을 대상으로 하는 음식에 관한 위생을 말한다〈식품위생법 제2조 제11호〉.

### 2 식품에 의한 감염병

**(1) 특징**
① 폭발적으로 발생한다.
② 기온이 높은 여름철에 주로 발생한다. 여름철은 미생물이 성장·생육하기 좋은 조건이고, 장관의 수분과다로 내성이 저하되어 있기 때문에 감염병이 많이 발생한다.

**(2) 식품취급 시 유의점**
① 원료보관실, 제조가공실, 포장실 등의 내부는 항상 청결해야 한다.
② 원료 및 제품 중 부패·변질이 되기 쉬운 것은 냉장·냉동 보관한다.
③ 제조, 가공 또는 포장에 직접 종사하는 자는 위생모를 착용해야 한다.

④ 우유와 산양유는 같은 제조실에서 처리·가공하거나 섞어 넣지 말아야 한다.

⑤ 제조, 가공, 조리에 상용되는 기계, 기구 및 음식기는 사용 후에 세척, 살균 등 항상 청결하게 유지·관리해야 한다.

⑥ 식품접객업소의 경우 냉면육수, 칼, 도마, 행주 등은 식품 등의 기준 및 규격이 정하는 미생물 권장규격에 적합하도록 관리해야 한다.

⑦ 식품 저장고에 해충구제 및 방서를 실시하고 동물사육을 금한다.

⑧ 야채는 흐르는 물에 5회 이상 씻는다.

⑨ 유지식품은 일광을 차단하고 라면은 빛을 차단하여 보관한다.

# 02 식품의 관리

(1) 소독법

① 가열

   ㉠ 고압증기멸균 : 115.5℃에서 30분간 가열, 121.5℃에서 20분간 가열, 126.5℃에서 15분간 가열한다.
   ㉡ 저온멸균 : 63℃에서 30분간 가열하는 방법으로, 우유소독 시 사용된다.
   ㉢ 간헐멸균 : 저온상태에서 포자살균한다.
   ㉣ 화염멸균 : 금속·유리·자기제품 소독 시 이용된다.
   ㉤ 유통증기멸균 : 100℃에서 30~60분 가열한다.
   ㉥ 건열멸균법

② 자외선 조사

   ㉠ 처리 후 성분변화가 거의 없지만 침투력이 없다.
   ㉡ Dorno-ray(2,400~3,200Å)가 살균효과가 크다.
   ㉢ 내성이 생기지 않고 피조사물에 변화를 주지 않는다.
   ㉣ 사용법이 간단하고 모든 균종에 효과적이며 살균효과가 크다.
   ㉤ 장시간 사용 시 지방류를 산패시킨다.
   ㉥ 피부조사 시 붉은 반점이 생기고 눈에 결막염과 각막염을 유발한다.

③ 화학적 소독 … 화학적 소독제는 살균력이 강하고 인체에 독성이 없으며 냄새가 없어야 한다. 또 수용성이고 값이 저렴해야 한다.

   ㉠ 수은 : 0.1% 승홍수와 25% Mercurochrome수를 사용한다. 피부점막 소독에 이용된다.
   ㉡ 염소 : 상수도와 음료수 소독에 이용된다.
   ㉢ 3% 과산화수소 : 상처소독용으로, 주로 구강소독에 이용된다.

ⓔ 방향족 : 손소독 및 기구, 용기 소독에 이용된다.

ⓜ 표백분 : 우물물, 풀장 소독에 이용된다.

ⓗ 요오드 : 물에 녹지 않는다.

ⓢ 오존 : 목욕탕 소독에 이용된다.

ⓞ 역성비누 : 손소독, 기구나 용기소독에 이용된다.

## (2) 변질방지법

① 건조 … 수분함량 15% 이하는 생육 불능, 곰팡이는 수분함량 13% 이하로 건조시킨다.

② 냉장·냉동법 … 10℃ 이하에서는 번식이 억제되고, −5℃ 이하에서는 번식이 정지된다.

   ⓗ 냉장법 : 1~10℃ 사이에서 저장하는 방법이다.

   ⓛ 냉동법 : 0℃ 이하에서 저장하는 방법이다.

③ 가열법

   ⓗ 식품 중의 효소를 파괴해 자기소화작용을 억제하므로 변질을 막는 방법이다.

   ⓛ 120℃에서 20분 가열로 미생물이 완전멸균된다.

   ⓒ 향미와 비타민 등의 영양소가 파괴되는 단점이 있다.

④ 염장법·당장법 … 탈수작용과 염소이온의 직접적 작용 등에 의한 보존법이다. 염장은 10~20%, 당장은 40~50% 절임법이 일반적이다.

⑤ 산저장법 … pH 5.0 이하의 초산이나 젖산을 이용한다.

⑥ 가스법 … $CO_2$, $N_2$ 가스를 이용한다.

⑦ 방부제

   ⓗ 허용된 첨가물만 사용한다.

   ⓛ 사용 허용량을 지킨다.

   ⓒ 독성이 없어야 한다.

   ⓔ 미량으로도 효과가 있어야 한다.

   ⓜ 무미·무취이어야 한다.

⑧ 밀봉법

⑨ 훈증, 훈연법

 식품 변질의 종류

   ⓗ 부패 : 단백질과 질소 화합물을 함유한 식품이 자가소화 또는 미생물 및 부패세균 등의 효소작용으로 인해 분해되어 아민류와 같은 독성물질과 악취가 발생하는 현상

   ⓛ 산패 : 지방이 미생물이나 산소, 햇빛, 금속 등에 의하여 산화 분해되어 불쾌한 냄새나 맛을 형성하는 것

   ⓒ 변패 : 탄수화물(당질)과 지질이 산화에 의하여 변성되어 비정상적인 맛과 냄새가 나는 현상

   ⓔ 발효 : 탄수화물이 미생물의 작용을 받아 유기산이나 알코올 등을 생성하는 것

# 03 식중독

## ① 세균성 식중독

### (1) 분류

설사가 주증세이고, 감염형과 독소형으로 나뉜다.

① 감염형 … 살모넬라균, 장염 비브리오균, 병원성 대장균 등이 있다.

② 독소형 … 포도상구균과 보툴리누스균, 바실러스 세레우스균, 알레르기균 등이 있다.

③ 중간형 … 웰치균, NAG 비브리오균 등이 있다.

### (2) 감염형 식중독

① 살모넬라균에 의한 식중독
- ㉠ 외부형태 : Gram 음성, 무포자, 간균, 주모균으로 역사상 가장 오래된 식중독균이다.
- ㉡ 원인균의 특징 : 생육 최적온도는 37℃이고, pH 7~8이다.
- ㉢ 증세 : 치사율은 낮으나 38~40℃의 심한 고열이 특징이다.
- ㉣ 원인식품 : 감염된 동물, 어육제품, 샐러드, 마요네즈, 유제품, 난류 등이다.
- ㉤ 예방 : 60℃에서 20분간 가열로 예방할 수 있다.
- ㉥ 잠복기 : 20시간이다.

② 장염 비브리오균에 의한 식중독
- ㉠ 외부형태 : Gram 음성, 간균
- ㉡ 원인균 : *Vibrio Parahaemolyticus*(호염균)로, 3~4%의 식염농도에서 잘 자라는 중온균이다.
- ㉢ 원인식품 : 어패류, 생선 등이다.
- ㉣ 특징
  - 콜레라균과 유사한 형태이다.
  - 균의 분열시간이 짧다(10분 이내).
  - 열에 약한 것이 특징이다.
- ㉤ 주요 증상 : 설사, 위장장애
- ㉥ 잠복기 : 평균 10~18시간이다.

③ 병원성 대장균에 의한 식중독

    ㉠ **외부형태** : Gram 음성, 주모균, 간균, 무아포성

    ㉡ **원인균** : *Escherichia Coli*

    ㉢ **증세** : 유아에게 전염성 설사, 성인에게는 급성 장염을 유발한다.


## (3) 독소형 식중독

① 포도상구균에 의한 식중독

    ㉠ **외부형태** : Gram 양성, 구균, 무아포성, 무편모로 비운동성이다.

    ㉡ **원인균** : *Staphylococcus Aureus*로, 장독소인 엔테로톡신을 생성한다.

    ㉢ **원인식품** : 우유 및 유제품 등

    ㉣ **감염원** : 화농성 질환자

    ㉤ **주요 증상** : 복통, 구토, 설사, 구역질

    ㉥ **예방** : 화농성 환자의 식품취급을 금함으로써 예방을 할 수 있다.

    ㉦ **잠복기** : 1~6시간, 평균 3시간으로 짧다.

② 보툴리누스균에 의한 식중독(Botulism : 소시지의 중독)

    ㉠ **외부형태** : Gram 양성, 간균, 주모균, 아포 형성, 혐기성균이다.

      • 아포를 형성하며 내열성이 강하다.

      • 120℃에서 4분 이상 가열하여야 사멸한다.

      • 주모성 편모를 가지며 활발한 운동성이 있다.

    ㉡ **원인균** : *Clostridium Botulinum*로, 신경독소인 Neurotoxin을 생성하는 혐기성균이며 체외독소이다.

    ㉢ **원인식품** : 밀봉상태의 통조림, 햄, 소시지

    ㉣ **증세** : 신경마비 증세, 치명률(30~80%)이 높고 호흡곤란, 연하곤란, 복통, 구토, 설사 등의 현상이 일어 나나 발열은 없다.

    ㉤ **잠복기** : 12~36시간이다.

③ **바실러스 세레우스 식중독** … Enterotoxin을 원인독소로 하는 설사형 식중독과 구토독소에 의한 구토형 식 중독의 2가지 형태가 있다.

    ㉠ **원인균** : *Bacillus Cereus*균은 Gram 음성의 간균, 주모성 편모, 아포 형성, 호기성균

    ㉡ **잠복기** : 설사형은 8~20시간(평균 12시간), 구토형은 1~6시간(평균 3시간)이다.

    ㉢ **증상** : 설사형은 강한 복통과 수양성 설사가 특징이며 Welchii균에 의한 식중독과 유사하고, 구토형은 메스꺼움과 구토, 설사, 복통이 나타나며, 포도상구균 식중독과 유사하다.

    ㉣ **원인식품** : 토양 등 자연계에 널리 분포되어 있으므로 식품의 오염기회가 많다. 설사형은 향신료를 사용 한 식품이나 요리, 구토형은 주로 쌀밥, 볶은밥을 통해 감염된다.

(4) 세균성 식중독의 특징

① 면역이 생기지 않는다.

② 많은 양의 세균이나 독소에 의해 발생한다.

③ 식품에서 사람으로 최종 감염된다.

④ 잠복기가 경구감염병보다 짧다.

⑤ 식중독균의 적온은 25~37℃이다.

⑥ 원인식품에 기인한다.

⑦ 감염형 식중독
　　㉠ 세균 자체에 의한 것으로, 대부분 급성 위장증세가 많다.
　　㉡ 균량이 발병에 영향을 준다.

## ❷ 화학적 식중독

(1) 의의

구토가 주증세이고 유해첨가물, 유해금속, 농약 중독이 있다.

(2) 화학적 식중독의 발생요인

① 제조, 가공, 보관 시에 유해물질의 혼입으로 발생한다.

② 용기, 포장재료에서 유해물질의 혼입으로 발생한다.

③ 유해첨가물의 혼입으로 발생한다.

④ 식품첨가물의 다량 사용시 발생한다.

⑤ 고의 또는 오인으로 발생한다.

⑥ 공해 또는 방사능 오염물질에 의해 발생한다.

(3) 식품첨가물

① 착색제
　　㉠ 착색제의 조건
　　　• 인체에 무해할 것
　　　• 체내에 축적되지 않을 것

- 극히 미량으로 효과가 좋을 것
- 값이 싸고 사용이 간편할 것
- 물리 · 화학적 변화에 색이 안정할 것
ⓒ **허용착색료** : 녹색 3호, 적색 2 · 3호, 청색 1호, 황색 4호
ⓒ **착색제 사용금지 식품** : 고춧가루, 후춧가루, 카레, 식육제품(소시지 제외), 식용유, 버터, 마가린, 식초, 케찹, 천연식품, 면류, 젓갈류, 다류 등이 있다.

② 보존료
　ⓐ 조건
- 변패의 원인인 미생물의 증식을 억제할 것
- 독성이 없거나 극히 적을 것
- 물리 · 화학적 영향을 받지 않을 것
- 장기간 효력이 있을 것
- 무미, 무취, 무자극성일 것
- 사용이 간편할 것
- 가격이 저렴하고 미량으로 효과가 클 것
　ⓑ **허용보존료** : DHA, 소르빈산, 디하이드로에시드 등이 있다.
　ⓒ **유해보존료** : 붕사, 포름알데히드, 승홍 등이 있다.

③ 표백제
　ⓐ **허용표백제** : 무수아황산, 아황산나트륨, 산성 아황산나트륨, 차아황산나트륨, 과산화수소 등이 있다.
　ⓑ **유해표백제** : 롱가리트, 삼염화질소 등이 있다.

④ 감미료
　ⓐ **허용감미료** : 사카린나트륨, 글리친산2나트륨, 글리친산3나트륨, D-소르비톨 등이 있다.
　ⓑ **유해감미료** : 둘신, 시클라메이트 등이 있다.
　ⓒ **사용제한** : 식빵, 이유식, 백설탕, 포도당, 물엿, 벌꿀, 알사탕류에 사용을 금한다.

## (4) 유해 첨가물의 종류별 특징

① Dulcin
　ⓐ 폭발당이라고 불리우며 설탕보다 250배의 단맛을 갖고 있으나, 적혈구 생산을 억제하여 혈액독을 유발시키기 때문에 사용이 금지된 유해 감미료이다.
　ⓑ 발암성, 소화효소 작용억제, 중추신경계에 장애를 일으킨다.

② 유해 착색제
　ⓐ Auramine : 염기성 타르 황색색소로서 일광과 열에 안정하여 과자, 카레, 완두 등에 오용될 가능성이 있는 물질이다.

ⓒ Rhodamin B : 핑크색 염기성 타르 색소로서 주로 과자, 어묵 등에 오용될 가능성이 있다.

③ 포름알데히드

　　ⓐ 수용성의 무색기체로서 아포균에 대한 살균 유효량은 0.1%이고, 0.02% 정도면 세균의 발육을 저해할 수 있다.

　　ⓑ 두부의 방부제로 사용되어 최근 문제를 야기시킨 독성물질이다.

　　ⓒ 주로 간장 등에 사용되는 불허용 보존제이다.

④ Boric acid ··· 햄, 베이컨, 마가린, 버터에 보존제로 오용되어 소화불량, 식욕감퇴 등을 일으키는 물질이다.

⑤ Ronglite ··· 물엿이나 연근 등에 표백제로 오용되어 식중독을 일으키는 물질이다.

## (5) 방사능 물질

식품오염에 문제가 되는 방사능 물질은 Sr, Cs, I, Co 등이 있다. 주로 어류의 근육보다 내장에 축적된다.

## (6) 벤조피렌

구운 고기, 공해로 오염된 야채류에 존재하며 강력한 암을 유발시키는 물질이다.

## (7) 메탄올

① 알코올 발효시 Pectin으로부터 생성된다.

② 중독증상은 두통, 현기증, 설사, 실명, 신경계 염증 등을 나타낸다.

③ 주류의 메탄올 함량기준은 0.5mg/mL이고, 과실주는 1.0mg/mL이다.

## (8) 유해금속에 의한 식중독

유해금속류에 의한 식중독 증상 중에서 공통적인 사항은 구토이다.

① 수은 ··· 승홍이나 유기수은에 오염된 식품을 섭취시 대사기능을 억제한다. 미나마타병의 원인물질로 구토, 메스꺼움, 시력감퇴, 말초신경 마비, 보행곤란 등 신경장애 증상을 일으킨다.

② 카드뮴 ··· 이타이이타이병의 원인물질이며, 가용성 카드뮴 섭취시 구토, 복통, 설사, 허탈, 의식불명 등의 증상을 보인다.

③ 납

　　ⓐ 첨가물, 용기, 기구, 통조림의 땜납, 법랑제품 등의 유약성분으로 사용할 때 식품에 용출될 수 있다.

　　ⓑ 주로 만성 중독이며, 이 경우 빈혈, 배뇨 장애, 사지감각 장애 등의 증상을 보인다.

　　ⓒ 급성 중독증상으로는 구토, 복통, 인사불성, 사지마비 등이 있다.

④ 비소

    ㉠ 첨가물의 불순물로 존재하며, 밀가루 등으로 오인하여 중독되거나 농약으로 인해 농작물에 잔류됨으로써 중독을 일으킨다.

    ㉡ 소량에 의한 위장형 중독으로 구토, 경련, 쌀뜨물변, 심장마비로 수일 후에 사망하게 된다.

    ㉢ 조제분유에 불순물로 함유되어 유아가 식욕부진, 빈혈, 설사, 피부발진의 증상을 보이기도 한다.

⑤ $CuCO_3Ca(OH)_2$ … 식기류 등에 형성되는 녹청의 성분이며 중독증상을 보인다.

⑥ 주석 … 주스 통조림 등에서 질산이온에 의해 용출되어 중독을 유발시키는 물질이다.

⑦ 불소화합물 … 공업용 풀의 방부제나 알코올 음료 등에 첨가되는 물질이며, 주요 증상은 구토, 반상치, 칼슘대사 저해이다.

## ⑼ 농약에 의한 식중독

곡류, 야채, 과일에 잔류 농약으로 인해 식중독이 발생한다.

① 유기인제

    ㉠ 맹독성이며 살균제나 살충제의 성분이다.

    ㉡ 유기인계 농약에 의한 중독기전은 Cholinestrase을 저해한다.

② 유기염소제

    ㉠ 인체의 지방조직에 축적이 잘 되는 물질로서 살충제나 제초제의 성분이다.

    ㉡ 급성 중독보다는 체내에서 분해가 잘 되지 않기 때문에 축적률이 높아 만성 중독의 위험성이 크다.

    ㉢ 유기염소제나 유기인제 농약은 주로 신경계 장애를 일으킨다.

③ DDT … 환경에서의 잔류성이 큰 농약류이다.

## ⑽ PCB

① 미강유의 탈취공정에서 열매체로 사용하는 다염화비페닐이 미강유에 혼입되어 중독사고를 일으켰다.

② 화합물로 인체의 지방조직에 축적이 잘 되며 피부괴사, 심한 간기능 장애가 주요 증상이다.

## ❸ 자연독 식중독

### (1) 의의

신경증상을 수반하고, 식물성과 동물성, 곰팡이로 구분할 수 있다.

### (2) 식물성 식중독

① 독버섯
   ㉠ 종류 : 광대버섯, 미치광이 버섯, 무당버섯 등이 있다.
   ㉡ 독성분 : 무스카린, 무스카리딘, 뉴린, 팔린, 필즈톡신 등이다.
   • 무스카린(Muscarine) : 붉은 광대버섯에 함유되어 있고, 독성이 매우 강하다. 호흡곤란과 위장장애를 일으킨다.
   • 무스카리딘(Muscaridine) : 많은 독버섯에 함유되어 있고 동공확대, 뇌증상 등이 생긴다.
   • 팔린(Phaline) : 알광대버섯에 함유되어 있고, 용혈작용과 콜레라 증상을 일으킨다.
   • 필즈톡신(Pilztoxin) : 균독소로 건조와 열에 약하고, 현기증과 뇌증상을 일으킨다.

② 감자 … 싹튼 부위에 솔라닌(Solanine)이라는 독성분이 있어 복통, 위장장애, 현기증 등의 증상을 보인다.

③ 두류, 인삼, 팥 … 사포닌(Saponin)의 독성분이 설사를 일으킨다.

④ 독 미나리 … 독성분은 씨큐톡신(Cicutoxin)이다.

⑤ 면실유 … 고시풀(Gossypol)이 독성분이다.

### (3) 곰팡이 식중독

누룩곰팡이(Aspergillus), 푸른곰팡이(Penicillium) 등의 곰팡이는 대사과정에서 Mycotoxin을 생산하고 이는 급성 · 만성 장애를 일으킨다.

① 아플라톡신
   ㉠ 진균독이며 간장, 된장을 담글 때 발생한다. 탄수화물이 많이 함유된 곡물류 등에서 주로 생성되며 간암을 유발시킨다.

   🔊 **TIP** Aspergillus Flavus는 아플라톡신을 생성한다.

   ㉡ 최적온도 : 25~30℃이다.
   ㉢ 기질수분 : 16% 이상
   ㉣ 최적 pH : pH 4
   ㉤ 최적습도 : 80~85%(80% 이상)

② 황변미 … 수분 14~15% 이상이 함유된 저장미에서 발생한다. 황변미 독에는 Cirinin, Islanditoxin, Citreoviridin 등이 있다.

　㉠ Cirinin : 위장독을 유발하는 독소이다.

　㉡ Islanditoxin : 간장독으로서 간암, 간경변증을 유발하는 독소이다.

　㉢ Citreoviridin : 신경독소이다.

③ 맥각독

　㉠ Ergotoxin은 보리, 밀 등을 기질로 번식하는 곰팡이가 분비하며 소화관 증상과 신경증상을 보인다.

　㉡ 임산부에게 유산 또는 조산을 가져온다.

## (4) 동물성 식중독

① 복어

　㉠ 독력이 가장 강한 시기는 5~7월이며, 독소는 테트로도톡신(Tetrodotoxin)이다.

　　💬 **TIP** Tetrodotoxin … 복어의 생식기(고환, 난소), 창자, 간, 피부 등에 들어 있으며 독성분이 제일 강한 곳은 난소이다.

　㉡ 식중독 야기시 Cyanosis현상을 나타내며, 치사율이 60%로 높다.

　㉢ 주요 증상 : 운동마비, 언어장애, 지각이상, 호흡마비, 고열과 오한, 구순 및 혀의 지각 마비 등을 일으킨다.

　㉣ 대책 : 독성이 있는 부분을 먹은 경우 구토, 위 세척, 설사를 하여 위장 내의 독소를 제거한다.

② 모시조개(바지락), 굴 … 모시조개의 독소는 베네루핀(Venerupin)이다.

③ 대합조개, 섭조개 … 독소는 삭시톡신(Saxitoxin)이며 마비성 패독이다.

# 04 감염병 및 기생충 감염

## ❶ 감염병의 분류

### (1) 경구감염병

① 장티푸스

　㉠ 특징 : 장의 임파조직, 담낭, 신장에 발생된다. 8~9월에 다발하고 발열이 특징이다.

　㉡ 병원균 : *Salmonella Typhi*

　㉢ 잠복기 : 1~3주이다.

② 파라티푸스 … 장티푸스와 비슷하다.

③ 콜레라
　　㉠ 증상 : 심한 위장장애와 전신장애의 급성 감염병이다.
　　㉡ 특징 : 해수, 어패류, 음료수의 오염섭취시 발생하고, 빈민가에서 주로 발생된다.
　　㉢ 병원균 : *Vibrio Cholera*
　　㉣ 잠복기 : 2~3일이다.

④ 세균성 이질
　　㉠ 증상 : 대장점막 궤양성 병변으로 점액성 혈변증상이 나타난다.
　　㉡ 병원균 : *Shigella Dysenteriae*
　　㉢ 잠복기 : 1~7일이다.

⑤ 소아마비
　　㉠ 증상 : 중추신경계 손상으로 5세 이하 소아에게 감염되어 마비증상을 보인다.
　　㉡ 병원균 : *Poli Virus*
　　㉢ 잠복기 : 1~3주이다.
　　㉣ 예방 : Salk Vaccine으로 예방접종한다.

⑥ 유행성 간염 … 황달과 간 장애를 유발한다.

## (2) 인수공통 감염병

① 탄저병 … 포유동물로 주로 소, 말, 양

② 야토병 … 산토끼, 양

③ 결핵 … 소, 산양

④ 살모넬라 … 온혈동물

⑤ 파상풍 … 소, 돼지, 산양, 말, 산토끼, 개, 닭

⑥ Q열 … 쥐, 소, 양

⑦ 돈단독 … 돼지

## ② 기생충 감염

### (1) 개요

① **토양매개형 기생충**…중간숙주를 필요로 하지 않으며, 야채 등을 통하여 인체에 유입되며, 예방법으로는 야채를 익혀서 먹거나 깨끗이 씻어 먹어야 한다.

② **수륙매개형 기생충**…1개의 중간숙주를 필요로 하는 돼지고기와 쇠고기, 2개의 숙주를 필요로 하는 어패류가 있으며, 예방법으로는 생식하지 말고 익혀서 먹는 방법이 최선이다.

### (2) 기생충 감염경로

① **회충**

　ㄱ 채소를 통해 경구에 침입하여 장내 군거생활을 한다.

　ㄴ 일광에 사멸하고 70℃로 가열시 사멸한다.

　ㄷ 채소류를 먹을 때 흐르는 물에 5회 이상 씻어서 충란을 제거한 뒤 먹는다.

② **요충**

　ㄱ 집단생활하는 곳에서 많이 발생하고 경구침입하여 항문 주위에 산란한다.

　ㄴ 검사법으로는 스카치 테이프 검출법이 있다.

③ **십이지장충(구충)**

　ㄱ 경피를 통해 감염되어 소장에 기생한다.

　ㄴ 옥외에선 꼭 신발을 신도록 한다.

④ **기타 기생충의 감염경로**

| 구분 | 제1중간숙주 | 제2중간숙주 |
|---|---|---|
| 간디스토마 | 왜우렁 | 민물고기 |
| 폐디스토마 | 다슬기 | 가재, 게 |
| 아니사키스 | 갑각류 | 바다생선 |
| 요코가와흡충 | 다슬기 | 담수어 |
| 광절열두조충 | 물벼룩 | 민물고기 |
| 유구악구충 | 물벼룩 | 미꾸라지, 뱀장어 → 개, 고양이 |

## ❸ 식품위생검사

### (1) 식품위생검사의 개념
① 식품에 의한 위해를 방지하기 위해 행하는 식품, 식품첨가물, 물, 기구 및 용기, 포장 등에 대한 검사를 말한다.
② 식품의 위생적인 적부와 변질상태, 이물 등의 혼입여부를 감별한다.

### (2) 식품위생검사의 목적
① 식품으로 인해 발생하는 위해를 예방하고, 안전성을 확보한다.
② 식품에 의한 식중독이나 감염병 발생시 원인식품 등을 규명하고 감염경로를 추측한다.
③ 식품의 위생상태를 파악하여 식품위생에 관한 지도와 식품위생대책을 수립한다.

### (3) 식품위생검사의 종류
① 생물학적 검사 … 세균수를 측정하여 오염의 정도나 식중독, 감염병의 원인균을 측정한다.
  ㉠ 일반세균수의 검사(표준평판법)
  • 검체를 표준한천배지에 35℃에서 48시간(또는 24시간) 배양하여 측정한다.
  • 표준평판수(일반세균수)는 표준한천배지에서 발육한 식품 1g당의 중온균의 수이다.
  ㉡ 대장균군의 검사
  • 정성시험(대장균군의 유무 검사)

| 단계 | | 내용 |
|---|---|---|
| 1단계 | 추정시험 | • 액체는 그대로 또는 멸균생리적 식염수로 10진법으로 희석하고 고형시료는 10g을 멸균생리적 식염수 90mL에 넣고 Homogenizer 등으로 세척한다.<br>• 이것을 원액으로 10배 희석액을 만들어 그 일정량을 BTB를 첨가한 유당 Bouillon 발효관에 이식하여 35 ± 0.5℃에서 24~48시간 배양한 후 가스가 발생하면 양성으로 한다.<br>• 유당부(젖당부 ; Bouillon) 이온배지, LB(Lactose Broth) 발효관 배지나 고형배지를 사용한다. |
| 2단계 | 확정시험 | 추정시험 결과가 양성인 것은 BGLB 발효관으로 이식하여 35 ± 0.5℃에서 24~ 48시간 배양한 후 가스가 발생하면 다시 EMB 한천배지나 Endo 평판배지에 옮겨 전형적인 대장균집락 형성 유무를 조사한다. |
| 3단계 | 완전시험 | • 확정시험 양성 집락에 대해 Gram 음성간균, 유당분해, 가스발생 등을 재확인한다.<br>• Endo 평판배지, EMB 한천배지를 사용한다. |

  • 최확수(MPN)법 : 검체 100mL(g) 중의 대장균군의 최확수(MPN ; Most Probable Number)를 구하는 시험이다.
  • Membrane Filter Method(MF법) : 다공성원형 피막인 Membrane Filter로 일정량의 검수를 여과하여 세균이 막면 위에 남게 되므로 그것을 엔도배지나 Mac Conkey 배지로 만든 한천평판에 올려놓거나 이들 배지를 스며들게 한 여지에 배양하여 막면위희집락 성상과 수로 대장균군의 검사 100mL 중의 균수를 산정한다.

- Paper Strip Method : 우유나 물 중의 대장균군 검사의 간이검사법으로 이용되는 방법이다.

ⓒ 장구균 검사 : 공정법의 미확립으로 검사법이나 사용배지가 검색자에 따라 다소 차이가 있다.

ⓔ 세균성 식중독의 검사 : 식중독이 발생하였을 경우 일반 세균수의 측정, 대장균군의 측정, 직접배양 등을 통하여 병원성 세균으로 추정되는 세균을 검출한다.

ⓜ 감염병균의 검사 : 식품을 통하여 감염을 일으키는 감염병균을 세균성 식중독균이나 용혈성 연쇄상구균의 각각의 검사법에 따라 계통적으로 검사한다.

ⓗ 곰팡이균과 효모의 검사 : Haward법을 이용하여 곰팡이나 효모의 수를 세어 검체 중의 세포수를 측정한다. EH 곰팡이용 배지를 이용하여 곰팡이의 형태를 관찰한다.

② 이화학적 검사 … 식품의 pH, 아민, 과산화물가, 카르보닐가 등을 측정하고, 어육의 단백질 침전반응 등을 검사한다.

　ⓐ 식품의 일반검사 : 식품 중에 함유되어 있는 일반적 성분에 관해 검사하는 것으로 물질을 여러 가지 분리법으로 분리하여 정성 및 정량시험을 한다.

　ⓑ 유해금속의 검사 : 활성염소나 질산, 황산에 의해 검사하는 습식법이나 전기로에서 회화를 행하는 검사법인 건식법 등에 의해 유기물을 분해하여 검사한다.

　ⓒ 메탄올 및 포름알데히드의 검사 : 주류 중의 메탄올은 정성시험으로 구리망산화법, 정량시험으로 Chromotrop 산법, Fuchsin 아황산법 등을 이용하여 검사한다.

　ⓓ 시안산 및 시안산 배당체의 검사 : Pyrazorone법, Phenylphthaelin법 등을 이용하여 검사한다.

　ⓔ 화학성 식중독의 검사 : 화학성 식중독이 발생했을 경우에는 Goldstone법과 같은 계통적 시험법에 의해 검사한다.

　ⓕ 이물의 검사
　　• 이물 : 절지 동물 및 그 알, 유충, 배설물, 설치류나 곤충의 기식흔적물, 동물의 털, 기생충란, 종류가 다른 식물이나 종자, 곰팡이, 짚겨, 종이조각, 토사, 유리, 도자기의 파편 등 식품성분이 아닌 위생상 유해한 물질(세균은 포함되지 않는다)이 혼입된 것을 말한다.
　　• 검사법 : 여과법, 포집법, 사별법, 침강법 등의 여러 분류법으로 분리한 후 검사한다.

　ⓖ 식품첨가물의 검사 : 허가되지 않은 첨가물을 사용하거나 또는 허가량을 초과하여 사용한 식품첨가물에 대해 식품첨가물 공전에 따라 검사한다.

　ⓗ 잔류농약의 검사 : 대상식품과 농약에 따라 납시험법, 비소시험법, 유기염소제시험법, 유기린제시험법 등의 방법을 이용하여 잔류농약을 추출·분리하여 검사한다.

　ⓘ 항생물질의 검사 : 비색법, 형광법, 자외선흡수법, Polarography 등을 이용하여 검사한다.

③ 물리학적 검사 … 식품의 경도, 탁도, 점도, 탄성, 중량, 부피, 크기, 비중, 응고, 빙점, 융점 등을 검사한다.

④ 독성검사 … 동물 실험을 통하여 식품의 독성을 검사한다.

　ⓐ 급성 독성시험 : 시험동물에 시험물질을 1회 투여하여 그 결과를 관찰하는 것으로 맨 먼저 실시하는 독성시험이다. 독성은 보통 시험동물의 50%가 사망하는 것으로 추정되는 시험물질의 1회 투여량으로 체중 kg당 mg수 또는 g수로 표시하는 LD50으로 나타낸다.

ⓒ **아급성 독성시험** : 시험동물에 시험물질을 치사량 이하의 용량을 여러 단계로 나누어 단기간(1~3개월 정도) 투여하여 그 결과를 관찰하는 것으로 투여량에 따른 영향과 체내 축적성 여부를 알아보는 시험이다.

ⓒ **만성 독성시험** : 약 2년 정도의 기간 동안 소량의 시험물질을 계속하여 투여하면서 독성여부에 따른 영향을 관찰하는 것으로 물질의 잔류성과 축적성을 알아보는 시험이다.

⑤ **관능 검사** … 오감을 이용하여 식품의 성상, 맛, 포장상태, 냄새 등을 검사한다.

⑥ **식기구, 용기 및 포장의 검사**

　㉠ **식기구류의 검사** : 전분성 잔류물 및 지방성의 잔류물 시험법 등을 이용하여 식기구류의 세정이 잘 되었는지 검사한다.

　㉡ **합성수지 제품의 검사** : 착색료시험법에 의한 착색된 침출액의 검사와 자외선 등으로 형광료의 유무를 검사하고, 납, 카드뮴, 주석, 기타 중금속류의 화합물을 사용하는 것에 대한 검사도 한다.

　㉢ **종이제품** : 착색료, 형광염료 등의 검사를 한다.

　㉣ **통조림** : 내용물의 화학시험과 세균시험을 한다.

# ≡ 최근 기출문제 분석 ≡

2020. 6. 13. 제2회 서울특별시

**1** 자연독에 의한 식중독의 원인이 되는 독성분이 아닌 것은?

① 테트로도톡신(tetrodotoxin)

② 엔테로톡신(enterotoxin)

③ 베네루핀(venerupin)

④ 무스카린(muscarine)

> **TIP** ② 병원성 포도상 구균이 만들어 내는 내열성 독소로 오심, 복통, 구토, 설사 따위를 일으킨다.
> ① 복어독 ③ 바지락독 ④ 버섯독

2020. 6. 13. 제2회 서울특별시

**2** 식품의 보존방법 중 화학적 보존방법에 해당하는 것은?

① 절임법　　　　　　　　　　② 가열법

③ 건조법　　　　　　　　　　④ 조사살균법

> **TIP** ① 식품에 소금, 설탕, 식초를 넣어 삼투압 또는 pH를 조절함으로써 부패미생물의 발육을 억제하는 방법이며 김치, 젓갈, 잼, 가당연유, 마늘절임, 피클 등에 이용된다.
> ② 끓이거나 삶는 방법으로 식품에 부착된 미생물을 사멸시키고, 조직 중의 각종 효소를 불활성화시켜 자기소화작용을 저지함으로써 식품의 변질을 막는 방법이다.
> ③ 식품의 수분 함량을 낮춤으로써 미생물의 발육과 성분변화를 억제하는 방법이다. 천일건조는 햇볕이나 응달에서 말리는 방법으로 건포도, 곶감, 건어물, 산채 등에 사용되어왔고, 인공건조는 열풍, 분무, 피막, 냉동을 이용하는 방법으로 분유, 분말커피, 인스턴트 수프, 건조과일 등의 고급식품에 사용된다.
> ④ 방사선조사 살균방법은 식품에 열이 거의 발생되지 않고 물리적·화학적 변화 없이 원래 상태를 그대로 유지하면서 살균하는 기술로, 주로 식품의 식중독균 살균 및 유해 해충을 죽이는 데 이용된다.
> ※ 식품 보존의 방법
> ㉠ 물리적 방법: 냉장, 냉동, 가열, 건조, 공기조절
> ㉡ 화학적 방법: 염장, 당장, 산첨가, 보존료, 훈연, 천연물 첨가

**Answer** 1.② 2.①

**3** 식품 변질에 대한 설명으로 가장 옳은 것은?

① 부패 : 탄수화물이나 지질이 산화에 의하여 변성되어 맛이나 냄새가 변하는 것
② 산패 : 단백질 성분이 미생물의 작용으로 분해되어 아민류와 같은 유해물질이 생성되는 것
③ 발효 : 탄수화물이 미생물의 작용을 받아 유기산이나 알코올 등을 생성하는 것
④ 변패 : 유지의 산화현상으로 불쾌한 냄새나 맛을 형성하는 것

> **TIP** ① 부패 : 단백질과 질소 화합물을 함유한 식품이 자가소화 또는 미생물 및 부패세균 등의 효소작용으로 인해 분해되어 아민류와 같은 독성물질과 악취가 발생하는 현상
> ② 산패 : 지방이 미생물이나 산소, 햇빛, 금속 등에 의하여 산화 분해되어 불쾌한 냄새나 맛을 형성하는 것
> ④ 변패 : 탄수화물(당질)과 지질이 산화에 의하여 변성되어 비정상적인 맛과 냄새가 나는 현상

**4** 〈보기〉에서 설명하는 대표적인 식중독 원인 바이러스는?

---
보기
---

• 우리나라 질병관리본부에서 1999년부터 검사를 시작하였다.
• 저온에 강하여 겨울철에도 발생한다.

① 장출혈성 대장균                    ② 살모넬라
③ 비브리오                          ④ 노로바이러스

> **TIP** 노로바이러스는 계절적으로 겨울철에 많이 발생하는데, 이는 기존 식중독 바이러스들과는 달리 기온이 낮을수록 더 활발하게 움직이기 때문이다. 주로 굴, 조개, 생선 같은 수산물을 익히지 않고 먹을 경우에 주로 발생한다.

**Answer** 3.③ 4.④

2018. 6. 23. 제2회 서울특별시

**5** 우리나라에서 가장 많이 발생하는 포도상구균식중독에 대한 설명으로 가장 옳은 것은?

① 신경계 주 증상을 일으키며 사망률이 높다.

② 다른 식중독에 비해 발열증상이 거의 없는 것이 특징이다.

③ 원인물질은 장독소로 120℃에 20분간 처리하면 파괴된다.

④ 원인식품은 밀봉된 식품, 즉 통조림, 소시지 등이다.

> **TIP** ① 포도상구균식중독에 감염된 경우 복통, 설사, 구토 등의 증상을 보이며, 경미한 감염 및 식중독의 경우 일반적으로 2~3일 정도에 회복된다.
> ③ 원인물질인 장독소는 열에 강한 성질이 있어 120℃에 20분간 처리하여도 파괴되지 않고, 일단 섭취하게 되면 위 속과 같은 산성 환경에 강하고 단백분해효소에도 안정적이어서 위장관에서 잘 파괴되지 않는다.
> ④ 주로 우유, 고기, 계란과 샐러드와 같은 음식의 섭취로부터 야기된다.

2017. 6. 24. 제2회 서울특별시

**6** 다음은 어떤 식중독에 대한 설명인가?

---

- 통조림, 소시지 등이 혐기성 상태에서 A, B, C, D, E형이 분비하는 신경독소
- 잠복기 12~36시간이나 2~4시간 이내 신경증상이 나타날 수 있음
- 증상으로 약시, 복시, 연하곤란, 변비, 설사, 호흡곤란
- 감염원은 토양, 동물의 변, 연안의 어패류 등

---

① 살모넬라 식중독  ② 포도알균(포도상구균) 식중독

③ 보툴리누스 식중독  ④ 독버섯 중독

> **TIP** 제시된 내용은 보툴리누스 식중독에 대한 설명이다. 보툴리누스 식중독은 독소형 식중독의 하나로 Clostridium botulinum 균이 증식하면서 생산한 단백질계의 독소물질을 섭취하여 일어나는 식중독이다.
> ① 살모넬라 식중독 : 쥐티프스균(Salmonella typhimurium), 장염균(S. enteritidis) 등의 살모넬라 속에 의한 감염형 식중독으로 급성위장염의 증상을 보인다.
> ② 포도알균 식중독 : Staphylococcus aureus가 식품 속에서 증식하여 산생하는 enterotoxin을 사람이 섭취함으로써 발생하는 전형적인 독소형 식중독으로 발증까지의 잠복시간은 2~6시간으로 짧고 복통, 구역질, 구토, 설사 등을 주증상으로 한다.
> ④ 독버섯 중독 : 독버섯을 먹었을 때 일으키는 중독 증상으로 보통 독버섯을 먹은 뒤 30분~3시간 사이에 발생한다.

**Answer** 3.② 4.③

236 PART 05. 식품위생과 위생해충

**7** 식품의 변질 방지를 위하여 사용하는 저장법 중 가열법과 가장 거리가 먼 것은?

① 저온 살균법          ② 고온 단시간 살균법

③ 초 고온법             ④ 훈연법

> **TIP** ④ 훈연법 : 식품에 훈연을 하여 특유의 풍미와 보존성을 주는 가공법
> ① 저온 살균법 : 60℃의 가열온도에서 30분간 열처리하는 재래적인 저온 장시간 살균법
> ② 고온 단시간 살균법(순간 고온 살균법) : 72~75℃에서 15~20초 가열처리하여 병원성균을 사멸시키는 방법
> ③ 초 고온 살균법 : 130~135℃에서 수 초 동안 가열하여 미생물을 사멸시키는 방법

**Answer**   7.④

# 출제 예상 문제

**1** 다음 중 식중독을 일으키는 식품과 원인물질이 맞게 짝지어진 것은?

① 고사리 – 아미그달린

② 청매 – 솔라닌

③ 목화 – 프타퀼로시드

④ 독미나리 – 시쿠톡신

---

**TIP** ① 아미그달린은 살구씨와 복숭아씨 속에 들어 있는 성분이다.
② 솔라닌은 감자에 함유된 독성물질이다.
③ 프타퀼로사이드는 고사리에 들어 있는 성분이다.

**2** 포도상구균성 식중독에 대한 설명 중 옳지 않은 것은?

① 원인균은 Staphylococcus Aureus이다.

② 그람 양성의 무아포 구균이다.

③ 신경독소를 생성해 복통, 구토, 설사 등을 일으킨다.

④ 잠복기간이 3시간 정도로 짧은 것이 특징이다.

---

**TIP** 장독소인 엔테로톡신(Enterotoxin)을 생성한다.

**Answer** 1.④ 2.③

**3** 복어중독에 관한 설명으로 옳은 것은?

① 원인독소는 일광이나 열에 약하다.

② 난소, 고환 등에 들어 있다.

③ Tetrodotoxin은 신경독소로 독력이 강하다.

④ 구토, 설사, 복통 등의 증상을 보인다.

**TIP** ① 원인독소인 Tetrodotoxin은 일광이나 열에 강하여 106℃로 가열해도 파괴되지 않는다.
③ Tetrodotoxin은 신경독의 증상과 비슷하나 신경독소는 아니며 산란기인 5~7월에 독성이 가장 강하다.
④ 지각이상, 호흡장애, 운동장애, 언어장애 등의 증상을 보인다.
⑤ 산에는 강하나 알칼리에는 약하며, 치사율이 보통 60% 정도로 높은 편이다.

**4** 다음 중 식품과 독성의 연결이 옳지 않은 것은?

① Cicutoxin − 굴        ② Solanine − 감자

③ Tetrodotoxin − 복어      ④ Muscarine − 독버섯

**TIP** Cicutoxin − 독미나리
※ 굴 · 모시조개의 독성분은 베네루핀(Venelupin)이다.

**5** 여름철 결혼식장에서 하객들이 오후 1시에 점심식사를 하고 오후 6시에 식중독에 감염되었다. 이후 심한 오심과 구토를 한 경우 이들이 감염된 식중독은?

① 포도상구균 식중독       ② 비브리오 식중독

③ 보툴리누스 식중독       ④ 살모넬라 식중독

**TIP** 잠복기가 5시간으로 짧고 복통과 구역의 증상을 나타내는 것은 포도상구균에 의한 식중독이다. ①을 제외한 식중독의 잠복기는 ② 10~18시간, ③ 12~36시간, ④ 20시간으로 모두 길다.

**Answer** 3.② 4.① 5.①

**6** 다음 중 감염형 식중독균은 어느 것인가?

① *Vibrio Parahaemolyticus*

② *Clostridium Welchii*

③ *Costridium Botulinum*

④ *Staphylococcus Aureus*

TIP ① 장염 비브리오 식중독의 원인균으로 살모넬라(*Salmonella*) 식중독, 병원성 대장균(*Escherichia Coli*) 식중독과 함께 세균성 감염형 식중독에 해당된다.
② 웰치균에 의한 식중독은 감염형과 독소형의 중간형태이다.
③④ 각각 보툴리누스균 식중독과 포도상구균 식중독의 원인균으로 대표적인 세균성 독소형 식중독이다.

**7** 다음 중 감염형 식중독이 아닌 것은?

① 병원성 대장균      ② 장염 비브리오균

③ 살모넬라균      ④ 포도상구균

TIP ④ 세균성 식중독에는 감염형과 독소형이 있는데 살모넬라균, 장염 비브리오균, 병원성 대장균, 애리조나균 등이 감염형이고, 포도상구균, 보툴리누스균, 바실러스 세레우스, 알레르기에 의한 식중독은 독소를 만들어 식중독을 일으키는 독소형 식중독이다.

**8** 다음 중 신경독소를 배출하고 사망률이 가장 높은 식중독은?

① 보툴리누스 식중독      ② 포도상구균 식중독

③ 알레르기성 식중독      ④ 살모넬라 식중독

TIP 보툴리누스 식중독 … *Botulinus*균이 혐기성 조건하에서 증식할 때 생산되는 신경독소(Neurotoxin)에 의하여 일어나는 것으로 치명률이 가장 높은 대표적인 독소형 식중독이다.
㉠ 잠복기 : 일반적으로 12~36시간이다.
㉡ 증상 : 복시, 동공 확대, 실성, 연하곤란, 호흡곤란 등 신경계 증상이 나타나며, 신경증상 전에 구역, 구토, 복통, 설사 등의 소화계 증상이 나타나는 경우도 있다.
㉢ 사망률 : 30~80%로 세균성 식중독 중에서 가장 높다.

**Answer**   6.①   7.④   8.①

**9** 가을철 식당에서 음식을 먹은 학생들이 24시간 내에 구토와 설사 · 복통을 일으킨다면 무엇을 의심할 수 있겠는가?

① 포도상구균

② 살모넬라

③ 비브리오

④ 보툴리누스균

---

**TIP** 잠복기 … 포도상구균 – 3시간, 살모넬라 – 20시간, 비브리오 – 10~18시간, 보툴리누스균 – 12~36시간

※ 보툴리누스균에 의한 식중독(Botulism : 소시지의 중독)
ㄱ 외부형태 : Gram 양성, 간균, 주모균, 아포 형성, 혐기성균이다.
ㄴ 원인균 : *Clostridium Botulinum*으로, 신경독소인 Neurotoxin을 생성하는 혐기성균이며 체외독소이다.
ㄷ 원인식품 : 밀봉상태의 통조림, 햄, 소시지
ㄹ 증세 : 신경마비 증세, 치명률(30~80%)이 높고 호흡곤란, 연하곤란, 복통, 구토, 설사 등의 현상이 일어나나 발열은 없다.
ㅁ 잠복기 : 12~36시간이다.

**10** 다음 세균성 식중독 중 잠복기가 짧은 것은?

① 포도상구균

② 장염 비브리오균

③ 살모넬라균

④ 보툴리누스균

---

**TIP** 잠복기
ㄱ 살모넬라균 : 20시간
ㄴ 장염 비브리오균 : 10~18시간
ㄷ 포도상구균 : 1~6시간
ㄹ 보툴리누스균 : 12~36시간

**11** 다음 중 산패와 관련된 것이 아닌 것은?

① 산소

② 세균

③ 효소

④ 이산화탄소

---

**TIP** 산패(변패) … 유지나 탄수화물이 공기 중의 산소, 물, 광선, 열, 효소 등의 물리 · 화학적 요인이나 세균 등의 미생물학적 요인에 의해 변질되는 것을 말한다.

**Answer** 9.④ 10.① 11.④

**12** 다음 중 식중독의 발생빈도가 가장 높은 것은?

① 살모넬라

② 장염 비브리오

③ 황색 포도상구균

④ 보툴리누스

---

**TIP** 포도상구균 식중독

㉠ 1884년 Vaughn에 의해 최초로 보고된 이래 세계 각국에서 발생빈도가 가장 높은 식중독균이다.

㉡ 포도상구균 수십종이 있지만 그 중에서도 황색의 색소를 생산하는 황색 포도상구균이 식중독을 일으킨다.

㉢ 황색 포도상구균은 비교적 열에 강한 세균이나 80℃에서 30분 가열로 사멸된다. 그러나 황색 포도상구균이 생산한 장독소 (Enterotoxin)는 100℃에서 30분간 가열하여도 파괴되지 않는다.

㉣ 포도상구균은 살모넬라 등과 달리 7% 정도의 소금농도, 10~45℃ 온도영역에서 발육할 뿐만 아니라 다른 세균에 비해 산성 이나 알칼리성에서 생존력이 강한 세균이다.

※ 우리나라의 식중독 발생원인 … 살모넬라(46.5%) > 장염 비브리오(21%) > 황색 포도상구균(19.2%) > 자연독(2.4%)신경독 증상 을 나타낸다.

**13** 대장균에 대하여 바르게 설명한 것은?

① 부패 여부의 판정기준

② 자체의 특이성

③ 병원성균의 오염지표

④ 감염병 유발

---

**TIP** 대장균은 병원성 세균의 오염지표이다.

**14** 자극성이 적고 무포자균에 대한 소독력이 강하여 구내염의 소독에 적당한 것은?

① 승홍수 - 0.1%

② 과산화수소 - 3%

③ 석탄산 - 3%

④ 크레졸 - 3%

---

**TIP** ② 상처 소독용으로 널리 쓰이며 구강 소독에도 효과적이다.

**Answer** 12.③ 13.③ 14.②

**15** 다음 중 식품위생에서 사용 가능한 보존료는?

① Formaldehyde　　　　　　　② Benzoic Acid

③ Phenol　　　　　　　　　　④ Methanol

> **TIP** Benzoic Acid(안식향산)는 가장 널리 사용되는 식품첨가제이다.


**16** 다음 중 중독에 의한 사망률이 말하는 것은?

① 치명률　　　　　　　　　　② 발병률

③ 유병률　　　　　　　　　　④ 병원력

> **TIP** 치명률 … 어떤 질병에 감염된 사람 중에서 그 질병으로 사망하는 사람이 차지하는 비율이다.


**17** 다음 식물성 식중독의 연결이 잘못된 것은?

① 감자 – Solanin　　　　　　② 버섯 – Temuline

③ 바지락 – Venerupin　　　　④ 복어 – Tetrodotoxin

> **TIP** ② Temuline은 보리의 독이고 버섯의 독소는 무스카린, 무스카라딘, 뉴린, 팔린, 필즈톡신 등이다.
> ※ 식중독의 독소
> ㉠ 미나리 – Cicutoxin
> ㉡ 면실유 – Gossypol
> ㉢ 대합조개, 섭조개 – Saxitoxin
> ㉣ 황변미 – Cirinin, Islanditoxin, Citreoviridin 등

**18** 다음의 용어설명 중 잘못된 것은?

① 병원소 : 사람(환자, 보균자), 동물, 토양, 식품

② 발병률 : 위험에 놓인 사람(접촉된 사람) 중에서 발병한 사람의 수

③ 발생률 : 일정 기간의 인구 중 새로이 발생한 특정 질병의 발생 건수(환자 수)

④ 유병률 : 일정 시점에서 인구 중 어떤 질병의 환자 수

---

**TIP** 병원소 … 병원체가 생활하고 증식하면서 다른 숙주에게 전파될 수 있는 상태로 저장되는 장소이다. 식품은 매개전파체이지 병원소는 아니다.


**19** 농약으로부터 식품을 오염시킬 수 있는 물질은?

① 납                              ② 염소

③ 카드뮴                        ④ 비소

---

**TIP** 비소 … 분유의 제2인산나트륨이나 두부의 소석회 등에 불순물로 들어 있는 화학물질로 식중독을 일으킨다. 또한, 농약으로부터 식품에 오염될 수 있는 물질이다.

**20** 포도상구균에 의한 세균성 식중독과 관계가 없는 것은?

① 신경독 증상을 나타낸다.

② 독소는 내열성이다.

③ 원인식품은 우유, 전분질 식품이다.

④ 독소는 Enterotoxin이다.

TIP ① 장독소인 엔테로톡신을 생성한다.

# 02 위생해충과 기생충

## 01 위생해충

### ① 위생해충의 개요

**(1) 개념**

위생해충이란 인간에게 직·간접적으로 피해를 주거나 질병의 매개가 되는 모든 곤충을 말한다.

① 직접적 피해
- ㉠ 피부외상
- ㉡ 2차 감염
- ㉢ 흡혈 및 영양물질 탈취
- ㉣ 체내의 기생에 의한 피해
- ㉤ 알레르기
- ㉥ 수면 방해

② 간접적 피해 … 질병의 기계적·생물학적 전파와 정신적·경제적 피해 등이 있다.

**(2) 위생해충의 발달사**

① 1857년 … 체체파리의 나가다병 전파

② 1898년 … 얼룩날개모기의 말라리아 전파

③ 1900년 … 이집트 숲모기의 황열 전파

④ 1903년 … 체체파리의 수면병 전파

⑤ 1905년 … 진드기의 재귀열 전파

⑥ 1916년 … Aedes모기의 뎅기열 전파

⑦ 1948년 … 모기의 말라리아, 황열 전파

⑧ 1957년 … 질병과 곤충의 관계정립

　　**예** 파리의 흑사병 전파

⑨ 1987년 … 파리의 종기독이 흡취, 건강한 사람의 피부에 전파

### (3) 매개 곤충의 구제

① 구제원칙

　　㉠ 발생 초기에 구제를 실시한다.

　　㉡ 발생원인 및 서식처를 제거한다.

　　㉢ 생태 · 습성에 따라 실시한다.

　　㉣ 동시에 광범위하게 실시한다.

② 구제법

　　㉠ **물리적 방법** : 환경관리(각종 트랩과 끈끈이 등을 사용하여 곤충의 서식, 휴식장소를 제거)

　　㉡ **화학적 방법** : 속효성 및 잔효성을 가진 살충제를 사용하여 해충을 구제한다.

　　㉢ **생물학적 방법** : 천적을 이용한다.

　　㉣ **통합적 방법** : 2가지 이상의 방법이 있어야 한다.

　　　• 살충제
　　　－독성의 종류 : 경구독성, 경피독성
　　　－중독량 : 급성중독, 만성중독
　　　－독성도 : 고도독성, 저도독성
　　　• 살충제 적용시 가열연무 살포방법
　　　－휴대용 연무기 : 보행속도 1km/h, 살포폭 10m/h
　　　－차량 연무기 : 차량속도 8km, 30~90m/h

## ❷ 위생해충의 특성

### (1) 바퀴

① 습성

　　㉠ 잡식성

　　㉡ 가주성

　　㉢ 야간 활동성 : 24시간 일주성

　　㉣ 군서습성 : 바퀴의 분

② 구제(살충제)
  ㉠ 독이법(Poison Baits)
  ㉡ **연무 및 훈증법** : 효과가 빠르다.
  ㉢ **잔류분무** : 완전구제가 가능하고 장시간 효과가 지속되며, 가장 경제적이다.
  ㉣ 분제 살포
③ **질병** … 장티푸스, 콜레라, 세균성 이질, 살모넬라, 소아마비, 유행성 간염, 페스트, 파상풍, 결핵 등을 유발한다.

## (2) 파리

① **특성**
  ㉠ 2회 탈피하고 3령기를 거친다.
  ㉡ 천적은 기생벌이다.
  ㉢ 구제용으로는 피라디크로벤젠을 사용한다.
  ㉣ 장티푸스, 파라티푸스, 이질, 결막염, 콜레라, 결핵, 뇌수막염, 수면병 등 질병의 매개이다.
  ㉤ 주간활동성을 지닌다.

② **종류**
  ㉠ **쉬파리** : 난태성으로 자충이 모두 유성생식이고, 생선을 즐긴다.
  ㉡ **쇠파리** : 흡혈한다.
  ㉢ **체체파리** : 수면병을 매개하면서 자궁에서 부화한다.
  ㉣ **집파리** : 음식물을 즐기며 변소, 쓰레기장, 퇴비장에 잘 발생한다.

③ **구제**
  ㉠ 환경위생을 철저히 한다.
  ㉡ 살충제 및 생석회 등을 이용하여 유충을 구제한다.
  ㉢ 파리통, 파리채, 끈끈이, 살충제 등을 사용하여 성충을 구제한다.

## (3) 쥐

① **분류**
  ㉠ **시궁쥐(집쥐)** : 몸은 뚱뚱하며, 눈과 귀는 작고 전국적으로 분포한다. 하수구 주변이나 쓰레기장에 서식하며 땅 속에 구멍을 뚫고 살기도 한다.
  ㉡ **지붕쥐(곰쥐)** : 도시의 고층건물에 서식하고, 꼬리가 몸통보다 길며 집쥐보다 약간 작다.
  ㉢ **생쥐** : 주로 도시, 농작물 보관소, 농경지에 서식한다.
  ㉣ **들쥐(등줄쥐)** : 황무지, 농경지, 산 밑에 서식하고 렙토스피라증을 매개한다.

📢 **TIP** 렙토스피라증 … 9~10월에 많이 발병되며 들쥐의 소변이 피부상처를 통해 감염되는 감염병이다.

② 습성
- ㉠ 두 쌍의 문치가 계속 자라기 때문에 갉는 습성이 있다.
- ㉡ 색맹과 근시로 시각이 빈약하나 청각은 잘 발달되어 있다.
- ㉢ 후각이 미약해 하수구나 쓰레기장에 서식한다.
- ㉣ 잡식성이다.
- ㉤ 토하지 못한다.
- ㉥ 개체 밀도가 봄에 높고 겨울에 낮다.

③ **질병** … 흑사병(페스트), 리케차성 질병으로 발진열, 쯔쯔가무시병, 살모넬라, 수면병, 유행성 출혈열, 선모충중 서교열, 와일씨병, 아메바성 이질 등이 있다.

④ **구제**
- ㉠ **급성 살서제** : ANTU, 인화아연, 레드스킬(인화아연이 가장 널리 사용됨) 등이 있다.
- ㉡ **만성 살서제** : Famarrin, Warfarin(0.05%로 희석하여 사용한다) 등이 있다.
- ㉢ **기피제** : 메칠브로마이드, 나프탈렌, Endrin, Thiram 등이 있다.

## ✻ 해충 / 동물의 유발질병 및 전파

| 해충 / 동물 | 유발질병 | 전파 |
|---|---|---|
| 작은빨간집모기 | 일본뇌염 | 증식형 |
| 중국얼룩날개모기 | 말라리아 | 발육증식형 |
| 토고숲모기 | 사상충병 | 발육형 |
| 집파리 | 장티푸스, 파라티푸스, 세균성 이질, 아메바성 이질, 콜레라, 폴리오 | 기계적 전파 |
| 체체파리 | 수면병 | 발육증식형 |
| 이 | 발진티푸스, 발진열 | 배설형 |
| 열대, 유럽쥐벼룩 | 페스트 | 증식형 |
| 흡혈성 등애 | 로아로아 사상충병 | 발육형 |
| 트리아토민 노린재 | 샤가스병(아메리카 수면병) | 배설형 |
| 참진드기 | Q열, 록키산 홍반열, 라임병 | 경란형 |
| 털진드기 | 양충병(쯔쯔가무시병) | 경란형 |
| 시궁쥐 / 곰쥐 | 발진열, 렙토스피라증, 살모넬라, 페스트 | 병원소 |
| 등줄쥐(들쥐) | 유행성 출혈열 | 병원소 |

## 02 기생충

### ① 기생충의 개요

#### (1) 의의

① 개념 … 기생충은 인체 내에 기생하면서 영양분을 빨아먹는 등의 피해를 주는 해충으로 토양 매개성 기생충의 감염률은 전반적으로 현저히 감소하는 데 반해, 외국여행의 기회가 증가되면서 수입육류의 증가로 기생충 수입이 증가되고 있다.

② 피해
  ㉠ 영양물질의 탈취·흡혈
  ㉡ 기계적 장애
   • 폐포손상과 인과성 폐렴
   • 회충의 군거생활에 의한 장 폐쇄
   • 구충의 표피침입에 의한 작열감과 소양감 등
  ㉢ 유독물질 분비에 의한 장애
  ㉣ 유구낭충에 의한 뇌·피하·안부 등의 낭충증 장애
  ㉤ 심리적 장애

#### (2) 분류

① **선충류** … 회충, 편충, 요충, 십이지장충, 선모충, 아니사키스, 동양모양선충

② **흡충류** … 간흡충, 폐흡충, 요코가와흡충, 일본주혈흡충

③ **조충류** … 유구조충, 무구조충, 광절열두조충

④ **원충류** … 아메바성 이질, 람불 편모충, 말라리아 원충 등

### ② 기생충의 종류

#### (1) 토양매개 기생충

① 회충
  ㉠ 인간 병원소이며, 소화장애, 복통, 불안, 구토, 수면불안 등의 증상이 있다.
  ㉡ 생야채를 먹음으로써 토양 중의 충란이 직·간접적으로 감염된다.

ⓒ 잠복기는 2개월이며, 분뇨의 위생적 처리와 식사 전 손 씻기 등으로 예방할 수 있다.

② **십이지장충(구충)** … 채독증의 원인이 되며, 빈혈과 체력손실로 어린이의 육체적 · 정신적 발달에 장애를 가져온다. 피부 를 통해 감염되므로 옥외에선 꼭 신발을 신도록 한다.

③ **편충** … 빈혈, 혈변, 체중감소, 변비, 복부 팽창, 구토 등의 증상을 나타낸다. 대변에 오염된 토양이 입으로 들어갈 때 감염된다. 개인위생을 철저히 하고 대변을 위생적으로 처리한다.

## (2) 직접 접촉성 기생충(요충)

① 자기감염과 집단감염의 가능성이 큰 기생충으로서, 맹장 부위에 기생해 국부적 염증을 일으키며 항문 부위에 소양증을 일으킨다.

② 항문 부위의 충란이 손에 의해 입으로 직접 들어가거나 오염된 식품, 의복, 침구를 통해 감염된다.

③ 목욕을 자주 하고 내의, 잠옷, 침구의 세탁을 자주하는 등 개인위생을 철저히 한다.

## (3) 육류 매개 기생충

① **무구조충**

　ⓐ 쇠고기의 생식으로 감염된다.

　ⓑ 식욕부진, 허기증, 소화불량, 구토 등의 증상이 있다.

　ⓒ 분변에 오염된 물을 소에게 주지 말고, 쇠고기를 생으로 먹지 않음으로써 예방할 수 있다.

② **유구조충**

　ⓐ 돼지고기의 생식으로 감염되고 식욕부진, 소화불량, 경빈혈, 설사 등의 증상을 보인다.

　ⓑ 인분에 오염된 흙과 물을 피하고 돼지고기를 완전히 익혀서 먹는다.

③ **선모충**

　ⓐ 근육에 기생하여 열이 나게 한다.

　ⓑ 사람 사이에 감염은 없으나 돼지고기를 생식했을 때 나타난다.

　ⓒ 발열, 설사, 근육통, 폐렴 등의 증세를 나타낸다.

## (4) 어패류 매개 기생충

① **간디스토마**

　ⓐ 담도(담관)에 기생하며 민물생선을 생식했을 때 나타난다.

　ⓑ 설사, 복부 압박감, 황달, 담도 장애(담관 폐쇄), 간경변을 일으킨다.

　ⓒ 분뇨의 위생적 처리와 소독, 모든 민물생선의 생식을 금함으로써 예방할 수 있다.

② 폐디스토마

  ㉠ 폐에 기생하며 X-선상에 폐결핵처럼 보인다.

  ㉡ 오염된 가재나 민물 게 등을 생식했을 때 감염되며, 기침과 각혈의 증세를 보인다.

③ 아니사키스

  ㉠ 바다생선(고래, 돌고래 등 바다포유류)을 생식할 때 감염되며 소화관 궤양, 종양을 일으킨다.

  ㉡ 바다생선을 생식하지 말고 20일 냉장한 다음 생식한다.

(5) 기생충의 중간숙주

① 간디스토마 … 제1중간숙주(왜우렁이) → 제2중간숙주(민물고기)

② 폐디스토마 … 제1중간숙주(다슬기) → 제2중간숙주(가재, 게)

③ 광절열두조충 … 제1중간숙주(물벼룩) → 제2중간숙주[민물고기(농어, 연어, 송어)]

④ 무구조충(민촌충) … 소

⑤ 유구조충(갈고리촌충) … 돼지

⑥ 선모충 … 돼지

⑦ 요코가와흡충 … 은어, 숭어

# ≡ 최근 기출문제 분석 ≡

2018. 6. 23. 제2회 서울특별시

**1** 질병과 매개체의 연결이 가장 옳은 것은?

① 발진티푸스 – 벼룩

② 신증후군출혈열 – 소, 양, 산양, 말

③ 쯔쯔가무시병 – 파리

④ 지카바이러스 감염증 – 모기

> **TIP** ① 발진티푸스 – 리케치아
> ② 신증후군출혈열 – 들쥐
> ③ 쯔쯔가무스병 – 진드기 유충

2017. 6. 24. 제2회 서울특별시

**2** 다음 중 기생충의 분류와 이에 해당하는 기생충들의 연결이 바르지 않은 것은?

① 흡충류 – 요코가와 흡충, 만손주혈충

② 선충류 – 고래회충, 트리코모나스

③ 조충류 – 광절열두조충, 왜소조충

④ 원충류 – 말라리아 원충, 리슈마니아

> **TIP** ② 트리코모나스는 편모충류에 해당한다.

**Answer** 1.④ 2.②

# 출제 예상 문제

**1** 채독증의 원인이고, 피부감염이 가능한 기생충은?

① 조충

② 회충

③ 요충

④ 십이지장충(구충)

----

**TIP** ④ 채독증을 일으키며 경피감염되므로 옥외에서는 꼭 신발을 신는다.

**2** 감염병 매개체 중 발육형 전파방식을 취하는 것은?

① 말라리아

② 샤가스

③ 일본뇌염

④ 사상충

----

**TIP** ① 발육증식형 ② 배설형 ③ 증식형

**3** 다음 중 해충구제의 원칙에 해당하지 않는 것은?

① 전국적으로 동시에 광범위하게 실시해야 한다.

② 성충구제가 가장 효과적이다.

③ 발생원인 및 서식처를 제거해야 한다.

④ 발생 초기에 실시하는 것이 좋다.

----

**TIP** 해충의 구제원칙

　㉠ 발생 초기에 구제를 실시한다.

　㉡ 발생원인 및 서식처를 제거한다.

　㉢ 생태·습성에 따라 실시한다.

　㉣ 동시에 광범위하게 실시한다.

**Answer** 1.④ 2.④ 3.②

**4** 다음 중 매개동물을 잘못 연결한 것은?

① 이 – 발진티푸스
② 벼룩 – 페스트
③ 모기 – 말라리아
④ 파리 – 황열

TIP ④ 모기가 황열을 매개하고 파리는 결핵, 콜레라, 장티푸스, 파라티푸스, 이질 등을 매개한다.

**5** 다음 중 연결이 잘못된 것은?

① 중국얼룩무늬모기 – 말라리아
② 작은빨간집모기 – 일본뇌염
③ 토고숲모기 – 뎅기열
④ 진드기 – 재귀열

TIP 토고숲모기 – 말레이 사상충, 이집트숲모기 – 뎅기열

**6** 다음 중 위생해충의 질병 전파방식과 유발질병의 연결이 잘못된 것은?

① 증식형 – 재귀열
② 발육형 – 발진티푸스
③ 발육증식형 – 말라리아
④ 경란형 – 쯔쯔가무시병

TIP ② 발진티푸스는 배설형에 속한다.
※ 위생해충을 통한 질병의 생물학적 전파 … 곤충 내에 병원체가 들어가 일정기간 동안 발육증식을 거쳐 숙주에게 옮겨 주는 것을 말한다.
　㉠ 증식형 : 곤충체 내에서 병원체가 단순히 증식한 후 자교시에 구부를 통하여 전파된다.
　　예 이 – 재귀열, 모기 – 일본뇌염, 황열, 뎅기열, 벼룩 – 페스트
　㉡ 발육형 : 병원체가 곤충체 내에서 증식하지 않고 단지 그의 생활환의 일부를 경과 후 숙주에 전파된다.
　　예 모기 – 사상충증
　㉢ 발육증식형 : 곤충체 내에서 병원체가 그의 생활환의 일부를 경과하는 동시에 증식하면서 전파된다.
　　예 모기 – 말라리아, 체체파리 – 수면병
　㉣ 배설형 : 병원체가 곤충체 내에서 증식한 후 대변으로 배설되어 숙주의 피부 및 점막에 있는 미세한 창상을 통해서 전파된다.
　　예 발진티푸스 – 이, 발진열 – 쥐벼룩, 샤가스병 – 노린재
　㉤ 경란형 : 병원체가 충란을 통해서 전파 제2세대가 병원균을 가지고 계속 전파된다.
　　예 참진드기 – 록키산 홍반열, 털진드기 – 양충병(쯔쯔가무시병)

**Answer** 4.④ 5.③ 6.②

**7** 다음 중 야채류의 경구섭취 후 잘 생기며 갈고리 모양으로 생긴 기생충균은?

① 회충
② 요충
③ 구충
④ 편충

---

TIP 십이지장충(구충)

ⓐ 회충, 동양모양선충, 편충 등과 함께 야채류를 중간숙주로 한다.
ⓑ 경구감염뿐만 아니라 경피감염도 가능하다.
ⓒ 십이지장 소장에 기생하며 심한 빈혈, 전신권태, 심계항진, 현기증, 두통, 식욕부진 구역질, 구토, 복통 등을 일으킨다.
ⓓ 농촌에 많으며 회충보다 건강장해가 심하다.
ⓔ 70℃에서 1초간 가열 또는 직사광선에서 단시간 내에 사멸된다.
ⓕ 분변을 완전처리하고 청정채소를 섭취하며, 경피감염이 가능하므로 오염지구에서 맨발로 다니지 않는다.

**8** 가족 중에서 한 사람에게 발병함으로써 집단감염되는 것은?

① 회충
② 요충
③ 구충
④ 십이지장충

---

TIP 요충

ⓐ 항문 주위에서 많이 발견된다.
ⓑ 산란과 동시에 감염능력이 있다.
ⓒ 편충이 요충과 인체생활사가 비슷하다.
ⓓ 집단감염이 잘 되고 소아에게 많이 감염된다.

**Answer** 7.③ 8.②

**9** 매개곤충과 질병의 연결이 옳은 것은?

① 진드기 - 재귀열        ② 모기 - 발진열

③ 파리 - 발진티푸스      ④ 벼룩 - 황열

---

**TIP** ② 모기 : 사상충병, 황열, 뎅기열, 말라리아, 일본뇌염 등
③ 파리 : 장티푸스, 파라티푸스, 이질, 결막염, 콜레라, 결핵, 뇌수막염, 수면병 등
④ 벼룩 : 흑사병, 발진열, 조충 등

**10** 다음 중 자가감염과 집단감염의 가능성이 큰 기생충은?

① 십이지장충         ② 요충

③ 회충             ④ 편충

---

**TIP** 자가감염과 집단감염이 큰 기생충으로서 오염된 식품, 의복, 침구를 통해서 감염되는 기생충은 요충이다.

**11** 기생충과 중간숙주의 연결이 서로 틀리게 연결된 것은?

① 폐흡충 - 다슬기, 가재

② 광절열두조충 - 송어, 전어

③ 민촌충 - 돼지, 개

④ 유극악구충 - 메기, 가물치

---

**TIP** 민촌충의 중간숙주는 소이다. 돼지는 유구조충의 중간숙주이다.

**Answer** 9.① 10.② 11.③

**12** 가을철 풍토병으로 일컬어지며, 들쥐 등의 소변으로 균이 배출되어 피부상처를 통해 감염되는 감염병은?

① 렙토스피라증  ② 재귀열
③ 페스트  ④ 발진열

TIP 렙토스피라증 … 9~10월에 많이 발병되며 들쥐에 의해 전염된다.


**13** 파리가 매개하여 발생하는 질병은?

① 사상충  ② 살모넬라
③ 학질  ④ 파라티푸스

TIP 파리가 매개하는 질병 … 콜레라, 이질, 장티푸스, 파라티푸스, 결핵, 수면병 등이 있다.


**14** 잉어, 붕어 등 민물고기를 날 것으로 먹는 습관을 가진 지역주민에게 많이 감염되는 기생충은?

① 유구조충  ② 무구조충
③ 사상충증  ④ 간디스토마

TIP 간디스토마 … 제1중간숙주(왜우렁이) → 제2중간숙주(민물고기)


**Answer** 12.① 13.④ 14.④

**15** 다음 중 회충에 관한 설명이 잘못된 것은?

① 장내 군거생활

② 유충은 심장, 폐포, 기관지를 통과

③ 충란은 산란과 동시 감염

④ 충란은 70℃의 가열로 사멸

---

**TIP** 회충
ⓐ 장내 군거생활을 한다.
ⓑ 인체에 감염 후 75일이면 성충이 된다.
ⓒ 유충은 심장, 폐포, 기관지를 통과한다.
ⓓ 충란은 70℃의 가열로 사멸한다.
ⓔ 일광에 약하다.
ⓕ 성충은 암수 구별이 가능하지만 충란은 불가능하다.

**Answer** 15.③

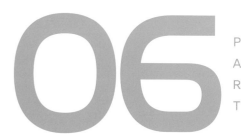

# 06 <sub></sub>

# 보건영양과
# 보건관리

# ◉1 보건영양

## 01 영양과 건강

### ① 영양소

(1) 기능

① **5대 영양소** ··· 3대 영양소(탄수화물, 단백질, 지방)와 무기질, 비타민이다.

② **영양소의 작용** ··· 영양소는 신체에 열량을 보급하고 신체조직을 구성하며 생활기능을 조절해 준다. 이를 영양소의 3대 작용이라 한다.

③ **열량소** ··· 열량소는 탄수화물, 단백질, 지방이며 단위(g)당 탄수화물 : 단백질 : 지방 = 4 : 4 : 9 (kcal)를 생산한다.

④ **신체조직 구성원** ··· 탄수화물 · 단백질 · 지방 · 무기질이며, 6대 영양소인 물이 65%를 차지한다.

⑤ **조절소** ··· 무기질, 비타민, 물이 있으며 산화작용, 신경운동, 심장운동, 각종 분비선의 기능조절을 한다.

(2) 종류

① 탄수화물
   ㉠ 대부분이 열량공급원으로 이용되며 체내 글리코겐의 형태로 간에 저장되어 감염병에 대한 저항력을 가지지만 과다섭취는 비만을 초래한다.
   ㉡ 성인 1일 열량(영양) 권장량은 남자 2,500kcal, 여자 2,000kcal이다. 여자의 경우 임신한 경우에는 전반 150kcal를, 후반 350kcal를 추가하고 수유기에는 400kcal를 추가한다.

   > **TIP** 비만의 5D's ··· Disfigurement, Disability, Discomfort, Disease, Death

② 단백질
   ㉠ 신체 구성성분이며 열량원으로, 효소와 호르몬의 주성분이다.
   ㉡ 면역체계와 항독물질을 구성성분으로 한다.
   ㉢ 일일 권장량은 체중 1kg당 1g이다.

③ 지방

　　㉠ 주된 에너지원이다.

　　㉡ 탄수화물이나 단백질에 비해 2배의 열량을 낸다.

　　㉢ 지용성 비타민 A, D, E, K를 함유한다.

　　㉣ 체온유지와 피부를 부드럽게 한다.

### (3) 2대 영양실조

① Kwashioker(단백질 부족) … 단백질 섭취가 부족할 때 나타나는 질병으로 감염이 잘 되고 주로 어린이에게 감염된다.

② Marasmus … 영양공급의 부족으로 근육이 소진되고, 뼈만 남게 되는 현상으로 기아상태에서 발생한다.

　　　　🔊TIP 포도당은 간세포에서 8%, 근육세포에서 1%가 저장되고, 뇌세포에는 극소량이 저장된다.

## ② 영양소의 결핍증상

### (1) 영양소의 1일 필요량

① 식염 … 15g

② Ca … 성인 1g, 임산부와 청소년 1.2g

③ 인(P) … 1.5g

④ Fe … 남자 10~12mg, 여자 20mg

⑤ Vt.A … 2,000~2,500IU

　　㉠ D : 400IU

　　㉡ $B_1$ : 1.3~15mg

　　㉢ $B_2$ : 1.1~1.7mg

　　㉣ C : 50~60mg

### (2) 비타민A 결핍

① 야맹증, 안구건조 등을 일으킨다.

② 감염병에 대한 저항력을 감퇴시킨다.

③ 간, 낙농식품, 녹황색 채소류에 많이 들어 있다.

### (3) 비타민B₁ 결핍

① 결핍시 각기병, 식욕감퇴, 피로감을 일으키며 현미, 잡곡에 많이 함유되어 있다.

② 120℃에서 1시간 내에 파괴되며 탄수화물을 산화시키는 데 필요하다.

### (4) 비타민B₂ 결핍

① 성장인자로서 세포 내의 단백질과 결합해 황색산화효소가 되어 산화·환원의 역할을 한다.

② 결핍시 안 충혈, 결막염, 각막염, 구강염, 설염, 구순염 등을 일으키며 동·식물성 식품에 광범위하게 함유되어 있다.

③ Vt. B₁, B₂, B₆는 알레르기에 대한 작용이 있는데, B₂는 항체를 다량 생산한다.

### (5) 비타민B₆ 결핍

① 피부, 눈, 입, 혀 등에 경미한 증상이 일어난다.

② 비타민이 고루 포함된 우유 등을 먹고 결핵, 고혈압 치료제 복용자는 특히 주의해서 섭취해야 한다.

### (6) 비타민B₁₂ 결핍

① 성장장애 및 거대적 아세포성 빈혈(악성 빈혈) 등을 일으킨다.

② 우유와 동물성 식품(특히 간), 어패류에 많이 함유되어 있다.

### (7) 비타민C 결핍

① 괴혈병, 반상출혈, 모세혈관 파괴 등의 증상을 유발한다.

② Vt. A와 함께 결핍시 감염병에 대한 저항력이 감퇴된다.

③ 채소와 과일에 많이 함유되어 있다.

④ 고열에 파괴되고, 조직 내 산화작용을 돕는다.

### (8) 비타민D 결핍

① Ca와 P대사에 관여하므로 결핍시 구루병, 골연화, 충치 등을 일으킨다.

② 우유에 많이 함유되어 있고 일광욕에 의해서도 생성된다.

③ 과다하면 만성 신부전을 유발할 수 있다.

④ 골 조직의 생성의 관여하는 항구루병 비타민이다.

## ⑼ 비타민E 결핍

① 뇌와 골 근육기능 이상, 용혈성 빈혈, 불임 등을 유발한다.

② 대부분의 음식물에 충분히 함유되어 있다.

## ⑽ 비타민K 결핍

① 혈액응고 장애, 혈뇨, 장출혈 등을 유발한다.

② 대부분의 음식에 포함되어 있다.

③ 장내 세균 이상, 장의 지방 흡수능력 부족시 문제가 된다.

## ⑾ 나이아신 결핍

① 펠라그라, 소화기 점막염, 설사, 치매 등을 유발한다.

② 곡류, 육류, 채소 등 식품에 충분히 함유되어 문제가 되지 않는다.

## ⑿ 철 결핍

① 빈혈을 일으키나 과다한 경우 혈색소 침착증을 일으킨다.

② 철은 체내 저장이 불가능하므로 각종 식품을 충분히 섭취한다.

## ⒀ 요오드 결핍

① 갑상선 비대증이 발생한다.

② 해초류에 많이 함유되어 있다.

## ⒁ 불소 결핍

① 충치가 발생하며, 과다한 경우 치아의 상아질에 반점이 생긴다.

② 치약이나 음료수에 불소를 첨가한다.

## ⒂ 칼슘 결핍

① 칼슘은 질병의 저항력을 증가시키고 혈액응고에 작용하며 효소의 부활 등의 기능을 가진다.

② 부갑상선 질환이나 구루병을 일으킨다.

③ 멸치 등의 생선섭취로 예방한다.

⒃ 인 결핍

① 칼슘과 같이 구루병이나 부갑상선 질환이 올 수 있는데 낙농식품과 멸치 등의 섭취로 예방한다.

② 골, 뇌신경의 주성분이며, 전신의 1‰를 차지한다.

⒄ 마그네슘 결핍

경련증을 일으키는데 영양부족이나 이뇨요법 시술 등이 원인이 될 수 있다.

⒅ 아연 결핍

① 성장지연, 빈혈, 설사, 상처회복 장애 등을 일으킨다.

② 피틴산을 함유한 곡류의 과잉섭취가 문제가 된다.

⒆ 셀레늄 결핍

① 심근질환을 일으킨다.

② 균형잡힌 식사로 예방한다.

⒇ 탄수화물 부족

산혈증, 단백질 소모를 가져온다.

(21) 단백질 부족

발육지연, 지능발달 장애, 면역결핍, 빈혈 등을 유발한다.

(22) 지방 부족

피부가 거칠어지고 빈혈과 허약증이 온다.

# 02 열량 및 영양판정

## 1 열량

### (1) 기초 대사량(BMR)

① 생명유지에 필요한 최소의 열량을 말하며, 체면적과 비례한다.

② 정신적 · 육체적으로 아무 일도 하지 않고 실온에서 누운 상태로 30분간 측정한다.

③ 성인 1일 1,200~1,800kcal가 필요하다.

### (2) 에너지 대사율(RMR)

① 계산식

$$RMR = \frac{활동대사량}{기초대사량}$$
$$= \frac{활동시 칼로리 \ 소비량 - 안정시 \ 칼로리 \ 소비량}{기초대사량}$$

② RMR 단계

  ㉠ 0~1 : 경노동

  ㉡ 1~2 : 중등노동

  ㉢ 2~4 : 강노동

  ㉣ 4~7 : 중노동

  ㉤ 7 이상 : 격노동

### (3) 특이동적 작용(SDA)

① 식품의 소화, 흡수, 대사과정에서 소비되는 에너지를 말한다.

② 단백질은 16~30%, 당류는 4~9%, 지방은 3~4%가 대사과정에서 소비된다.

### (4) 에너지 소요량

총소요 에너지 = 기초 대사량 + 생활활동에 따른 증가 에너지 + 특이동적 작용에 필요한 에너지

## ② 객관적인 영양판정

### (1) Kaup 지수

영·유아, 즉 출생 후 3개월부터 6세까지의 학령 전 어린이에게 주로 사용되는 지수로 15 이하는 허약, 15~19는 정상, 19~22는 체중과다, 22 이상은 비만을 나타낸다.

$$\text{Kaup 지수} = \frac{\text{체중}(\text{kg})}{\text{신장}(\text{cm})^2} \times 10^4$$

### (2) Rohrer 지수

학동기 이후 소아에 사용하며, 160 이상은 비만이다.

$$\text{Rohrer 지수} = \frac{\text{체중}(\text{kg})}{\text{신장}(\text{cm})^3} \times 10^7$$

### (3) Broca 지수

성인의 비만판정에 이용되며, 90~110이 정상, 89 이하는 체중부족, 111~119는 체중과다, 120 이상은 비만이다.

$$\text{Broca 지수} = \frac{\text{체중}}{(\text{신장} - 100)} \times 100$$

### (4) 비만도

$$\text{비만도}(\%) = \frac{\text{실측체중} - \text{표준체중}}{\text{표준체중}} \times 100$$

### (5) BMI(Body Mass Index, 체질량 지수)

10 이하는 고도의 영양실조, 10~13은 영양실조, 20 미만은 저체중, 20~24가 정상, 25~29는 과체중, 30 이상은 비만이다.

$$\text{BMI} = \frac{\text{체중}(\text{kg})}{\text{신장}(\text{m})^2}$$

# 최근 기출문제 분석

2019. 6. 15. 제2회 서울특별시

**1** 학령기 이후의 소아에 대한 영양상태 판정 기준으로 신장이 150cm 이상인 경우 160 이상이면 비만으로 판정하는 지수는?

① 로렐지수(Rohrer index)

② 카우프지수(Kaup index)

③ 베르벡지수(Vervaek index)

④ 체질량지수(Body mass index)

**TIP** ① 로렐지수(Röhrer index) : 학령기 이후 소아에 대한 영양상태 판정 기준으로 충실지수라고도 한다.

$\dfrac{체중}{신장^3} \times 10^7$으로 구하며 신장이 150cm 이상인 경우 로렐지수가 160 이상이면 비만으로 판정한다.

② 카우프지수(Kaup index) : 영·유아에 대한 균형 체격을 나타내는 지수로, $\dfrac{체중}{신장^2} \times 10^4$으로 구하며 22 이상을 비만으로 판정한다.

③ 베르벡지수(Vervaek index) : 체격·영양지수로 $\dfrac{체중+흉위}{신장} \times 100$으로 구하며 92 이상을 비만으로 판정한다.

④ 체질량지수(Body mass index) : 성인의 비만을 측정하는 일반적인 방법으로, $\dfrac{체중}{신장(m^2)}$으로 구한다. 한국인 기준 25 이상을 과체중 ~ 비만으로 판정한다.

2017. 6. 24. 제2회 서울특별시

**2** 영양상태의 평가방법 중 간접적 방법에 해당하는 것은?

① 임상적 검사

② 식품섭취조사

③ 신체계측조사

④ 생화학적 검사

**TIP** ② 간접적 방법
①③④ 직접적 방법

**Answer** 1.① 2.②

# 출제 예상 문제

**1** 다음 중 효소와 호르몬을 생성하는 영양소는?

① 탄수화물　　　　　　　　　② 단백질

③ 무기질　　　　　　　　　　④ 지방

> **TIP** 단백질 … 신체 구성성분이며 열량원으로, 효소와 호르몬의 주성분이다. 면역체계와 항독물질을 구성성분으로 하고, 1일 권장량은 체중 1kg당 1g이다.

**2** 다음 식으로 계산하는 것은 무엇인가?

$$\frac{체중(\text{kg})}{신장(\text{cm})^2} \times 10^4$$

① Kaup 지수　　　　　　　　② Rohrer 지수

③ Broca 지수　　　　　　　　④ 비만도

> **TIP** Kaup 지수 … 출생 후 3개월부터 6세까지의 학령 전 어린이에게 사용되는 영양판정 지수로 13 이하는 고도수척, 13~15는 수척, 15~19는 정상, 19~22는 체중과다, 22 이상은 비만을 나타낸다.

**3** 다음 중 영양소와 그 결핍증의 연결이 잘못된 것은?

① 비타민A – 야맹증　　　　　② 비타민B1 – 각기병

③ 비타민B2 – 구순염　　　　　④ 비타민B12 – 불임증

> **TIP** ④ 비타민B12가 부족하면 성장장애, 악성 빈혈 등을 일으킨다.

**Answer**　1.② 2.① 3.④

**4** 다음 중 구루병의 원인에 해당되는 것은?

① 자외선의 증가
② 비타민D의 결핍
③ 비타민A의 결핍
④ 칼슘의 결핍

---

**TIP** ② 구루병은 골 조직의 생성에 관여하는 항구루병 비타민인 비타민D의 결핍시 나타나는 질병이다.

**5** 어떤 남자의 키가 2m, 몸무게가 116kg일 때 BMI를 측정한 경우, 그 결과를 통해 알 수 있는 것은?

① 저체중
② 정상
③ 과체중
④ 비만

---

**TIP** BMI(체질량 지수)$= \dfrac{체중(kg)}{신장(m)^2} = \dfrac{116}{2^2} = 29$(과체중)

※ BMI 측정결과의 판정 … 10 이하는 고도의 영양실조, 10~13은 영양실조, 20 미만은 저체중, 20~24는 정상, 25~29는 과체중, 30 이상은 비만이다.

**6** 다음 영양소 중 결핍될 경우 각기병을 유발하는 것은?

① 티아민(비타민B₁)
② 비타민C
③ 칼슘
④ 비타민D

---

**TIP** 티아민(Thiamin ; 비타민B₁) … 항각기성 비타민 또는 항신경성 비타민이며, 인체에 흡수된 탄수화물을 에너지화시키는 대사촉진기능을 하며 심장기능 정상화, 뇌의 중추신경, 수족 등의 말초신경에 작용한다. 결핍되면 각기병, 식욕부진, 신경계 불균형 등을 유발한다.

**Answer** 4.② 5.③ 6.①

**7** 치아우식증일 때 가정에서 가장 손쉽게 할 수 있는 방법은?

① 불소도포법　　　　　　　　　② 세치법

③ 수소불소화작업　　　　　　　④ 식이조절

---

**TIP** 치아우식증(충치) … 입 안에 남아있는 음식물 찌꺼기와 입안의 세균이 작용하여 시간이 경과함에 따라 치아를 파괴하는 과정으로서, 가정에서는 식사 후에 잇솔질을 해야 하고, 자기 전에는 반드시 잇솔질한 깨끗한 상태로 자야 한다.

**8** 지용성 비타민 결핍증상이 아닌 것은?

① 괴혈병　　　　　　　　　　　② 생식선 이상

③ 야맹증　　　　　　　　　　　④ 구루병

---

**TIP** ① 비타민C의 결핍증상이다. 지용성 비타민에는 비타민 A, D, E, K, F가 있다.

**9** 몸에서 재생되지 않기 때문에 식품으로만 섭취해야 하며 부족시 빈혈을 일으키는 것은?

① 칼슘　　　　　　　　　　　　② 철분

③ 요오드　　　　　　　　　　　④ 인

---

**TIP** 철은 체내 저장이 불가능하므로 각종 식품을 충분히 섭취한다.

**10** 다음 중 단백질, 지방, 탄수화물의 열량(Kcal)은?

① 4 : 4 : 6　　　　　　　　　　② 9 : 4 : 3

③ 4 : 9 : 4　　　　　　　　　　④ 9 : 4 : 4

---

**TIP** 탄수화물 : 단백질 : 지방 = 4 : 4 : 9

**Answer**　7.② 8.① 9.② 10.③

**11** 다음 중 비타민K의 결핍증상은?

① 빈혈이 생긴다.　　　　　② 밤눈이 어둡다.

③ 피부염이 생긴다.　　　　④ 지혈이 안 된다.

---

**TIP** 비타민K는 혈액응고 작용을 돕는다. 부족시 혈액응고 장애, 혈뇨, 장출혈 등을 유발한다.


**12** 다음 중 국민영양상태에 대한 간접적인 평가방법은?

① 식량생산과 분배자료

② 섭취영양 분석

③ 발육 및 발육 평가

④ 생화학적 측정

---

**TIP** 식량생산과 분배자료를 연구하는 것이 간접적인 평가방법이다.
　※ 직접적인 평가방법
　　㉠ 주관적 방법 : 임상증상에 의한 판정 등
　　㉡ 객관적 방법 : 신체측정, 생화학적 검사 등


**13** 다음 중 5대 영양소가 아닌 것은?

① 탄수화물　　　　　　　② 단백질

③ 칼슘　　　　　　　　　④ 비타민

---

**TIP** 5대 영양소 … 3대 영양소(탄수화물, 단백질, 지방) + 비타민, 무기질

**14** 우리나라 사람들이 상대적으로 풍부하게 섭취하고 있는 영양소는?

① 탄수화물                    ② 지방
③ 단백질                      ④ 비타민

--------

**TIP** 우리나라는 주식이 쌀(탄수화물)이다.


**15** 다음 중 피부염과 관계있는 비타민은?

① 비타민A                     ② 비타민B
③ 비타민C                     ④ Niacin(나이아신)

--------

**TIP** 나이아신은 결핍시에 펠라그라증(피부염, 설사, 지능 저하), 소화기 점막염 등을 유발한다.
※ 결핍시 피부염을 유발하는 비타민 … 비타민H, 비타민F, 나이아신 등이 있다.


**16** 다음 영양소 중 열량소로만 묶인 것은?

| | |
|---|---|
| ㉠ 단백질 | ㉡ 지방 |
| ㉢ 탄수화물 | ㉣ 무기질 |
| ㉤ 비타민 | ㉥ 물 |

① ㉠㉡㉢                     ② ㉡㉢㉣
③ ㉢㉣㉤                     ④ ㉣㉤㉥

--------

**TIP** 열량소에는 탄수화물, 단백질, 지방이 있다.

**17** 다음 중 포도당 저장이 가장 많이 되는 장기는?

① 뇌세포                       ② 근세포

③ 간세포                       ④ 신경세포

**TIP** ① 극히 소량    ② 1%    ③ 8%

       ※ 포도당의 저장 … 일정한 농도의 포도당을 갖고 있는 생명체는 음식물 섭취 뒤에는 포도당 수치가 증가하지만, 포도당은 저장할 수가 없다. 따라서 간에서 글리코겐으로 바꾸어 저장하고, 언제든지 글리코겐을 포도당으로 바꿀 수 있다. 잠재적인 에너지역할을 하는 이들은 근육과 간, 그리고 뇌세포에 극히 소량 저장된다.

**18** 성인 남성의 1일 영양 권장량은?

① 1,500kcal                  ② 1,800kcal

③ 2,000kcal                  ④ 2,500kcal

**TIP** 성인 1일 기초 대사량은 1,200~1,800kcal이며, 영양 권장량은 성인 남성은 2,500kcal, 성인 여성은 2,000kcal이다. 다만, 임산부는 전후반 총 500kcal를, 수유인 경우에는 400kcal를 추가한다.

# 02 보건관리

## 01 모자보건

### ❶ 개요

#### (1) 대상

넓은 의미의 모자보건은 가임여성과 6세 미만의 영·유아를 말하며, 일반적으로 임신, 분만, 산욕기, 수유기 여성과 영·유아를 말한다. 그러므로 모자보건은 모성보건과 영·유아 보건으로 나눌 수 있다.

① **임산부** ··· 임신 중이거나 분만 후 6개월 미만인 여성을 말한다.

② **모성** ··· 임산부와 가임기(可姙期) 여성을 말한다.

③ **영유아** ··· 출생 후 6년 미만인 사람을 말한다.

④ **신생아** ··· 출생 후 28일 이내의 영유아를 말한다.

⑤ **미숙아** ··· 신체의 발육이 미숙한 채로 출생한 영유아로서 대통령령으로 정하는 기준에 해당하는 영유아를 말한다.

⑥ **선천성이상아** ··· 선천성 기형 또는 변형이 있거나 염색체에 이상이 있는 영유아로서 대통령령으로 정하는 기준에 해당하는 영유아를 말한다.

⑦ **인공임신중절수술** ··· 태아가 모체 밖에서는 생명을 유지할 수 없는 시기에 태아와 그 부속물을 인공적으로 모체 밖으로 배출시키는 수술을 말한다.

⑧ **난임** ··· 부부(사실상의 혼인관계에 있는 경우를 포함)가 피임을 하지 아니한 상태에서 부부간 정상적인 성 생활을 하고 있음에도 불구하고 1년이 지나도 임신이 되지 아니하는 상태를 말한다.

⑨ **보조생식술** ··· 임신을 목적으로 자연적인 생식과정에 인위적으로 개입하는 의료행위로서 인간의 정자와 난 자의 채취 등 보건복지부령으로 정하는 시술을 말한다.

### (2) 모자보건의 중요성

① 전 인구의 60~70%를 차지한다.

② 영·유아 건강은 차세대 인구자질 문제이다.

③ 면역력이 약하여 질병 이환율이 높고 영·유아에게는 영구적인 장애가 될 수 있다.

④ 예방이 가능하다.


## ❷ 모성보건

### (1) 내용

① **산전관리** … 이상 임신, 임신 합병증의 조기진단, 영양 등 관리

② **분만관리** … 안전분만과 건강관리

③ **산후관리** … 신생아와 산모의 건강, 수유와 섭생관리

### (2) 모성 질병

① **임신중독증** … 단백질, 티아민(비타민B₁) 부족과 빈혈이 원인이며 부종, 단백뇨, 고혈압 등이 주요 증상이다.

> 🔊**TIP** 임산부에게 필요한 5대 영양소 … 단백질, 비타민, 철분, 칼슘, 탄수화물

② **출혈** … 임신 전반·후반·산욕기 출혈로 나뉜다.

③ **산욕열 및 감염** … 자궁 내 염증이나 산도의 국소적 염증 등에 의한 발열현상이다.

④ **자궁 외 임신** … 대부분이 난관임신이고 난소나 복강 내 임신도 있다. 결핵성 난관염, 인공유산 후 세균감염으로 발생한다.

⑤ **유산·조산·사산** … 임신 7개월 내의 분만을 유산이라 하고, 8~9개월의 분만을 조산이라 한다. 임신중독, 결핵, 비타민 부족, 전치 태반, 양수 과다증, 제대강락 등의 여러 가지 원인이 있다.

> 🔊**TIP** 모성사망의 주요 요인 … 임신중독증, 출산 전후의 출혈, 자궁 외 임신 및 유산, 산욕열 등이 있다.

### (3) 모성보건지표

① 모성 사망률 $= \dfrac{1년간\ 모성\ 사망수}{1년간\ 출생수} \times 1,000$

② 사산율 $= \dfrac{1년간의\ 사산수}{1년간\ 출산수(사산수+출생수)} \times 1,000$

③ 조출생률 $= \dfrac{\text{연간 출생아 수}}{\text{인구}} \times 1,000$

④ 일반출산율 $= \dfrac{\text{연간 출생아 수}}{\text{임신가능 여자인구 수}} \times 1,000$

⑤ 배우 출생률 $= \dfrac{\text{연간출생아 수}}{\text{가임연령의 유배우 여자인구 수}} \times 1,000$

⑥ 연령별출산율 $= \dfrac{\text{그 연도 } x \text{세 여자가 낳은 출생아수}}{\text{어떤 연도의 } x \text{세 여자인구}} \times 1,000$

⑦ 비례사망지수 $= \dfrac{\text{연간 50세 이상 사망자 수}}{\text{연간 총 사망자 수}} \times 100$

⑧ 조사망률 $= \dfrac{\text{연간 사망자 수}}{\text{그 해의 인구}} \times 1,000$

⑨ 영아 사망률 $= \dfrac{\text{1년간의 생후 1년 미만의 사망자수}}{\text{그 해의 출생아 수}} \times 1,000$

⑩ 보정영아 사망률 $= \dfrac{\text{어떤 기간 내 출생한 자 중 1년미만의 사망자 수}}{\text{동일 기간의 출생아 수}} \times 1,000$

⑪ 신생아사망률 $= \dfrac{\text{1년간의 생후 28일 미만의 사망자 수}}{\text{그 해의 출생아 수}} \times 1,000$

⑫ 주산기 사망률 $= \dfrac{\text{임신 28주 이후사산아 수 + 초생아(출생 1주 이내) 사망수}}{\text{연간 출생아 수(28주 이상)}} \times 1,000$

⑬ 후기 신생아 사망률 $= \dfrac{\text{연간 생후 28일부터 1년 미만의 사망수}}{\text{연간 출생아 수}} \times 1,000$

⑭ 유아사망률 $= \dfrac{\text{1~4세유아의사망자 수}}{\text{그 해 중앙시점의 1~4세 인구수}} \times 1,000$

⑮ 출생 사망비 $= \dfrac{\text{연간 출생수}}{\text{연간 사망수}} \times 100$

⑯ 사망 성비 $= \dfrac{\text{남자 사망수}}{\text{여자 사망수}} \times 100$

⑰ **재생산율**
　㉠ 총재생산율 = 합계출산율 × 여아출생 구성비
　㉡ 순재생산율 = 총재생산율 × 출생여아의 생잔율

(4) 인공임신중절 수술의 허용한계

의사는 다음에 해당되는 경우에 한하여 본인과 배우자(사실상의 혼인관계에 있는 자를 포함)의 동의를 얻어 인공임신중절 수술을 할 수 있다〈모자보건법 제14조 제1항〉.

① 본인 또는 배우자가 대통령령이 정하는 우생학적 또는 유전학적 정신장애나 신체질환이 있는 경우

② 본인 또는 배우자가 대통령령이 정하는 전염성 질환이 있는 경우

③ 강간 또는 준강간에 의하여 임신된 경우

④ 법률상 혼인할 수 없는 혈족 또는 인척 간에 임신된 경우

⑤ 임신의 지속이 보건의학적 이유로 모체의 건강을 심히 해하고 있거나 해할 우려가 있는 경우

## ❸ 영·유아 보건

### (1) 구분

① **초생아** … 생후 1주일 이내

② **신생아** … 생후 4주 이내

③ **영아** … 생후 1년 미만

④ **유아** … 만 1년 이상부터 학령기까지

### (2) 질병

① **조산아** … 임신 7개월에서 9개월 반 이내에 태어난 체중 2.5kg 이하의 아기를 말하며, 조산아의 4대 관리로 체온보호, 감염방지, 영양보급, 호흡관리를 들 수 있다.

② **선천 기형** … 방사능에 과다 노출되거나 화학약품의 복용 등에 의해 발생된다.

③ **선천성 대사 이상** … 근친 결혼, 악성 유전인자에 의해 발생된다.

④ **과숙아** … 임신 43주 이상 경과 후의 분만아나 체중 4kg 이상아를 과숙아라 하고, 산소 부족증이나 난산을 초래한다.

(3) 영·유아의 사망원인

① **신생아의 사망원인** … 신생아 기간의 영아 사망률이 영·유아 사망률의 대부분을 차지한다. 주로 신생아 질환인 선천성 기형, 분만시 손상, 조산아 등이 원인이 되며, 이런 것들은 예방이 불가능한 것이 대부분이다.

② **영아의 사망원인** … 출생아의 고유질환, 폐렴, 기관지염, 출생시 손상, 장염, 조산아의 결함 등이 영아의 사망을 일으킨다.

③ **유아의 사망원인** … 소화기나 호흡기 질환은 물론 낙상, 화상, 익사 등 불의의 사고로 인한 경우가 대부분이다.

(4) 보건지표

① 영아 사망률과 신생아 사망률은 중요한 보건수준지표이며 1에 가까울수록 좋다.

$$ⓐ \text{ 영아사망률(IMR)} = \frac{\text{영아사망수}(1년간 \text{ 생후 } 1년 \text{ 미만의 사망수})}{1년간의 \text{ 출생수}} \times 1,000$$

$$ⓑ \text{ 신생아사망률(NMR)} = \frac{1년간 \text{ 생후 } 28일 \text{ 미만의 사망수}}{1년간의 \text{ 출생수}} \times 1,000$$

② $\alpha$-index 값은 클수록 신생아기 이후 사망수가 커지므로 환경상태가 불량하다는 증거가 된다.

$$\alpha-\text{index} = \frac{\text{영아 사망수}}{\text{신생아 사망수}}$$

## 표준예방접종일정(2020)

| 대상 감염병 | 백신종류 및 방법 | 횟수 | 출생~1개월 이내 | 1개월 | 2개월 | 4개월 | 6개월 | 12개월 | 15개월 | 18개월 | 19~23개월 | 24~35개월 | 만4세 | 만6세 | 만11세 | 만12세 |
|---|---|---|---|---|---|---|---|---|---|---|---|---|---|---|---|---|
| 결핵 | BCG(피내용) | 1 | BCG 1회 | | | | | | | | | | | | | |
| B형간염 | HepB | 3 | HepB 1차 | HepB 2차 | | | HepB 3차 | | | | | | | | | |
| 디프테리아 파상풍 백일해 | DTaP | 5 | | | DTaP 1차 | DTaP 2차 | DTaP 3차 | DTaP 4차 | | | | | DTaP 5차 | | | |
| | Tdap/Td | 1 | | | | | | | | | | | | | Tdap/Td 6차 | |
| 폴리오 | IPV | 4 | | | IPV 1차 | IPV 2차 | IPV 3차 | | | | | | IPV 4차 | | | |
| b형헤모필루스 인플루엔자 | Hib | 4 | | | Hib 1차 | Hib 2차 | Hib 3차 | Hib 4차 | | | | | | | | |
| 폐렴구균 | PCV(단백결합) | 4 | | | PCV 1차 | PCV 2차 | PCV 3차 | PCV 4차 | | | | | | | | |
| | PPSV(다당질) | – | | | | | | 고위험군에 한하여 접종 | | | | | | | | |
| 홍역 유행성이하선염 풍진 | MMR | 2 | | | | | | MMR 1차 | | | | | MMR 2차 | | | |
| 수두 | VAR | 1 | | | | | | VAR 1차 | | | | | | | | |
| A형간염 | HepA | 2 | | | | | | HepA 1~2차 | | | | | | | | |
| 일본뇌염 | IJEV(사백신) | 5 | | | | | | IJEV 1~2차 | | | | IJEV 3차 | | IJEV 4차 | | IJEV 5차 |
| | LJEV(생백신) | 2 | | | | | | LJEV 1차 | | | | LJEV 2차 | | | | |
| 사람유두종 바이러스 | HPV | 2 | | | | | | | | | | | | | | HPV 1~2차 |
| 인플루엔자 | IIV(사백신) | – | | | | | | IIV매년 접종 | | | | | | | | |
| 로타바이러스 | RV1 | 2 | | | RV 1차 | RV 2차 | | | | | | | | | | |
| | RV5 | 3 | | | RV 1차 | RV 2차 | RV 3차 | | | | | | | | | |

국가예방접종: 결핵 ~ 인플루엔자
기타예방접종: 로타바이러스

# 02 학교보건

## ① 보건관리

**(1) 보건교사**

① **배치기준**〈학교보건법 시행령 제23조 제1항〉

　㉠ 18급 이상의 초등학교에는 학교의사 1인, 학교약사 1인 및 보건교사 1인을 두고, 18학급 미만의 초등학교에는 학교의사 또는 학교약사 중 1인을 두고, 보건교사 1인을 둘 수 있다.

　㉡ 9학급 이상인 중학교와 고등학교에는 학교의사 1인·학교약사 1인 및 보건교사 1인을 두고, 9학급 미만인 중학교와 고등학교에는 학교의사 또는 학교약사 중 1인과 보건교사 1인을 둔다.

　㉢ 대학·사범대학·교육대학·전문대학에는 학교의사 1인 및 학교약사 1인을 둔다.

　㉣ 고등기술학교·공민학교·고등공민학교·특수학교·유치원 및 각종 학교에는 규정된 해당 학교에 준하여 학교의사·학교약사 및 보건교사를 둔다.

② **보건교사의 직무**〈학교보건법 시행령 제23조 제3항〉

　㉠ 학교보건계획의 수립

　㉡ 학교 환경위생의 유지관리 및 개선에 관한 사항

　㉢ 학생 및 교직원에 대한 건강진단실시의 준비와 실시에 관한 협조

　㉣ 각종 질병의 예방처치 및 보건지도

　㉤ 학생 및 교직원의 건강관찰과 학교의사의 건강상담·건강평가 등의 실시에 관한 협조

　㉥ 신체허약 학생에 대한 보건지도

　㉦ 보건지도를 위한 학생가정의 방문

　㉧ 교사의 보건교육에 관한 협조와 필요시의 보건교육

　㉨ 보건실의 시설·설비 및 약품 등의 관리

　㉩ 보건교육자료의 수집·관리

　㉪ 학생건강기록부의 관리

　㉫ 다음의 의료행위(간호사 면허를 가진 자에 한함)

　　• 외상 등 흔히 볼 수 있는 환자의 치료

　　• 응급을 요하는 자에 대한 응급처치

　　• 상병의 악화방지를 위한 처치

　　• 건강진단결과 발견된 질병자의 요양지도 및 관리

　　• 위의 의료행위에 따르는 의약품의 투여

　㉬ 기타 학교의 보건관리

(2) 학교보건교육

① 전직원의 책임하에 학생을 참여시켜 지역사회의 전체 보건사업계획의 일부분으로 학교보건교육이 이루어져야 한다.

② 지역사회의 협조를 얻고, 주도적 역할자가 계속 실시하여 반드시 결과를 가져와야 한다.


## ❷ 교육환경

### (1) 교육환경보호구역의 설정 등〈교육환경 보호에 관한 법률 제8조〉

교육감은 학교경계 또는 학교설립예정지 경계로부터 직선거리 200미터의 범위 안의 지역을 다음의 구분에 따라 교육환경보호구역으로 설정·고시하여야 한다.

① 절대보호구역 ··· 학교출입문으로부터 직선거리로 50미터까지인 지역(학교설립예정지의 경우 학교경계로부터 직선거리 50미터까지인 지역)

② 상대보호구역 ··· 학교경계 등으로부터 직선거리로 200미터까지인 지역 중 절대보호구역을 제외한 지역

### (2) 교육환경보호구역에서의 금지행위 등〈교육환경 보호에 관한 법률 제9조〉

누구든지 학생의 보건·위생, 안전, 학습과 교육환경 보호를 위하여 교육환경보호구역에서는 다음의 어느 하나에 해당하는 행위 및 시설을 하여서는 아니 된다. 다만, 상대보호구역에서는 ⑭부터 ㉙까지에 규정된 행위 및 시설 중 교육감이나 교육감이 위임한 자가 지역위원회의 심의를 거쳐 학습과 교육환경에 나쁜 영향을 주지 아니한다고 인정하는 행위 및 시설은 제외한다.

① 「대기환경보전법」에 따른 배출허용기준을 초과하여 대기오염물질을 배출하는 시설

② 「물환경보전법」에 따른 배출허용기준을 초과하여 수질오염물질을 배출하는 시설과 폐수종말처리시설

③ 「가축분뇨의 관리 및 이용에 관한 법률」에 따른 배출시설, 처리시설 및 공공처리시설

④ 「하수도법」에 따른 분뇨처리시설

⑤ 「악취방지법」에 따른 배출허용기준을 초과하여 악취를 배출하는 시설

⑥ 「소음·진동관리법」에 따른 배출허용기준을 초과하여 소음·진동을 배출하는 시설

⑦ 「폐기물관리법」에 따른 폐기물처리시설

⑧ 「가축전염병 예방법」에 따른 가축 사체, 오염물건 및 수입금지 물건의 소각·매몰지

⑨ 「장사 등에 관한 법률」에 따른 화장시설·봉안시설 및 자연장지

⑩ 「축산물 위생관리법」에 따른 도축업 시설

⑪ 「축산법」에 따른 가축시장

⑫ 「영화 및 비디오물의 진흥에 관한 법률」의 제한상영관

⑬ 「청소년 보호법」에 따른 전기통신설비를 갖추고 불특정한 사람들 사이의 음성대화 또는 화상대화를 매개하는 것을 주된 목적으로 하는 영업에 해당하는 업소와 불특정한 사람 사이의 신체적인 접촉 또는 은밀한 부분의 노출 등 성적 행위가 이루어지거나 이와 유사한 행위가 이루어질 우려가 있는 서비스를 제공하는 영업, 청소년유해매체물 및 청소년유해약물등을 제작·생산·유통하는 영업 등 청소년의 출입과 고용이 청소년에게 유해하다고 인정되는 영업 및 청소년유해매체물 및 청소년유해약물등을 제작·생산·유통하는 영업 등 청소년의 고용이 청소년에게 유해하다고 인정되는 영업으로서 여성가족부장관이 고시한 영업에 해당하는 업소

⑭ 「고압가스 안전관리법」에 따른 고압가스, 「도시가스사업법」에 따른 도시가스 또는 「액화석유가스의 안전관리 및 사업법」에 따른 액화석유가스의 제조, 충전 및 저장하는 시설

⑮ 「폐기물관리법」에 따른 폐기물을 수집·보관·처분하는 장소

⑯ 「총포·도검·화약류 등의 안전관리에 관한 법률」에 따른 총포 또는 화약류의 제조소 및 저장소

⑰ 「감염병의 예방 및 관리에 관한 법률」에 따른 격리소·요양소 또는 진료소

⑱ 「담배사업법」에 의한 지정소매인, 그 밖에 담배를 판매하는 자가 설치하는 담배자동판매기

⑲ 「게임산업진흥에 관한 법률」 또는 게임제공업, 인터넷컴퓨터게임시설제공업 및 복합유통게임제공업

⑳ 「게임산업진흥에 관한 법률」에 따라 제공되는 게임물 시설

㉑ 「체육시설의 설치·이용에 관한 법률」에 따른 체육시설 중 당구장, 무도학원 및 무도장

㉒ 「한국마사회법」에 따른 경마장 및 장외발매소, 「경륜·경정법」에 따른 경주장 및 장외매장

㉓ 「사행행위 등 규제 및 처벌 특례법」에 따른 사행행위영업

㉔ 「음악산업진흥에 관한 법률」에 따른 노래연습장업

㉕ 「영화 및 비디오물의 진흥에 관한 법률」에 따른 비디오물감상실업 및 복합영상물제공업의 시설

㉖ 「식품위생법」에 따른 식품접객업 중 단란주점영업 및 유흥주점영업

㉗ 「공중위생관리법」에 따른 숙박업 및 「관광진흥법」에 따른 호텔업

㉘ 「청소년 보호법」에 따른 회비 등을 받거나 유료로 만화를 빌려 주는 만화대여업에 해당하는 업소

㉙ 「화학물질관리법」에 따른 사고대비물질의 취급시설 중 대통령령으로 정하는 수량 이상으로 취급하는 시설

# 03 성인보건과 노인보건

## 1 성인보건

### (1) 성인병

① 후유증으로 불구, 무능력상태를 가져온다.

② 질병 자체가 영구적이다.

③ 장기간 동안 지도, 관찰, 관리가 필요하다.

④ 재활에 특수한 훈련이 필요하다.

### (2) 성인병의 종류

① 고혈압증

    ㉠ **본태성 고혈압** : 유전, 신경과민, 고염식, 내분비 장애, 신부전 등이 있다.

    ㉡ **2차성 고혈압** : 동맥경화, 신장질환, 신혈행 장애 등이 있다.

    ㉢ **치료** : 혈관 이완제, 교감신경 차단제 등의 약물요법과 저칼로리식, 당질과 지방섭취 제한식, 자극성 식품 제한식을 하고 칼륨의 충분한 섭취를 위해 바나나, 과일, 야채를 많이 먹는다.

② **동맥경화증** … 콜레스테롤을 낮추고 비만을 피한다.

③ **당뇨병** … 인슐린 양의 감소나 기능장애로 서서히 발병하는데, 효과적인 치료방법을 찾기가 어려우므로 체중조절, 적당한 운동, 식생활 개선 등으로 유의한다.

④ **뇌졸중** … 고혈압, 영양불균형, 과로 등이 원인이 되어 발생하며, 노인의 사인으로 1위이다. 치매의 주요 원인이므로 생활환경 및 영양상태를 개선하여 예방하는 것이 최선책이다.

⑤ **심장병** … 젊은층보다 노년층에서 많이 나타나고 있는데, 노화 자체에 의한 면도 있기에 노인에게 심질환의 발생은 어느 정도 불가항력적일 수도 있다.

⑥ **암** … 인체의 정상조직 내에 이상 발육하는 조직을 종양이라 하며, 다른 부위에 전이하는 경우를 악성종양, 즉 암이라고 한다.

(3) 대사성증후군

① 대사성증후군은 복부 비만, 인슐린 저항성, 이상지혈증, 고혈압을 포함하는 징후 또는 질환의 집합체로 영양과다, 지방과다 상태를 반영한다.

② 진단 기준 … 다음 5가지의 건강 지표 중 3가지 이상의 소견을 보이는 경우 대사성증후군이라고 진단한다.

   ⊙ 허리둘레 : 남성 ≥ 90cm, 여성 ≥ 85cm

   ⓒ 혈압 : 수축기/이완기 ≥ 130/85mmHg 또는 고혈압에 대한 약물 치료 시

   ⓒ 혈당 : 공복혈당 ≥ 100mg/dl 또는 당뇨에 대한 약물 치료 시

   ⓔ 중성지방(TG) ≥ 150mg/dl 또는 고중성지방에 대한 약물 치료 시

   ⓜ HDL 콜레스테롤 : 남성 < 40mg/dl, 여성 < 50mg/dl 또는 고지혈증 약물 치료 시

> **TIP 만성질환과 생활습관병**
>
> ⊙ 만성질환 : 만성질환은 오랜 기간을 통해 발병해 계속 재발하는 질환이다. 보건복지부에 따르면 만성질환 발생의 원인으로는 유전, 흡연, 운동, 나쁜 식습관, 지속적인 스트레스와 같은 생활 속의 변인과 환경 오염 같은 환경적인 원인, 신체의 생리적 기전의 변화 등이 서로 복합적으로 얽혀 있다.
>
> ⓒ 생활습관병 : 만성질환과 유사한 개념으로 질병의 발생과 진행에 식습관, 운동습관, 흡연, 음주 등의 생활습관이 미치는 영향을 받는 질환군을 말한다. 감염성 질환 이외의 거의 모든 질환이 이에 해당한다고 하여 비감염성 질환(Non-communicable disease)이라고 부르기도 한다.
>
> ⓒ 종류 : 비만, 고혈압, 당뇨병, 고지혈증, 동맥경화증, 협심증, 심근경색증, 뇌졸중, 만성폐쇄성폐질환, 천식, 알코올성 간질환, 퇴행성관절염, 악성종양 등

## ❷ 노인보건

(1) 노화의 기본현상

체력 저하, 반응의 둔화, 회복 지연, 재생능력의 감퇴 등이 있다.

(2) 노인인구의 비율

① **고령화사회** … 전체 국민 중 노인인구가 7% 이상인 사회를 말한다.

② **고령사회** … 전체 국민 중 노인인구가 14% 이상인 사회를 말한다.

③ **초고령사회(후기 고령사회)** … 전체 국민 중 노인인구가 21% 이상인 사회를 말한다.

### (3) 노인보건의 대책

① J. Kaplane의 노인보건의 7가지 대책
  ㉠ 의료 및 정신과적 치료
  ㉡ 생계보장
  ㉢ 정서적 보장
  ㉣ 사회적 소외대책
  ㉤ 노동의 기회 부여
  ㉥ 만성질환에 대한 시설 보장
  ㉦ 휴양소에서 창조적 활동의 기회 부여

② Beshenfield의 5가지 대책 … 직업, 연금, 주택, 의료, 복지사업을 들고 있다.

### (4) 노령화의 지표

① 인구 노령화 지표

  ㉠ 연소인구 지수 $= \dfrac{\text{연소 인구}(0 \sim 14\text{세})}{\text{생산 연령 인구}(15 \sim 64\text{세})} \times 100$

  ㉡ 노년인구 지수(노년부양비) $= \dfrac{\text{노년 인구}(65\text{세 이상})}{\text{생산 연령 인구}} \times 100$

  ㉢ 부양인구 지수 $= \dfrac{\text{연소 인구} + \text{노년 인구}}{\text{생산 연령 인구}} \times 100$

  ㉣ 노령화 지수 $= \dfrac{\text{노년 인구}}{\text{연소 인구}} \times 100$

② 평균여명 … '평균수명 − 각각의 나이'로 계산한다.

# 04 정신보건

## (1) 정신보건의 목적

① 발생한 정신질환을 치료한다.

② 치료 후의 사회복귀를 돕는다.

③ 정신장애의 예방을 도모한다.

④ 건전한 정신기능의 유지, 증진을 위해 노력한다.

## (2) Maslow의 인간의 기본욕구

① **생리적 욕구** … 가장 원초적인 욕구로서 수면, 배고픔 등의 해결욕구나 성적욕구

② **애정의 욕구** … 사랑, 소속감, 타인과의 관계를 맺으려는 욕구

③ **자기존중의 욕구** … 존중, 존경, 명예, 타인에게 인정받고 싶은 욕구

④ **안전의 욕구** … 충족된 욕구를 안전하게 유지하고자 하는 욕구

⑤ **사회적 욕구** … 최상위의 욕구로서, 자신의 능력과 소질을 사회로부터 승인받고자 하는 욕구

## (3) 정신질환

① **정신질환의 원인**

    ㉠ **유전적 요인** : 유전이 정신장애를 일으킨다.

    ㉡ **심리적 요인** : 심리적 위축감 및 부적절한 대인관계가 원인이다.

    ㉢ **사회적 요인** : 욕구불만, 적응력의 부족이 원인이다.

    ㉣ **신체적 요인** : 뇌조직의 기질적·기능적 이상 등이 정신질환의 원인이다.

② **정신질환의 종류** … 정신분열증, 조울증, 정신박약, 망상증, 인격장애(편집증, 반사회성, 피동공격성, 자기애), 정신 생리성 장애, 뇌기능 장애, 노이로제와 정신 신경증(불안, 해리장애 등), 각종 중독 등이 있다.

# 05 건강증진과 보건교육

## 1 건강증진

### (1) 건강증진의 개념

① 사람들로 하여금 자신의 건강을 향상시키고, 통제할 수 있도록 촉진하는 과정을 말한다.

② WHO 오타와 헌장(1986)

    ㉠ 건강증진은 사람들로 하여금 자신의 건강에 대한 통제력을 증가시키고, 건강을 향상시키는 능력을 갖도록 하는 과정이다.

    ㉡ 모든 사람들에게 건강한 생활환경을 조성하기 위해 5가지 요소를 제시하였다.

      • 건강 지향적 공공정책의 수립

      • 건강지향적(지지적) 환경 조성

      • 지역사회활동의 강화

      • 개개인의 기술 개발

      • 보건의료서비스의 방향 재설정

③ 건강증진법(1995)

    ㉠ 건강증진이란 국민에게 건강에 대한 가치와 책임의식을 함양하도록 건강에 관한 바른 지식을 보급하고 스스로 건강생활을 실천할 수 있는 여건을 조성하는 것이다.

    ㉡ 건강증진사업 : 보건교육, 질병예방, 영양개선, 건강생활의 실천

### (2) 우리나라 건강증진사업

① 1995년 국민건강증진법 및 시행령 제정·공포 … 건강증진사업 전개의 법적 기반 구축

② 국민건강증진사업은 1997년 국민건강증진기금 조성으로 재원을 확보, 1998년 10월 9개 보건소를 시작으로 1999년 18개 보건소, 2001년 6월까지 3년간 건강증진 거점 보건소 시범사업을 진행하였다.

③ 2002년 10월 이후 제2차 건강증진시범사업으로 금연, 절주, 운동, 영양 등 건강생활 실천사업이 보건소에서 추진하였다.

④ 2005년 건강증진기금 대폭 확충, 전체 보건소로 확대하였다.

⑤ 노동부 1990년 산업안전보건법 제정으로 근로자의 뇌심혈관계질환 및 돌연사 예방

⑥ 초·중·고등학교 학교보건사업으로 금연, 영양, 운동프로그램을 진행하였다.

⑦ 국민건강증진종합계획을 5년마다 수립하고 있다.

## (3) 국민건강증진사업의 기본 개념

① 소득 증가에 따라 건강한 삶에 대한 국민들의 욕구가 증가하고 있다.

② 노인인구가 급증함에 따라 국가의료비의 부담이 증가하고 있다.

③ 복잡한 도시생활 등에서 오는 스트레스와 불건전한 생활습관 등으로 질병구조가 다양화 · 만성화되고 있다.

④ 지역사회 주민들의 보건의료에 대한 관심이 높아지고 이를 통합 · 조정할 필요성이 제고되었다.

⑤ 건강생활실천, 만성질환 예방 · 관리, 생애주기별 건강증진 등 건강증진사업을 체계적으로 수행하여 75세 건강장수가 가능한 사회실현이 목적이다.

> 📢 **TIP** **건강증진사업의 우선순위 결정기준**[미국 CDC의 PATCH(Planned Approach To Community Health)의 우선 순위 결정기준]
>
> ㉠ 중요성
> - 중요성은 건강문제가 지역사회에 얼마나 심각한 영향을 주는가, 또는 건강문제를 변화시키면 건강수준에 얼마나 효과가 나타나는가를 평가하는 기준이다.
> - 건강문제의 중요성을 판단하기 위해서는 첫째, 건강문제가 얼마나 흔한가를 평가하게 된다. 주로 유병률이나 발생률을 이용하여 비교하게 되는데 유병률이나 발생률의 절대적 크기도 중요하지만 상대적 크기(전국 평균이나 다른 지역과의 유병률 차이)도 중요하게 평가되어야 한다. 예를 들면 어느 지역의 유병률을 조사하였더니 1위는 암, 2위는 순환기계 질환, 3위는 사고로 나왔다고 하자. 그런데 다른 문제는 전국 평균치와 큰 차이가 없는데, 유독 사고는 전국 평균치보다 1.5배가 높다고 하자. 이 경우 암과 사고 중 어떤 문제가 더 우선되어야 할까? 이 문제에 대한 해답을 내리기 위해서는 우리가 형평성과 효율성 중 어느 것을 더 존중하는가에 대한 가치판단이 필요하다. 효율성이라는 관점에서 보면 유병률이 더 높은 암이 보건사업 대상으로 더 중요하다는 결론을 내리게 될 것이다. 그러나 지역간 건강수준의 차리를 감소시키는 것도 보건사업의 중요한 목적의 하나라고 생각하는 사람들은 보건사업의 대상으로 사고를 더 우선시할 수도 있다.
> - 건강문제의 중요성을 판단하는 두 번째 기준은 해당 문제가 지역의 건강수준에 얼마나 심각한 영향을 미치는 가이다. 소위 건강문제의 위중도(危重度)라고 불리는 이 기준은 질병의 사망률이나 장애발생률, DALY 같은 질병부담 측정지표, 경제적 부담 등을 이용하여 측정하게 된다. 건강결정요인의 경우는 해당 건강결정요인이 야기하는 질환의 위중도에 건강결정요인의 질환별 귀속위험도를 곱하여 줌으로써 중요성의 측정이 가능할 것이다. 그러나 필요한 역학적 자료가 부족하여 지역에서 쉽게 활용할 수 있는 방법은 아니다.
>
> ㉡ 변화가능성
> - 변화가능성은 건강문제가 얼마나 용이하게 변화될 수 있는가를 평가하는 기준이다. 변화가능성을 평가하기 위해서는 문헌을 통해서나 다른 지역의 보건사업 경험을 통해 건강문제를 효과적으로 해결한 경험이 있는가를 확인하여야 한다. 즉, 과학적 근거에 따라 건강문제의 변화가능성을 평가하여야 한다. 우리가 비교하고자 하는 건강문제가 질병이나 사암이 아니고 행태인 경우에는 행태가 생활습관으로 고착된 경우보다 그렇지 않은 경우를 변화가능성이 높다고 평가할 수 있을 것이다. 따라서 노인의 흡연보다 청소년의 흡연이 변화가능성이 높다고 할 수 있다.
> - PATCH를 이용하여 건강문제의 우선순위를 정하는 경우는 다음의 단계를 밟을 것을 미국 질병본부는 권장하고 있다.
> - 1단계: 브레인스토밍 등의 방법을 사용하여 지역에 흔한 건강문제를 취합한다.
> - 2단계: 1단계에서 취합된 건강문제를 건강문제의 중요성과 변화가능성을 고려하여 해당 영역에 정리한다.
> - 3단계: 중요하고 변화가능성이 높은 문제들을 중심으로 다시 한 번 우선순위를 정한다.

## ② 국민건강증진종합계획

**(1) 국민건강증진종합계획의 개요**

① **정의** ⋯ 국민건강증진종합계획의 효율적인 운영 및 목표 달성을 위해 모니터링, 평가, 환류하는 사업을 말한다.

② **목적** ⋯ 국민건강증진법 제4조 국민건강증진종합계획의 수립에 따라, 성과지표 모니터링 및 평가를 통해 국민의 건강수준 및 건강정책의 효과를 평가하고 국가건강증진전략 도출 및 건강증진정책 개발의 근거 확보에 목적이 있다.

③ **사업대상** ⋯ 보건복지부, 국민건강증진 관련 부처, 지방자치단체, 관련 전문가, 국민

④ **연혁**
  ㉠ 1995 – 국민건강증진법 제정
  ㉡ 1997 – 국민건강증진기금 조성
  ㉢ 2002 – **제1차 국민건강증진종합계획**(HP2010, 2002 ~ 2005) **수립**
  • 75세의 건강장수 실현이 가능한 사회
  • 건강 실천의 생활화를 통한 건강 잠재력 제고
  • 효율적인 질병의 예방 및 관리체계 구축
  • 생애주기별로 효과적인 건강증진서비스 제공
  • 「선택과 집중」의 원리에 의한 보건산업의 체계적 추진
  • 건강증진위원회를 통해 추진사업을 지속적으로 평가·환류
  ㉣ 2005 – **제2차 국민건강증진종합계획**(HP2010, 2006 ~ 2010) **수립**
  • 온 국민이 함께 하는 건강세항
  • 건강수명 연장과 건강형평성 제고
  • 건강 잠재력 강화
  • 질병과 조기사망 감소
  • 인구집단간 건강 격차 완화
  ㉤ 2011 – **제3차 국민건강증진종합계획**(HP2020, 2011 ~ 2015) **수립**
  • 온 국민이 함께 만들고 누리는 건강세상
  • 건강수명 연장과 건강형평성 제고
  ㉥ 2015 – **제4차 국민건강증진종합계획**(HP2020, 2016 ~ 2020) **수립**
  • 온 국민이 함께 만들고 누리는 건강세상
  • 건강수명 연장과 건강형평성 제고

**TIP** UN 새천년 개발목표

㉠ 절대빈곤 및 기아퇴치
㉡ 보편적 초등교육 실현
㉢ 양성평등 및 여성능력의 고양
㉣ 유아사망률 감소
㉤ 모성보건 증진
㉥ AIDS 등 질병퇴치
㉦ 지속가능한 환경확보
㉧ 개발을 위한 글로벌 파트너십 구축

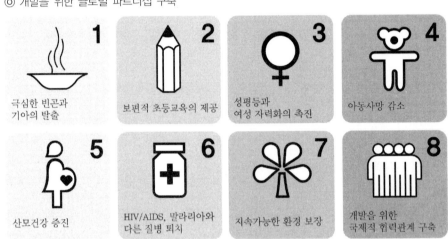

(2) 제4차 국민건강증진종합계획의 지표분석

① 대표지표

| 중점과제 | 지표 |
|---|---|
| 금연 | 성인 남자 현재흡연율 |
| | 중·고등학교 남학생 현재흡연율 |
| 절주 | 성인 남자 연간음주자의 고위험음주율 |
| | 성인 여자 연간음주자의 고위험음주율 |
| 신체활동 | 유산소 신체활동 실천율 |
| 영양 | 건강식생활 실천 인구비율(만 6세 이상) |
| 암 | 암 사망률(인구 10만 명당) |
| 건강검진 | 일반검진 수검률 |
| 심뇌혈관 | 고혈압 유병률(30세 이상) |
| | 당뇨병 유병률(30세 이상) |
| 비만 | 성인 남자 비만유병률 |
| | 성인 여자 비만유병률 |
| 정신보건 | 자살사망률(인구 10만 명당) |
| 구강보건 | 영구치(12세) 치아우식 경험률 |
| 결핵 | 신고 결핵 신환자율(인구 10만 명당) |
| 손상예방 | 손상사망률(인구 10만 명당) |
| 모성건강 | 모성사망비(출생아 10만 명당) |
| 영유아건강 | 영아사망률(출생아 1천 명당) |
| 노인건강 | 노인 일상생활수행능력(ADL) 장애율 |

② 건강격차지표

| 중점과제 | 지표 |
|---|---|
| 금연 | 성인 남자 현재흡연율 |
| | 중·고등학교 남학생 현재흡연율 |
| 절주 | 성인 남자 연간음주자의 고위험음주율 |
| | 성인 여자 연간음주자의 고위험음주율 |
| 영양 | 건강식생활 실천 인구비율(만 6세 이상) |
| 건강검진 | 일반검진 수검률 |
| 심뇌혈관 | 고혈압 유병률(30세 이상) |
| | 당뇨병 유병률(30세 이상) |
| 비만 | 성인 남자 비만유병률 |
| | 성인 여자 비만유병률 |
| 노인건강 | 노인 일상생활수행능력(ADL) 장애율 |

③ 양성평등지표

| 중점과제 | 지표 |
|---|---|
| 금연 | 성인 현재흡연율 |
| | 중·고등학교 현재흡연율 |
| 절주 | 성인 남자 연간음주자의 고위험음주율 |
| | 성인 여자 연간음주자의 고위험음주율 |
| 영양 | 건강식생활 실천 인구비율(만 6세 이상) |
| 심뇌혈관 | 고혈압 유병률(30세 이상) |
| | 당뇨병 유병률(30세 이상) |
| 비만 | 성인 남자 비만유병률 |
| | 성인 여자 비만유병률 |
| 구강보건 | 영구치(12세) 치아우식 경험률 |
| 모성건강 | 모성사망비(출생아 10만 명당) |
| 노인건강 | 노인 일상생활수행능력(ADL) 장애율 |

④ 국가 간 건강수준 지표

| 중점과제 | 대표지표 |
|---|---|
| 총괄 | 출생시 기대수명 |
| 금연 | 매일 흡연자 비율(15세 이상) |
| 절주 | 알코올소비량(15세 이상) |
| 암 | 암 사망률(인구 10만 명당) |
| 비만 | 비만율(15세 이상) |
| 정신보건 | 자살사망률(인구 10만 명당) |
| 구강보건 | 우식경험영구치지수(12세 이상) |
| 결핵 | 결핵발생률(인구 10만 명당) |
| 모성건강 | 모성사망비(출생아 10만 명당) |
| 영유아 건강 | 저체중출생아(출생 시 2,500g 미만) |
| | 영아사망률(출생아 1천 명당) |

## 2 보건교육

(1) 보건교육의 이해

① 보건교육의 개념

㉠ 정의

- WHO : 보건교육은 개인과 지역사회의 건강에 도움이 되는 지식을 향상시키고, 삶의 기술을 개발하는 것을 포함하여 건강에 대하여 읽고 행동할 수 있는 능력을 향상시키도록 구성된 의사소통을 포함한 학습의 기회이다.
- 국민건강증진법 : 보건교육은 개인 또는 집단으로 하여금 건강에 유익한 행위를 자발적으로 수행하도록 하는 교육을 말한다.

㉡ 보건교육의 목적과 목표

- 목적 : 대상자들이 최적의 건강을 유지·증진시킬 수 있는 자가건강관리능력을 함양하여 삶의 질을 향상시키는 것이다.
- 목표
- 개인의 삶의 질 향상 증진
- 보건의료자원의 올바른 이용
- 건강한 생활양식 행동의 실천 강화
- 대상자들의 자가건강관리능력 함양
- 건강행위를 스스로 실천할 수 있도록 도움

② 보건교육의 일반적 원리 및 필요성

　㉠ 일반적 원리

　　• 보건교육은 모든 연령층을 대상으로 한다.

　　• 보건교육은 개인이나 집단의 건강에 관한 지식, 태도, 행위를 바람직한 방향으로 변화시키는 데 목적이 있다.

　　• 보건교육은 형제, 동료, 친구 사이에도 이루어진다. 전문적 기초지식의 결여로 부정확한 측면도 있지만 모르는 것을 알도록 도와주는 데서 개인적인 신뢰나 우정이 크게 작용할 수 있다.

　　• 보건교육은 거의 실제 경험과 비슷한 학습환경에서 이루어질 때 그 효과가 크다.

　　• 보건교육은 가정, 학교, 지역사회 간의 접촉 및 매개수단이 되어야 한다.

　　• 보건교육계획을 세우려면 명확한 목표가 설정되어 있어야 한다.

　　• 보건교육은 다른 관련 분야들과 협조관계가 필요하다.

　　• 보건교육계획 시 그 지역사회 주민의 건강에 대한 태도, 신념, 미신, 습관, 금기사항, 전통 등 일상생활의 전반적인 사항을 반드시 알고 있어야 한다.

　　• 보건교육은 양과 질을 측정할 수 있는 평가 지표의 준비가 필요하다. 사전평가, 중간평가, 사후평가를 실시하여 재계획에 반영하여야 한다.

　　• 보건교육은 개인, 가정, 지역사회 주민의 요구 또는 흥미에 따라 실시해야 효과적이다. 보건교육 실시 전에 지역사회의 요구도를 미리 사정하여야 한다

　　• 보건교육은 대상자의 연령, 교육수준, 경제수준에 맞게 실시하여야 한다.

　　• 보건교육은 단편적인 지식이나 기술(기능)을 전달하는 데 그쳐서는 아니 되며, 일상생활에서 응용될 수 있도록 해야 하며, 보건교육을 실시할 때는 인간의 신체적 · 정신적 · 사회적 측면의 조화를 고려하여야 한다.

　　• 대상자가 자발적으로 보건교육에 참여하도록 유도하여야 한다.

　　• 보건문제 해결은 일정한 공식이나 틀이 없으므로 일종의 창의적인 과정이라 할 수 있다.

　㉡ 필요성

　　• 보건교육을 통해 자신이 이용하는 서비스 수준을 판단할 수 있는 능력을 키워야 한다.

　　• 질병 양상의 변화와 의학기술의 한계에 따른 보건교육의 상대적 가치가 부각되고 있다.

　　• 의료비 상승으로 인한 조기 퇴원으로 가정에서 환자와 가족이 건강관리를 해야 할 필요성이 증가하고 있다.

　　• 개인이나 지역사회가 건강 관련 문제를 스스로 해결할 수 있는 능력을 기를 필요가 있다.

　　• 소비자 의식의 향상으로 삶의 질 향상을 추구하려는 인식이 전반적으로 확산되었다.

③ 보건교육 관련 이론 정리

　㉠ 행동주의 학습이론

　　• 개념

　　－인간의 학습 현상을 행동과 그 행동의 발생 원인이 되는 외부환경에 초점을 두고 설명하는 이론으로 목표한 행동의 변화가 일어나면 학습이 이루어진다고 본다.

　　－인간의 행동은 자연법칙의 지배를 받기 때문에 과학적으로 연구되어야 하고, 겉으로 나타나는 행동을 연구의 대상으로 한다.

-환경은 개체의 행동에 영향을 주는 외적 변인이며, 행동 변화를 목표로 하는 학습도 환경이 개체에 작용해서 나타난 결과로 볼 수 있다.

-환경을 조절함으로써 인간의 행동을 변화시키거나 수정할 수 있다. 환경을 적절히 조성하면 학습도 의도한 대로 조절이 가능하다.

• 기본원리

-행동은 보상, 칭찬, 처벌 등과 같은 강화에 의해 증가된다.

-행동은 이전의 경험에 의해 영향을 받으며, 다음에 올 결과에 의해 더 큰 영향을 받는다.

-처벌은 행동을 억제한다. 처벌이 제거되면 행동은 증가하는 경향이 있다.

-각성은 주의 집중에 영향을 준다.

-반복적인 행동으로 강화가 이루어지며 강화를 통해 학습을 증진시킨다.

-불규칙적인 강화가 행동을 오래 지속하게 한다.

-즉각적이고 일관성 있는 강화가 효과적이다. 정확하고 즉각적인 회환은 학습을 향상시킨다.

-명백하게 행동과 연결된 보상이나 체벌이 행동을 강화시킨다. 결과에 상응하는 적절한 보상제공이 학습을 증진시킨다.

-대상자가 원하는 보상일 때 행동이 증가한다.

-욕구를 충족시키지 못하는 행위는 소멸된다.

ⓒ 인지주의 학습이론

• 개념

-인간을 문제해결을 위한 정보를 적극적으로 탐색하고 이미 알고 있는 것을 재배열하며 재구성함으로써 새로운 학습을 성취하는 능동적이고 적극적인 존재로 본다.

-학습은 본질적으로 내적인 사고과정의 변화이기에 개인이 환경으로부터 받은 자극이나 정보를 어떻게 지각하고 해석하고 저장하는가에 관심을 둔다.

• 기본원리

-주의집중은 학습을 증가시킨다.

-정보자료를 조직화할 때 학습을 증가시킨다.

-정보를 관련지음으로써 학습을 증가시킨다.

-개개인의 학습유형은 다양하다.

-우선적인 것은 정보의 저장에 영향을 준다.

-새로이 학습한 내용을 다양한 배경에서 적용하는 것은 그 학습의 일반화를 돕는다.

-모방은 하나의 학습방법이다.

-신기함이나 새로움은 정보의 저장에 영향을 준다.

ⓒ 인본주의 학습이론

• 개념 : 심리학에 근본을 두고 있으며 학습은 개인이 주위 환경과의 능동적인 상호작용을 통하여 자아성장과 자아실현을 이루는 과정이다.

**TIP** 학습의 개념

ⓐ 학습은 학습자가 긍정적 자아개념을 갖도록 도와주는 것이다.
ⓑ 학습자들에게 자유 선택의 기회를 부여하면 그들은 최선의 것을 선택한다.
ⓒ 학습은 학습자의 조화로운 발달을 도모하며 학습자 중심으로 이루어져야 효과적이다.
ⓓ 학습은 학습자로 하여금 그들의 신념과 태도와 가치를 분명히 의식하여 행동하도록 돕는 것이다.
ⓔ 학습은 자기실현을 할 수 있도록 개인의 잠재력을 발달시키는 것이다.

• 기본원리
- 학습자가 자발적인 사람이기 때문에 교육자의 역할은 학습자의 요청에 반응하는 것이며 교사는 촉진자, 조력자, 격려자가 되어야 한다.
- 학습에서 필수적인 것은 학습자가 경험에서 의미를 이끌어내는 것(스스로 학습하며 학습이 유용했는지 평가)이다.

ⓓ **구성주의 학습이론**

• 개념
- 구성주의 학습은 자신의 개인적인 경험에 근거해서 독특하고 개인적인 해석을 내리는 능동적이며 개인적인 과정을 의미하는 학습이론이다.
- 구성주의는 지식이 인간의 경험과는 별도로 외부에 존재한다는 객관주의와는 상반되는 이론으로 지식이란 인간이 처한 상황의 맥락 안에서 사전 경험에 의해 개개인의 마음에 재구성하는 것이라고 주장한다.
- 구성주의는 문제중심학습의 철학적 배경이 되며 의미 만들기 이론 또는 알아가기 이론이라고도 하며 의학이나 간호학의 학습방법으로 도입되고 있다.

• 기본원리
- 학습자는 학습의 주체이며 능동적으로 학습과정에 참여하여 자신의 경험의 의미를 구성할 때 학습이 일어난다.
- 교사는 실제와 같은 복잡하고 역동적인 상황이나 문제를 제시하고 다양한 관점을 개발할 수 있는 기회와 학습에 대한 안내를 줄 수 있는 학습 환경을 조성해야 한다.
- 학습이 의미를 가지지 위해서는 학습한 지식이 실제로 사용될 수 있는 맥락과 함께 제공되어야 한다. 맥락은 실제 상황과 유사한 것이어야 한다.
- 학습자는 문제 상황에서 관련 정보를 회상하고, 문제 해결 과정에 집중하며 전문가들이 실세계의 문제 해결 과정에서 경험하는 사고력을 촉진하고자 문제 상황을 제공한다.
- 문제 상황은 학습자의 학습동기를 유발하고, 관련 지식을 점검하거나 습득하게 하며, 지식을 문제 해결에 적용하도록 유도한다.
- 교사는 학습자의 흥미를 유발하고, 지속적인 피드백과 지지를 통하여 학습자의 의미 구성 과정을 촉진한다.
- 학습자는 사회공동체 내에서 다른 사람들과 아이디어를 공유하고 다양한 관점을 접하게 되는데, 이때 모순되거나 불일치함을 경험하면서 반성적인 사고를 통해서 자신의 관점을 재해석하거나 변형하는 등 조정이 가능하고 공동체와 공유된 의미를 갖게 된다.
- 평가는 학습과정에서 이루어져야 한다고 본다. 평가는 학습자가 문제를 해결하는 과정에서 지식과 기능을 새로운 상황에 전이할 수 있는 능력에 초점을 두고 이루어져야 한다.

(2) 보건교육의 계획

① 학습목표의 설정

　㉠ 학습목표 : 학습경험을 통하여 바람직하게 변화되어야 할 학습자의 지식, 태도, 행위를 말하며, 학습과정의 결과로 기대되는 행동이다.

　㉡ 학습목표가 갖추어야 할 조건
- 연관성 : 목적과 밀접한 관련을 가져야 한다.
- 논리성 : 논리적으로 기술되어야 한다.
- 명백성 : 학습자와 교육자가 모두 명확히 이해하고 이에 기준하여 교육이 일어날 수 있도록 명확하게 설정되어야 한다.
- 실현 가능성 : 학습을 통해 실현 가능한 목표가 설정되어야 한다.
- 관찰 가능성 : 관찰 가능한 목표가 되도록 구체적으로 설정하여야 한다.
- 측정 가능성 : 측정 가능하도록 설정되어야 한다.

　㉢ 학습목표의 분류 : Bloom은 학습목표를 인지적, 정의적, 심리운동적 영역으로 구분하였다.
- 인지적 영역
- 지식의 증가와 이를 활용하는 능력
- 행동의 복합성에 따라 가장 낮은 수준의 지식 습득부터 가장 높은 수준의 평가로 분류
- 지식 : 정보를 회상해 내거나 기억하는 것

　　예 대상자들은 흡연의 피해를 열거할 수 있다.

- 이해 : 하급자는 의사소통이 되고 있는 물질이나 아이디어를 다른 것과 관련시키지 않고도 무엇이 의사소통되고 있는지 앎

　　예 대상자들은 니코틴의 작용을 말할 수 있다.

- 적용 : 구체적이고 특수한 상황에 일반적인 아이디어나 규칙, 이론, 기술적인 원리, 일반화된 방법의 추상성 사용

　　예 대상자들은 심장질환과 니코틴의 작용을 관련지어 말할 수 있다.

- 분석 : 의사소통을 조직적 · 효과적으로 하기 위해 표현된 아이디어의 위계와 관계가 분명해지도록 의사소통을 부분으로 나눔

　　예 대상자들은 흡연으로 인한 증상과 자신에게서 나타나는 증상을 비교한다.

- 종합 : 부분이나 요소를 합하여 분명하도록 완성된 구조로 구성

　　예 대상자들은 금연방법을 참고하여 자신의 금연계획을 작성한다.

- 평가 : 주어진 목표에 대해 자료와 방법이 범주를 충족시키는 정도에 관해 질적 · 양적으로 판단

　　예 대상자들은 자신들이 계획한 금연계획을 실천 가능성에 따라 평가한다.

- 정의적 영역
- 느낌이나 정서의 내면화가 깊어짐에 따라 대상자의 성격과 가치체계에 통합되어 가는 과정
- 감수 : 학습자는 단순히 어떤 것에 의식적이거나 선호하는 자극에 주의를 기울임

　　예 대상자는 담배연기로 죽어가는 쥐를 들여다본다.

－반응 : 학습자의 반응

　예 대상자는 담배가 자신이나 가족에게 매우 해롭다고 말한다.

－가치화 : 학습자가 스스로 몰입하여 가치를 갖고 있음을 타인이 확인 가능

　예 대상자는 금연계획을 세우고 담배를 줄이며 금연 스티커를 자신이 볼 수 있는 곳에 붙여 놓는다.

－조직화 : 복합적인 가치를 적절히 분류하고 순서를 매겨 체계화하고 가치들의 관계가 조화롭고 내적으로 일관
성을 이루도록 함

　예 대상자는 흡연의 유혹을 피하기 위해 기상과 함께 조깅을 하고, 아침식사 후 커피 대신 과일을 먹는 등의 생활양식을
체계적으로 실행한다.

－성격화 : 새로운 가치를 생활 속으로 통합하여 효과적으로 행동

　예 대상자는 지역사회 금연운동에서 자원봉사자로 활동한다.

• 심리 운동적 영역

－관찰이 가능하므로 학습목표의 확인과 측정 용이

－복합성의 수준이 증가함에 따라 심리운동 영역의 수준도 증가

－심리운동 영역이 높아질수록 신체적 기술을 좀 더 효과적으로 수행

－지각 : 감각기관을 통해 대상, 질 또는 관계를 알아가는 과정

　예 노인들은 운동 시범자가 보이는 근력운동을 관찰한다.

－태세 : 특정 활동이나 경험을 위한 준비

　예 노인들은 운동을 하기 위해 필요한 고무 밴드를 하나씩 집어 든다.

－지시에 따른 반응 : 교육자의 안내 하에 학습자가 외형적인 행위를 하는 것으로 활동에 앞서 반응할 준비성과
적절한 반응을 선택

　예 노인들은 운동시범자의 지시에 따라 고무 밴드를 이용한 운동을 한다.

－기계화 : 학습된 반응이 습관화되어 학습자는 행동수행에 자신감이 있으며 상황에 따라 습관적으로 행동

　예 노인들은 음악을 들으며 스스로 운동을 한다.

－복합 외적 반응 : 복합적이라고 여겨지는 운동 활동의 수행을 의미, 고도의 기술이 습득되고 최소한의 시간과
에너지 활동을 수행

　예 노인들은 집에서 TV를 보면서 고무 밴드를 이용한 운동을 능숙하게 실행한다.

－적응 : 신체적 반응이 새로운 문제 상황에 대처하기 위해 운동 활동을 변경

　예 노인들은 고무 밴드가 없는 노인 회관에서 고무 밴드 대신 긴 타월을 이용하여 운동을 한다.

② 학습내용의 조직 원리

　㉠ **계속성의 원리** : 학습내용의 구성요소가 계속 반복됨으로써 학습자에게 연속적으로 연습의 기회를 제공
하여야 하며, 인지적 영역－심리 운동적 영역－정의적 영역의 순서로 더 긴 시간의 교육을 요구한다.

　㉡ **계열성의 원리** : 학습내용의 위계적·순차적 반복을 통해 학습의 선행 내용을 기초로 후속 내용을 전개
함으로써 수준을 달리한 동일 교육내용을 반복적으로 학습하는 심화 학습이 이루어져야 한다.

　㉢ **통합성의 원리** : 교육내용을 구성하는 요소들이 서로 연결되고 통합됨으로써 효과적인 학습이 이루어져
야 하며 통합성을 고려하지 않으면 교육내용이나 경험들 간의 불균형과 부조화, 내용의 중복이나 누락
등을 가져올 수 있다.

ⓔ **균형성의 원리** : 여러 거지 학습경험들 사이에 균형이 유지되어야 한다.

ⓜ **다양성의 원리** : 학생들의 요구를 반영할 수 있는 다양하고 융통성 있는 학습경험이 되도록 조직해야 한다.

ⓗ **보편성의 원리** : 민주시민으로서 가져야 할 건전한 가치관, 이해, 태도, 기능을 기를 수 있는 학습경험을 조직해야 한다.

③ **보건교육의 수행**

ㄱ **영유아기 및 학령기**

- 보건교육 시 돌보는 사람의 건강정보를 얻고자 하는 준비성, 아기의 발달 수준과 건강 상태를 파악
- 아동의 기질적인 차이와 발달과정, 안전, 좋은 식습관의 형성, 예방접종 등에 관한 교육 수행

ㄴ **청소년기**

- 청소년기에는 개념 이해에 필요한 기본적 지식은 충분하나 기존의 가치에 대한 의문이 발생 가능
- 다양한 생활양식에 관한 정보와 그 결과 제공
- 현재 하고 있는 건강행위를 강화
- 자가간호행위에 관한 의사결정에 적극적으로 참여함으로써 그 효과 증대

ㄷ **성인기**

- 이미 많은 경험과 정보를 가지고 학습에 참여하므로 그들이 가지고 있는 사고와 기술을 재표현
- 학습한 것을 현실적으로 즉각 적용하기 원하며 교과 중심의 학습보다는 문제 해결 중심의 학습으로 이행

ㄹ **노년기** : 학습자는 노화로 인한 신체적 변화와 인지, 감각 운동 수준이 저하되므로 게임, 역할극, 시범, 재시범 등의 교육방법이 효과적

④ **보건교육의 평가**

ㄱ **평가시점에 따른 분류**

- **진단평가**
- 대상자들의 교육에 대한 이해 정도를 파악하고 교육 계획을 수립할 때 무엇을 교육할지를 알아보기 위해 실시
- 대상자의 지식수준, 태도, 흥미, 동기, 학습자의 준비도 등을 파악할 수 있고 필요한 교육 내용을 알 수 있음
- 학습자의 개인차를 이해하고 이에 알맞은 교수-학습 방법을 모색하는데 유용
- **형성평가**
- 교수-학습활동이 진행되는 동안 주기적으로 학습의 진행 정도를 파악하여 교육방법이나 내용 향상을 위해 실시
- 보건교육 중 하나의 체계가 끝나기 전에 하위체계 단위에서 각 단계마다 평가를 실시하는 것
- 대상자의 주위 집중과 학습의 동기유발을 증진
- 중간목표 도달을 점검하여 효과적인 학습에 영향을 주는 요인을 알아보고 이에 대처하여 교육목표에 도달하려고 하는 것
- **총괄평가**
- 일정한 교육이 끝난 후 목표 도달 여부를 확인
- 자신의 능력, 교육자의 교육방법 및 교육과정을 대상자가 평가하여 교육자와 대상자 간에 동등한 관계로 존중받았다는 느낌을 갖게 되며 스스로 평가할 수 있는 자신감을 부여

© 평가 성과에 초점을 둔 분류

• 과정평가

-지도자의 훈련수준과 관련된 사업의 외적 특징 등 과정의 적절성, 난이도, 과정의 수, 각 과정의 진행시간, 참석자의 수, 대상자의 참여율 등이 포함

-프로그램이 계획한 대로 시행되었는지를 사정하여 프로그램을 관리하는데 필요한 기초정보와 평가의 영향 또는 성과적 결과를 해석하는 기초

-시행된 사업이 다른 환경에서도 적용할 수 있는 실현 가능성과 일반화, 프로그램의 확산에 관한 판단의 실마리 제공

• 영향평가

-프로그램을 투입한 결과로 대상자의 지식, 태도, 신념, 가치관, 기술, 행동 또는 실천 양상에 일어난 변화를 사정하려는 것이 목적

-위험요인의 감소, 효과적인 대처 등이 지표

-보건사업을 투입한 결과로 단기적으로 나타난 바람직한 변화를 평가

• 성과평가

-프로그램을 시행한 결과 얻은 건강 또는 사회적 요인의 개선점을 측정

-보건사업을 통해 나타난 바람직한 변화가 시간이 흐름에 따라 긍정적으로 나타난 장기적 효과를 평가

-평가된 지역사회 보건사업의 당위성과 필요성을 설명하는 중요한 수단

© 평가기준에 따른 분류

• 절대평가 : 기준에 따른 평가로, 보건교육 계획 시 목표를 설정하고 교육 후 목표도달 여부를 확인

• 상대평가 : 다른 학습자에 비해 어느 정도 잘하고 있는지를 평가하는 것으로 학습자 개인의 상대적인 위치와 우열 파악

# 최근 기출문제 분석

2020. 6. 13. 제2회 서울특별시

**1** 「교육환경 보호에 관한 법률」상 교육환경보호구역 중 절대보호구역의 기준으로 가장 옳은 것은?

① 학교 출입문으로부터 직선거리로 50미터까지인 지역

② 학교 출입문으로부터 직선거리로 100미터까지인 지역

③ 학교 출입문으로부터 직선거리로 150미터까지인 지역

④ 학교 출입문으로부터 직선거리로 200미터까지인 지역

> **TIP** 교육환경보호구역의 설정 등〈교육환경 보호에 관한 법률 제8조〉
> 교육감은 학교경계 또는 학교설립예정지 경계로부터 직선거리 200미터의 범위 안의 지역을 다음의 구분에 따라 교육환경
> 보호구역으로 설정·고시하여야 한다.
> ㉠ 절대보호구역: 학교출입문으로부터 직선거리로 50미터까지인 지역(학교설립예정지의 경우 학교경계로부터 직선거리 50
> 미터까지인 지역)
> ㉡ 상대보호구역: 학교경계 등으로부터 직선거리로 200미터까지인 지역 중 절대보호구역을 제외한 지역

2020. 6. 13. 제2회 서울특별시

**2** 〈보기〉와 같은 인구구조를 가진 지역사회의 노년부양비는?

| ─── 보기 ─── | |
| --- | --- |
| 연령(세) | 인구(명) |
| 0~14 | 200 |
| 15~44 | 600 |
| 45~64 | 400 |
| 65~79 | 110 |
| 80 이상 | 40 |

① 11.1%          ② 13.3%

③ 15%          ④ 25%

> **TIP** 노년부양비는 생산가능인구(15~64세) 100명에 대한 고령인구(65세 이상)의 비이므로,
>
> $$\frac{110+40}{600+400} \times 100 = \frac{150}{1,000} \times 100 = 15\%이다.$$

**Answer** 1.① 2.③

**3** 만성질환의 역학적 특성으로 가장 옳지 않은 것은?

① 악화와 호전을 반복하며 결과적으로 나쁜 방향으로 진행한다.

② 원인이 대체로 명확하지 않고, 다요인 질병이다.

③ 완치가 어려우며 단계적으로 기능이 저하된다.

④ 위험요인에 노출되면, 빠른 시일 내에 발병한다.

> **TIP** ④ 위험요인에 노출되었을 때 빠른 시일 내에 발병하는 것은 감염성 질환의 특성이다. 만성질환은 비감염성 질환이다.
> ① 만성질환은 호전과 악화를 반복하며 결과적으로 점점 나빠지는 방향으로 진행된다. 악화가 거듭될 때마다 병리적 변화는 커지고 생리적 상태로의 복귀는 적어진다.
> ② 대부분의 만성질환은 감염성 병원체가 알려진 결핵, 백혈병 등 몇몇 질환군을 제외하면 그 원인이 명확하게 밝혀진 것은 드물다.
> ③ 일단 발병하면 최소 3개월 이상 오랜 기간의 경과를 취하며 완치가 어렵다. 만성질환은 퇴행성의 특성을 보이는데 대부분의 만성질환이 연령이 증가함에 따라 신체의 신체적 기능 저하와 맞물려 증가하기 때문이다.

**4** 「정신건강증진 및 정신질환자 복지서비스 지원에 관한 법률」상 정신건강증진의 기본이념으로 가장 옳지 않은 것은?

① 모든 정신질환자는 인간으로서의 존엄과 가치를 보장받고, 최적의 치료를 받을 권리를 가진다.

② 정신질환자의 입원 또는 입소가 최소화되도록 지역 사회 중심의 치료가 우선적으로 고려되어야 한다.

③ 정신질환자는 원칙적으로 자신의 신체와 재산에 관한 사항에 대하여 보호자의 동의가 필요하다.

④ 정신질환자는 자신과 관련된 정책의 결정과정에 참여할 권리를 가진다.

> **TIP** 정신건강증진의 기본이념〈정신건강증진 및 정신질환자 복지서비스 지원에 관한 법률 제2조〉
> ㉠ 모든 국민은 정신질환으로부터 보호받을 권리를 가진다.
> ㉡ 모든 정신질환자는 인간으로서의 존엄과 가치를 보장받고, 최적의 치료를 받을 권리를 가진다.
> ㉢ 모든 정신질환자는 정신질환이 있다는 이유로 부당한 차별대우를 받지 아니한다.
> ㉣ 미성년자인 정신질환자는 특별히 치료, 보호 및 교육을 받을 권리를 가진다.
> ㉤ 정신질환자에 대해서는 입원 또는 입소가 최소화되도록 지역 사회 중심의 치료가 우선적으로 고려되어야 하며, 정신건강증진시설에 자신의 의지에 따른 입원 또는 입소가 권장되어야 한다.
> ㉥ 정신건강증진시설에 입원등을 하고 있는 모든 사람은 가능한 한 자유로운 환경을 누릴 권리와 다른 사람들과 자유로이 의견교환을 할 수 있는 권리를 가진다.
> ㉦ 정신질환자는 원칙적으로 자신의 신체와 재산에 관한 사항에 대하여 스스로 판단하고 결정할 권리를 가진다. 특히 주거지, 의료행위에 대한 동의나 거부, 타인과의 교류, 복지서비스의 이용 여부와 복지서비스 종류의 선택 등을 스스로 결정할 수 있도록 자기결정권을 존중받는다.
> ㉧ 정신질환자는 자신에게 법률적·사실적 영향을 미치는 사안에 대하여 스스로 이해하여 자신의 자유로운 의사를 표현할 수 있도록 필요한 도움을 받을 권리를 가진다.
> ㉨ 정신질환자는 자신과 관련된 정책의 결정과정에 참여할 권리를 가진다.

**Answer** 3.④ 4.③

**5** 2017년 영아사망자수가 10명이고 신생아 사망자수가 5명일 때 당해연도 $\alpha$ −index 값은?

① 0.2                          ② 0.5

③ 1                            ④ 2

> **TIP** $\alpha$−index는 생후 1년 미만의 사망자수(영아사망자수)를 생후 28일 미만의 사망자수(신생아 사망자수)로 나눈 값이다. 따라서 2017년 영아사망자수가 10명이고 신생아 사망자수가 5명일 때 당해연도 $\alpha$−index 값은 $\frac{10}{5}=2$이다.

**6** 우리나라 대사성증후군의 진단 기준 항목으로 가장 옳은 것은?

① 허리둘레 : 남성 ≥ 90cm, 여성 ≥ 85cm

② 중성지방 : ≥ 100mg/dl

③ 혈압 : 수축기/이완기 ≥ 120/80mmHg

④ 혈당 : 공복혈당 ≥ 90mg/dl

> **TIP** 대사성증후군 진단 기준
> ㉠ 허리둘레 : 남성 ≥ 90cm, 여성 ≥ 85cm
> ㉡ 혈압 : 수축기/이완기 ≥ 130/85mmHg 또는 고혈압에 대한 약물 치료 시
> ㉢ 혈당 : 공복혈당 ≥ 100mg/dl 또는 당뇨에 대한 약물 치료 시
> ㉣ 중성지방(TG) ≥ 150mg/dl 또는 고중성지방에 대한 약물 치료 시
> ㉤ HDL 콜레스테롤 : 남성 < 40mg/dl, 여성 < 50mg/dl 또는 고지혈증 약물 치료 시

**Answer** 5.④ 6.①

**7** 보건지표(health indicator)에 대한 설명으로 옳지 않은 것은?

① 일반 출산율은 가임여성인구 1,000명당 출산율을 의미한다.

② 주산기 사망률은 생후 4개월까지의 신생아 사망률을 의미한다.

③ 영아 사망률은 한 국가의 보건 수준을 나타내는 가장 대표적인 지표이다.

④ α-index는 1에 가까워질수록 해당 국가의 보건 수준이 높다고 할 수 있다.

**TIP** ② 주산기 사망률은 임신 제28주 이후의 후기 사산수와 생후 1주 미만의 조기신생아 사망을 각각 출생천대의 비율로 표시한 것의 합이다.

**8** 다음의 정신장애에 대한 설명에 해당하는 것은?

• 현실에 대한 왜곡된 지각
• 망상, 환각, 비조직적 언어와 행동
• 20~40세 인구에서 호발하며, 만성적으로 진행
• 부모 중 한명이 이환된 경우 자녀의 9~10%에서 발병

① 조울병(manic depressive psychosis)    ② 신경증(neurosis)
③ 인격장애(personality disorder)    ④ 정신분열증(schizophrenia)

**TIP** 정신분열증은 망상, 환청, 와해된 언어, 정서적 둔감 등의 증상과 더불어 사회적 기능에 장애를 일으킬 수도 있는 정신과 질환으로 조현병이라고도 한다.
  ① 조울병 : 기분 장애의 대표적인 질환 중 하나로 기분이 들뜨는 조증이 나타나기도 하고, 기분이 가라앉는 우울증이 나타나기도 한다는 의미에서 '양극성 장애'라고도 한다.
  ② 신경증 : 내적인 심리적 갈등이 있거나 외부에서 오는 스트레스를 다루는 과정에서 무리가 생겨 심리적 긴장이나 증상이 일어나는 인격 변화를 말한다.
  ③ 인격장애 : 인격이란 일상생활 가운데 드러나는 개인의 정서적이고 행동적인 특징의 집합체인데, 이런 양상이 고정되어 환경에 적응하지 못하고 사회적이나 직업적 기능에서 심각한 장애를 가져오거나 본인 스스로 괴롭게 느낀다면 인격장애로 판단하게 된다.

**Answer** 7.② 8.④

**9** 보건교육계획의 수립과정 중 제일 먼저 이루어져야 할 것은?

① 보건교육 평가 계획의 수립

② 보건교육 평가 유형의 결정

③ 보건교육 실시 방법들의 결정

④ 보건교육 요구 및 실상의 파악

> **TIP** 보건교육의 실시는 보건교육 요구 및 실상을 파악하고 보건교육을 실시한 후 보건교육을 평가하는 과정으로 진행된다.

**Answer** 9.④

# 출제 예상 문제

**1** 다음 중 영아사망과 신생아사망 지표에 대한 설명으로 옳은 것은?

① 영아후기사망은 선천적인 문제로, 예방이 불가능하다.

② 영아사망률과 신생아사망률은 저개발국가일수록 차이가 적다.

③ $\alpha$ -index가 1에 가까울수록 영유아 보건 수준이 낮음을 의미한다.

④ 영아사망은 보건관리를 통해 예방 가능하며 영아사망률은 각 국가 보건수준의 대표적 지표이다.

---

**TIP** ① 영아후기사망은 환경적 문제의 비중이 더 크므로 어느 정도 예방 가능하다.

② 영아사망률과 신생아사망률은 저개발국가일수록 차이가 크다.

③ $\alpha$ -index는 생후 1년 미만의 사망수(영아사망수)를 생후 28일 미만의 사망수(신생아사망수)로 나눈 값이다. 유아사망의 원인이 선천적 원인만이라면 값은 1에 가깝다.

**2** 보건교육 방법 중 참가자가 많을 때 여러 개 분단으로 나누어 토의한 후 다시 전체 회의를 통해 종합하는 방법으로 진행하는 것은?

① 집단토의(group discussion)

② 패널토의(panel discussion)

③ 버즈세션(buzz session)

④ 심포지엄(symposium)

---

**TIP** 버즈세션 … 전체구성원을 4~6명의 소그룹으로 나누고 각각의 소그룹이 개별적인 토의를 벌인 뒤 각 그룹의 결론을 패널형식으로 토론하고 최후의 리더가 전체적인 결론을 내리는 토의법이다. 많은 사람이 시간이 별로 걸리지 않는 회의나 토론을 해야 할 때 주로 사용한다.

**Answer** 1.④ 2.③

**3** 「학교보건법 시행규칙」상 교실 내 환경요건에 적합하지 않은 것은?

① 조도–책상면 기준으로 200Lux          ② 1인당 환기량–시간당 $25m^3$

③ 습도–비교습도 50%          ④ 온도–난방온도 섭씨 20도

---

**TIP** ① 교실의 조명도는 책상면을 기준으로 300Lux 이상이 되도록 해야 한다.

**4** 「학교보건법 시행령」상 보건교사의 직무내용으로 보기 어려운 것은?

① 학교보건계획의 수립

② 학교 환경위생의 유지, 관리 및 개선에 관한 사항

③ 학교 및 교직원의 건강진단과 건강평가

④ 각종 질병의 예방처치 및 보건지도

---

**TIP** 보건교사의 직무〈학교보건법 시행령 제23조 제3항 제1호〉
ⓐ 학교보건계획의 수립
ⓑ 학교 환경위생의 유지 · 관리 및 개선에 관한 사항
ⓒ 학생과 교직원에 대한 건강진단의 준비와 실시에 관한 협조
ⓓ 각종 질병의 예방처치 및 보건지도
ⓔ 학생과 교직원의 건강관찰과 학교의사의 건강상담, 건강평가 등의 실시에 관한 협조
ⓕ 신체가 허약한 학생에 대한 보건지도
ⓖ 보건지도를 위한 학생가정 방문
ⓗ 교사의 보건교육 협조와 필요시의 보건교육
ⓘ 보건실의 시설 · 설비 및 약품 등의 관리
ⓙ 보건교육자료의 수집 · 관리
ⓚ 학생건강기록부의 관리
ⓛ 다음의 의료행위(간호사 면허를 가진 사람만 해당한다)
　• 외상 등 흔히 볼 수 있는 환자의 치료
　• 응급을 요하는 자에 대한 응급처치
　• 부상과 질병의 악화를 방지하기 위한 처치
　• 건강진단결과 발견된 질병자의 요양지도 및 관리
　• 위의 의료행위에 따르는 의약품 투여
ⓜ 그 밖에 학교의 보건관리

---

**Answer**　3.① 4.③

**5** 제2차 성비의 개념으로 옳은 것은?

① 사망시 성비

② 출생 전 성비

③ 노인의 성비

④ 출생시 성비

---

**TIP** 성비의 개념
　ⓐ 제1차 성비 : 태아의 성비를 말한다.
　ⓑ 제2차 성비 : 출생시 성비로 보통 여아 100에 대해 남아 105 전후이다.
　ⓒ 제3차 성비 : 현재 인구의 성비를 말한다.

**6** 다음 중 학교보건의 업무에 포함되지 않는 것은?

① 질병치료

② 질병예방

③ 보건교육

④ 식품위생

---

**TIP** ① 질병치료는 의료기관의 역할이다. 학교보건에는 환경위생, 식품위생, 보건관리, 질병예방, 감염병 관리, 보건교육, 건강평가, 건강상담 등이 포함된다.

**7** 다음 중 임산부에게 특히 필요한 영양소는?

① 칼슘, 철분

② 지방, 탄수화물

③ 단백질, 티아민

④ 단백질, 탄수화물

---

**TIP** 임산부 사망의 40%를 차지하는 임신중독증의 3대 원인은 단백질, 티아민(비타민B$_1$)의 부족과 빈혈이다. 물론, 모든 영양소가 다 필요하겠지만 단백질과 티아민, 철분은 부족해서는 안 된다.
　※ 임산부에게 필요한 5대 영양소 … 칼슘, 비타민, 철분, 단백질, 탄수화물

**Answer**　5.④　6.①　7.③

**8** 다음 중 인구 노령화 지표에 대한 계산이 잘못된 것은?

① 노령인구 지수 $= \dfrac{노년인구}{경제활동인구} \times 100$

② 노령화 지수 $= \dfrac{노년인구}{성인인구} \times 100$

③ 유년인구 지수 $= \dfrac{유년인구}{경제활동인구} \times 100$

④ 부양비율 $= \dfrac{비생산인구}{생산인구} \times 100$

---

**TIP** 노령화 지수는 연소(유년)인구에 대한 노인인구의 비율이다.

노령화 지수 $= \dfrac{노년인구(65세 이상)}{연소인구(0 \sim 14세)} \times 100$

※ 부양인구, 종속인구는 부양비율과 같은 개념이다.

**9** 노인인구의 비율에 따라 사회를 분류할 때 전체 인구의 14% 이상을 노년층이 차지하는 사회는?

① 고령화사회                ② 초고령화사회

③ 초초고령사회           ④ 고령사회

---

**TIP** 노인인구의 비율

㉠ 고령화사회 : 전체 국민 중 노인인구가 7% 이상인 사회를 말한다.

㉡ 고령사회 : 전체 국민 중 노인인구가 14% 이상인 사회를 말한다.

㉢ 초고령사회(후기 고령사회) : 전체 국민 중 노인인구가 21% 이상인 사회를 말한다.

**Answer** 8.② 9.④

**10** 보건교육의 방법 중 여러 사람에게 전달이 가능하고 가장 경제적인 방법은?

① 강의      ② 대중매체

③ 심포지엄     ④ 가정방문

---

**TIP** ① 강의(강연회)는 여러 사람에게 동시에 전달이 가능하므로 집단접촉법 중에서도 가장 경제적이다. 그러나 일방적인 의사의 전달이므로 효과적인 교육방법은 아니다.

**11** 다음 정신질환 중 부모 둘다 환자일 경우 60% 이상이 발병하고, 한 쪽만 환자일 경우 30%가 발병하는 질환은?

① 정신분열증    ② 조울증

③ 신경증      ④ 정신박약

---

**TIP** 조울증 … 기분이 좋아 뜬 상태인 조상태와 우울한 울상태가 이동하면서, 사고와 행동이 변화하는 것으로 양극성 장애라고도 한다. 부모 중 한 쪽이 환자이면 자식의 약 30%가 발병하고 양쪽이 환자이면 약 60%가 발병한다.
 ① 정신분열: 정신 내면계의 분열로서 부모 중 한 쪽이 환자이면 10% 정도, 양친이 환자이면 약 50%가 발병한다. 정신병의 70%를 차지하는 대표적인 질병이다.
 ④ 정신박약(정신지체): 정신발달이 어느 시점에 머무는 것을 말하며, 부모 중 한 쪽이 환자라면 50%, 양친이 환자라면 70%가 발병한다.

**12** 다음 중 성인병에 해당되지 않는 것은?

① 간염      ② 당뇨병

③ 뇌졸중      ④ 고혈압

---

**TIP** 성인병의 종류 … 고혈압, 당뇨병, 뇌졸중, 동맥경화증, 심장병, 각종 암, 간경변 등이 있다.
 ※ 간염은 간경변의 숙주요인이 된다.

**Answer** 10.① 11.② 12.①

**13** 다음 중 모자보건법상 인공임신중절 수술을 할 수 있는 경우가 아닌 것은?

① 임산부가 질병에 걸렸을 때

② 강간 또는 준강간에 의한 임신일 때

③ 법률상 혼인할 수 없는 혈족 또는 인척 간의 임신일 때

④ 본인이 대통령령으로 정하는 전염성 질환에 이환되었을 때

TIP 인공임신중절 수술의 허용한계 … 의사는 다음에 해당되는 경우에 한하여 본인과 배우자(사실상의 혼인관계에 있는 자를 포함)의 동의를 얻어 인공임신중절 수술을 할 수 있다〈모자보건법 제14조 제1항〉.
ⓐ 본인 또는 배우자가 우생학적 또는 유전학적 정신장애나 신체질환이 있는 경우
ⓑ 본인 또는 배우자가 전염성 질환이 있는 경우
ⓒ 강간 또는 준강간에 의하여 임신된 경우
ⓓ 법률상 혼인할 수 없는 혈족 또는 인척 간에 임신된 경우
ⓔ 임신의 지속이 보건의학적 이유로 모체의 건강을 심히 해하고 있거나 해할 우려가 있는 경우

**14** 인구 피라미드 유형 중 농촌형에 해당하는 것은?

① 호로형　　　　　　　　　　　② 항아리형

③ 별형　　　　　　　　　　　　④ 종형

TIP 농촌형은 15~49세 인구가 전체 인구의 50% 미만인 호로형이고 그 반대가 별형(도시형)이다.

**15** 다음 보건지표 중 분모가 연간 출생아 수가 아닌 것은?

① 모성 사망률　　　　　　　　　② 신생아 사망률

③ 유아 사망률　　　　　　　　　④ 영아 사망률

TIP ③ 유아 사망률 $= \dfrac{1 \sim 4\text{세 유아의 사망자 수}}{\text{그 해 중앙시점의 } 1 \sim 4\text{세 인구수}} \times 1,000$

**Answer** 13.① 14.① 15.③

**16** 다음 절충식 보건교육방법 중 단체를 대상으로 하는 것이 아닌 것은?

① 패널

② 브레인 스토밍

③ 건강상담

④ 버즈세션

---

보건교육방법

㉠ 개인접촉법: 가정방문, 전화, 편지 등을 활용하는 방법으로, 가장 효과적이지만 많은 시간과 인원이 소요된다.

㉡ 집단접촉법: 동시에 2명 이상의 집단을 대상으로 실시하는 방법으로, 경제적이지만 개별접촉만큼 효과는 없다. 집단토론, 심포지엄, 버즈세션, 롤 플레잉, 강연회, 패널 디스커션 등이 있다.

㉢ 대중접촉법: 특정 집단이 아닌 대중을 위한 교육방법으로 신문, 라디오, TV, 전시, 팜플렛, 포스터 등의 방법이 이용된다.

---

**17** 다음 보기 중 인구동태 통계자료로만 묶인 것은?

| ㉠ 호적부 | ㉡ 국세조사 | ㉢ 전입 |
| --- | --- | --- |

① ㉠㉡

② ㉡㉢

③ ㉠㉢

④ ㉠㉡㉢

---

TIP 인구통계자료

㉠ 인구정태 통계자료: 일정시점에서의 인구상태에 대한 통계자료로 성별, 연령별, 국적별, 직업별, 학력별, 사업별 자료와 국세조사가 여기에 속한다.

㉡ 인구동태 통계자료: 일정기간 동안의 인구변동에 대한 통계자료로 출생, 사망, 전입, 전출 등이 여기에 속한다.

---

**18** 뇌졸중의 발생원인 중 우리나라에서 가장 큰 비중을 차지하는 것은?

① 혈압

② 영양 불균형

③ 과로

④ 당뇨

---

TIP 뇌졸중 … 노인의 사인 중 가장 큰 비중을 차지하는 것으로 고혈압, 영양 불균형, 과로 등이 원인이 되어 발생한다. 이것은 더 나아가 치매의 원인이 되기도 한다.

---

**Answer** 16.③ 17.③ 18.①

**19** 법적으로 임신중절이 가능한 것은 몇 주까지인가?

① 임신 24주                   ② 임신 25주

③ 임신 20주                   ④ 임신 15주

---

**TIP** 인공임신중절 수술의 허용한계〈모자보건법 제14조〉

　　㉠ 허용사유 : 의사는 다음에 해당되는 경우에 한하여 본인과 배우자(사실상의 혼인관계에 있는 자 포함)의 동의를 얻어(부득이한
　　　경우 본인만의 동의로) 인공임신중절 수술을 할 수 있다.

　　• 본인 또는 배우자가 우생학적 또는 유전학적 정신장애나 신체질환이 있는 경우

　　• 본인 또는 배우자가 일정한 전염성 질환이 있는 경우

　　• 강간 또는 준강간에 의하여 임신된 경우

　　• 법률상 혼인할 수 없는 혈족 또는 인척 간에 임신된 경우

　　• 임신의 지속이 보건의학적 이유로 모체의 건강을 심히 해하고 있거나 해할 우려가 있는 경우

　　㉡ 허용기한 : 인공임신중절 수술은 임신한 날로부터 24주일 이내에 있는 자에 한하여 할 수 있다〈모자보건법 시행령 제15조〉.

**20** 다음 중 고혈압의 수치로 옳은 것은?

① 120/80mmHg 이상            ② 100/80mmHg 이상

③ 140/90mmHg 이상            ④ 130/100mmHg 이상

---

**TIP** 고혈압(Hypertension) … 60세 이상층에 가장 유병률이 높고, 여자가 남자보다 많이 발병하는 질병이다.

　　㉠ 정상수치 : 120/80mmHg 이상

　　㉡ 고혈압 수치 : 140/90mmHg 이상

　　• 경도 고혈압 : 140~159 / 90~99mmHg

　　• 중등도 고혈압 : 160/100mmHg 이상

**Answer**   19.①   20.③

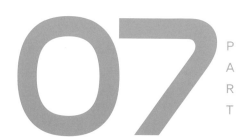

# 보건행정과
# 보건통계

# 01 보건행정

## 01 보건행정의 개요

### ❶ 개념 및 요소

#### (1) 개념
공중보건의 목적인 질병예방과 수명연장, 건강의 효율증대를 위해 공공기관이 주체가 되어 지역사회 전주민이 상호 협동하여 목적을 수행하기 위해 적극적으로 활동하는 것을 이른다.

#### (2) 보건행정의 필수요소
① 확고한 목적

② 교육 · 훈련된 유능한 전문가와 기술자

③ 이용가능한 근대적 설비와 시설

④ 부족한 재정에 대한 충분한 재정지원

⑤ 적절한 행정조직과 인사조치

⑥ 사업의 합리적인 전개

⑦ 실시가능한 정보와 기술

⑧ 모든 분야에 대한 지지와 참여

## ② 보건행정의 발전

### (1) 역사

① 고대기(기원전~서기 500년)
- ㉠ 이집트의 변소시설과 배수관의 흔적이 있다.
- ㉡ 그리스의 아스티노미는 급수와 하수사업을 관장했다.
- ㉢ 로마는 최초로 상수도를 설치하고 광부에게 위생구를 착용하게 했다.

② 중세기(500~1500년)
- ㉠ 메카순례로 콜레라가 유행했다.
- ㉡ 이집트에서 소아시아와 유럽으로 나병이 전파되었다.
- ㉢ 유럽과 아시아에 페스트가 전파되었다.
- ㉣ 방역과 빈민구제활동이 있었다.

③ 여명기(16C~19C 중엽)
- ㉠ 1802년 : 공장법이 제정되었다.
- ㉡ 1798년 : Jenner가 종두법을 개발하였다.
- ㉢ 1837년 : 위생법규가 제정되었다.
- ㉣ 1842년 : Chadwick이 '근로자의 위생상태에 관한 보고서'를 발표했다.
- ㉤ 1848년 : Chadwick에 의한 국립위생국 설립, 공중보건법 제정 등 보건행정의 기초가 확립되었다.

④ 확립기(19C 중엽~20C)
- ㉠ 비스마르크(독일)에 의해 세계 최초로 질병보호법이 제정되었다.
- ㉡ Petenkofer에 의해 실험 위생학이 창립되었다.
- ㉢ L. Pasteur, Koch, Lister에 의해 세균학, 면역학 등 예방의학의 기초가 확립되었다.

⑤ 발전기(1900년 이후)
- ㉠ 보건행정조직과 WHO의 발족 등 눈부신 발전을 하였다.
- ㉡ 스톡홀름의 환경회의에서 인간환경선언을 하였고, 브라질에서 각국 지도자들이 환경선언을 채택하는 등 환경문제에 대한 관심이 높아졌다.
- ㉢ 오늘날 1차 보건의료와 건강증진사업 등 여러 복지사업을 시행함으로써 보다 폭넓은 보건사업을 시행하고 있다.

(2) 우리나라 보건복지부의 변천사

① **일제 강점기(1910~1945년)** : 경찰국 산하 위생과를 설치하여 공중위생은 물론 의사, 약사에 관한 모든 업무를 관할했다.

② **과도정부(1945~1948년)** : 위생국을 설치하고, 후에 각 도에 보건후생국을 설치했다. 1946년 보건후생부로 개칭하여 15국 47행정과로 조직되었으나 과도정부 수립 후 7개국으로 축소되었다.

③ **해방 이후(1948~현재)** : 대한민국 정부수립 후 사회부 내 보건국으로 있다가 1949년 보건부로 독립하였으며, 1955년 보건부와 사회부를 합친 보건사회부를 거쳐 1995년 보건복지부로 개칭되었다가 2008년 보건복지가족부를 거쳐 2010년 다시 보건복지부로 개칭되었다.

> **TIP** 보건사업을 정부책임하에 수행하는 이유
> ㉠ 정부부처간 협력으로 가능한 것이 있다.
> ㉡ 지역사회 단위별 사업으로 의미가 없는 것이 있다.
> ㉢ 보건사업의 중첩을 피할 수 있다.
> ㉣ 지역사회 단위별 사업만으로 불가능한 것이 있다.

# 02 보건행정분야 및 조직

## ① 보건행정

(1) 보건행정의 성격

① **공공성 및 사회성** ⋯ 공공의 복지와 공익을 위한 공공성과 사회구성원을 위한 사회행정적 성격의 사회성을 가진다.

② **봉사성** ⋯ 국민의 행복과 복지를 위해 직접 개입하고 봉사한다.

③ **교육성** ⋯ 지역주민의 교육이 주된 수단으로 자발적인 참여를 조장하여 목적을 달성한다.

④ **과학성 및 기술성** ⋯ 과학과 기술을 바탕으로 이루어지는 과학행정과 기술행정이다.

(2) 보건행정의 분야

① 일반 보건행정
   ㉠ **보건행정** : 예방보건행정, 환경위생행정, 보건위생행정
   ㉡ 의무행정
   ㉢ 약무행정

② 학교 보건행정

③ 산업 보건행정

> 📢TIP WHO(세계보건기구)가 규정한 보건행정의 범위
> ㉠ 보건관련 통계의 수집, 분석, 보전
> ㉡ 보건교육
> ㉢ 환경위생
> ㉣ 전염병관리
> ㉤ 모자보건
> ㉥ 의료
> ㉦ 보건간호 등

## ❷ 보건행정조직

**(1) 조직**

① **조직의 일반순서**(POAC) … '기획 → 조직 → 실행 → 관리' 순에 의한다.

② **조직의 7대 원칙** … 조정의 원칙, 목적의 원칙, 분업의 원칙, 명령통일의 원칙, 계층화의 원칙, 일치의 원칙, 통솔범위의 원칙의 7가지이다.

③ **귤릭의 조직관리를 위한 7가지 기능**(POSDCoRB)
  ㉠ **계획**(Planning) : 기획을 세워가는 과정, 즉 기획과정을 거쳐 나온 최종생산물이 계획이다. 활동목표와 수단이 문서로 체계화된 것을 의미한다.
  ㉡ **조직**(Organizing) : 2인 이상이 목표달성을 위해 노력하는 협동체이다.
   • 고전조직 : 계층화의 원칙, 명령통일의 원칙, 통솔범위의 원칙, 조정의 원칙, 분업의 원칙
   • 현대조직 : 프로젝트조직, 매트릭스조직 등
  ㉢ **인사**(Staffing) : 행정관리의 중추적인 기능으로 공정한 인사가 핵심이다.
  ㉣ **지휘**(Directing) : 명령통일의 원칙이 적용되며, 월권행위는 바람직하지 않다.
  ㉤ **조정**(Coordinating) : 관리자는 자기 부서나 기관의 활동을 조정하고 통합하는 역할을 해야 한다.
  ㉥ **보고**(Reporting) : 조직 내에서 보고는 생명이다. 보고는 정확하고 신속해야 한다.
  ㉦ **예산**(Budgeting) : 예산의 계획, 확보, 관리, 사용은 사업의 성패에 중요한 영향을 미친다.

> 📢TIP PPBS 보건행정계획 … 미 국방성에서 사업목표 달성을 위한 자원배정을 능률적으로 하기 위한 계획방법으로 계획(Planning), 사업(Programming), 예산(Budgeting), 체계(System)의 4가지를 말한다.

(2) 우리나라의 보건행정조직

① 중앙 보건행정조직

    ㉠ **보건복지부** : 건강증진, 질병관리, 암관리, 정신보건, 구강보건, 모자보건, 기초생활 보장, 노인복지, 장애인복지, 아동복지, 가정복지 등 국민의 보건과 관련된 모든 행정을 수행한다.

    ㉡ **식품의약품안전처**(보건복지부 관련기관) : 전향적 · 예방 중심적인 식품 · 의약품 체계의 구축 · 운영을 위하여 설립되었으며 식품행정(허가관리, 식중독 관리, 부정 · 불량식품 단속 등)과 의약품 행정(의약품의 제조 · 수입 · 품목허가, 약사감시, 의약품 동등성 확보대책 등)을 전담한다.

    ㉢ 교육부(학교보건)

    ㉣ 고용노동부(산업보건)

② 지방 보건행정조직

    ㉠ **보건소의 발달**

- 1956년 12월 처음 보건소법이 제정되었다.
- 1962년 9월 보건소법이 전문개정되어 보건소가 배치되었다.
- 보건소는 시 · 군 · 구 단위로 1개소씩 설치하며, 지역주민의 보건의료를 위하여 특별히 필요하다고 인정되는 경우에는 필요한 지역에 추가로 설치할 수 있다.
- 1995년 보건소법이 지역보건법으로 전문개정되었다.

    ㉡ **보건소의 기능**

- 건강 친화적인 지역사회 여건의 조성
- 지역보건의료정책의 기획, 조사 · 연구 및 평가
- 보건의료인 및 「보건의료기본법」에 따른 보건의료기관 등에 대한 지도 · 관리 · 육성과 국민보건 향상을 위한 지도 · 관리
- 보건의료 관련기관 · 단체, 학교, 직장 등과의 협력체계 구축
- 지역주민의 건강증진 및 질병예방 · 관리를 위한 다음 각 목의 지역보건의료서비스의 제공
  - 국민건강증진 · 구강건강 · 영양관리사업 및 보건교육
  - 감염병의 예방 및 관리
  - 모성과 영유아의 건강유지 · 증진
  - 여성 · 노인 · 장애인 등 보건의료 취약계층의 건강유지 · 증진
  - 정신건강증진 및 생명존중에 관한 사항
  - 지역주민에 대한 진료, 건강검진 및 만성질환 등의 질병관리에 관한 사항
  - 가정 및 사회복지시설 등을 방문하여 행하는 보건의료 및 건강관리사업
  - 난임의 예방 및 관리

(3) 국제보건기구

① WHO
 ㉠ 국제보건사업의 지도·조정
 ㉡ 각국 정부에 기술지원 및 원조
 ㉢ 감염병, 풍토병 등의 질병퇴치활동
 ㉣ 식품, 약품, 생물학적 제제에 대한 국제표준치 제정 및 개발
 ㉤ 모자보건과 정신보건 등 복지증진
 ㉥ 보건관계 자료수집 및 의학적 조사와 연구사업
 ㉦ 국제질병의 사인 규명
 ㉧ 노동 및 환경위생 개선

② UNICEF
 ㉠ 아동보건과 복지향상을 위한 원조
 ㉡ 개발도상국을 대상으로 한 보건사업
 ㉢ 아동권리 보호·증진

③ IOPH(국제공중보건처)

④ PAHO(범미보건기구)

# 03 사회보장

## 1 개요

(1) 사회보장의 개념

① 제1회 미국사회보장회의의 정의 … "현대의 정신적·도덕적·생리적 수준을 유지·향상시키는 동시에 다음 세대가 지향할 길을 마련해 주고 생산에 참여치 못하는 일부 국민에 대한 구제수단으로서 가치의 합리적인 배분과 적용"이라고 하였다.

② W. Beveridge의 정의 … "실업, 질병 또는 재해에 의하여 수입중단사태에 대처하고, 노령에 의한 퇴직이나 사망에 의한 부양의 상실에 대비하며, 또한 출생, 사망, 결혼 등과 관련된 특별지출을 감당하기 위한 소득보장"이라고 하였다.

**TIP** 사회보장

　㉠ 사회보장제도의 창시자 : 비스마르크
　㉡ 사회보장법을 최초로 제정한 나라 : 미국(1935)
　㉢ 사회보장이 가장 발달한 나라 : 영국(최초로 보건소 설치)

## (2) 내용

① **사회보험** … 소득보장(복지연금, 실업연금), 의료보장(의료보험, 산재보험)

② **공적부조** … 생활보호, 의료보호

③ **공공서비스** … 사회복지서비스, 보건의료서비스

## (3) 우리나라 사회보장제도의 발달사

① 1953년 … 근로기준법 제정

② 1960년 … 공무원연금법, 선원보험법 제정

③ 1961년 … 아동복지법, 생활보호법 제정

④ 1962년 … 재해구호법, 군인보험법 제정

⑤ 1963년 … 사회보장에 관한 법률 제정, 의료보험법 제정

⑥ 1977년 … 영세민 의료보호제도 실시, 의료보험제도 실시

⑦ 1979년 … 공무원 및 교직원 의료보험 실시

⑧ 1981년 … 지역주민 의료보험 시범사업(홍천, 옥구, 군위)

⑨ 1987년 … 한방의료보험 전국 확대 실시

⑩ 1988년 … 농·어촌 주민 의료보험 전면 실시

⑪ 1989년 … 농·어촌 지역주민 의료보험의 실시(전국민 대상 의료보험), 약국 의료보험 실시

⑫ 1997년 … 국민의료보험법 제정(1998년 시행)

⑬ 1998년 … 국민의료보험관리공단 출범(통합주의방식의 의료보험제도로 변경)

⑭ 1999년 … 국민건강보험법 제정(2000년 시행), 국민기초생활보장법 제정(생활보호법은 폐지)

⑮ 2000년 … 국민건강보험공단 설립

⑯ 2001년 … 의료보호법을 의료급여법으로 전면 개정하여 의료보호를 의료급여로 전환

⑰ 2008년 … 기초노령연금제도 실시, 장기요양보험제도 실시

## ❷ 의료보험

### (1) 의료보험의 정의

예측불가능하고 우발적인 의료사고로 인한 경제적 위험에 대비하기 위해 재정적 준비를 필요로 하는 다수인의 지원을 결합하여 의료수요를 상호 분담하는 것이다.

### (2) 의료보험의 본질

① 일시적 사고를 보험사고로 한다.

② 일시적 과중한 부담을 경감시킨다.

③ 다수인을 대상으로 한다.

④ 예측불가능한 질환을 보험사고 대상으로 한다.

### (3) 사회보험과 민간보험의 비교

① 사회보험은 국민복지에 목적을 두지만, 민간보험은 영리가 목적이다.

② 사회보험은 강제성을 띠지만, 민간보험은 자발적이다.

③ 사회보험은 개인의 의사와 상관없이 최저한도의 보장을 받는다.

④ 사회보험은 피용자, 사용자, 정부의 3자 부담 혹은 사용자와 정부의 2자 부담이지만, 민간 보험은 본인 부담이다.

⑤ 사회보험은 정부가 독점 운영하고, 민간보험은 시장경제원리에 따른다.

### (4) 우리나라 의료보험의 연혁

① 1963년 … 의료보험법 제정

② 1976년 … 의료보험법 전면 개정

③ 1977년 … 500인 이상 사업장에 적용

④ 1983년 … 16인 이상 사업장에 적용

⑤ 1989년 … 전국민 의료보험 적용

⑥ 1995년 … 국민연금 실시

> 📢 **TIP** 의료수요 결정요인 … 건강상태, 인구구조, 의료비(가격), 의료비 지불방법 등이 있다.

## (5) 의료보험 급여의 종류

① **의료적인 급여** … 요양급여, 분만급여

② **의료외적인 급여** … 장례비, 질병수당

> 🔊 **TIP** 의료적인 급여는 당연히 의료보험 급여대상이 되나 의료외적인 급여는 그렇지 않다.

③ **법정급여** … 요양급여, 분만급여 등의 의료적인 급여

④ **부가급여** … 장례비, 건강진단, 상병수당 등 의료외적인 급여

> 🔊 **TIP** 우리나라의 의료보험은 법정급여, 부가급여이다.

## (6) 보험료의 보수지불방식

① **행위별 수가제(Fee-for-service)** … 입원한 환자를 대상으로 한 환자가 병원에 입원해 있는 동안 제공된 의료서비스들을 하나하나 그 사용량과 가격에 의해 진료비를 계산, 지급하는 방식을 말한다. 자유경쟁시장 체제하에서 폭넓게 수용되고 있으며 한국, 일본, 프랑스 등에서 채택하고 있다.

② **포괄수가제(DRG ; Diagnosis Related Group ; 진단명 기준 환자군)** … 환자 종류 당 총괄보수단가를 설정하여 보상하는 방식으로, 어떤 질병에 대한 미리 정해진 금액의 치료비 또는 수술비를 내도록 하는 일종의 진료비 정액제이다. 미국에서 실시되고 있고, 우리나라도 일부 도입하여 시행 중이며 점차 그 적용범위를 넓혀가고 있다.

③ **인두제** … 등록된 환자 또는 사람수에 따라서 일정액을 보상받는 방식으로, 영국 등에서 개업의의 진료보수 지불제도로 적용되고 있다.

④ **봉급제** … 일정한 진료비를 지급하는 방식으로, 사회주의 국가에서 채택하고 있다.

⑤ **총괄계약제(독일)** … 지불자 측과 진료자 측이 진료보수총액의 계약에 대해 사전에 체결하는 방식이다.

## ✺ 보험료 보수지불방식의 장·단점

| 보수지불방식 | 장점 | 단점 |
|---|---|---|
| 행위별 수가제 | • 의사의 재량권이 크다.<br>• 서비스의 양과 질이 최대화된다. | • 행정적으로 복잡하다.<br>• 의료비 상승을 유도한다.<br>• 과잉진료 및 의료서비스가 남용될 수 있다.<br>• 의료인과 보험자 간의 마찰이 생긴다. |
| 포괄수가제 | • 경제적인 진료가 가능하다.<br>• 의료기관의 생산성이 증대된다.<br>• 행정적으로 간편하다. | • 서비스가 최소화·규격화된다.<br>• 행정적인 간섭요인이 증대된다. |

| | | |
|---|---|---|
| 인두제 | • 진료의 계속성이 보장된다.<br>• 비용이 저렴하다.<br>• 질병예방에 관심이 증대된다.<br>• 행정업무절차가 간편해진다. | • 환자의 선택권이 제한된다.<br>• 서비스량이 최소화된다.<br>• 환자후송 의뢰가 증가한다. |
| 봉급제 | • 의사의 수입이 안정되고, 직장이 보장된다.<br>• 불필요한 경쟁심이 억제된다. | 진료가 형식화 · 관료화된다. |
| 총괄(총액) 계약제 | • 총의료비를 억제할 수 있다.<br>• 의료인단체에 의한 과잉진료의 자율적 억제가 가능하다. | • 첨단 의료서비스의 도입동기가 상실된다.<br>• 진료비 계약을 둘러싼 교섭에 어려움이 있다. |

## ❸ 우리나라 의료보장제도의 발달

(1) 의료보험의 발달

① 의료보험

    ㉠ **의료보험의 시행** : 의료보험법이 1963년 12월 제정되어 1964년 2월부터 근로자 및 그 부양가족을 대상으로 한 의료보험이 시행되었다.

    ㉡ **의료보험법의 목적** : 사회보장에 관한 법률에 의하여 의료보험사업을 행함으로써 근로자의 업무 외의 사유로 인한 질병 · 부상 · 사망 또는 분만과 근로자의 부양가족의 질병 · 부상 · 사망 또는 분만에 관하여 보험급여를 함을 목적으로 한다.

② 국민의료보험

    ㉠ **국민의료보험의 시행** : 1997년 12월 국민의료보험법이 제정됨으로써 기존에 근로자에 한정되었던 의료보험이 전 국민을 대상으로 한 국민의료보험으로 그 범위를 확대하여 1998년 10월부터 시행되었다.

    ㉡ **국민의료보험법의 목적** : 국민의 질병 · 부상 · 분만 · 사망 등에 대하여 보험급여를 실시함으로써 국민 건강을 향상시키고 사회보장의 증진을 도모함을 목적으로 한다.

③ 국민건강보험법

    ㉠ **국민건강보험의 시행** : 1999년 2월 국민건강보험법을 제정하여 기존 국민의료보험의 보장수준을 넘어 예방, 재활의 수준까지 그 범위를 더욱 확장한 국민건강보험을 2000년 2월부터 시행해 현재에 이르고 있다.

    ㉡ **국민건강보험법의 목적** : 국민의 질병 · 부상에 대한 예방 · 진단 · 치료 · 재활과 출산 · 사망 및 건강증진에 대하여 보험급여를 실시함으로써 국민보건을 향상시키고 사회보장을 증진함을 목적으로 한다.

## (2) 의료보호의 발달

### ① 의료보호
- ㉠ **의료보호의 시행** : 1977년 12월 의료보호법을 제정하여 생활능력이 없는 자에 대한 국가의 의료구조를 제도화하였다.
- ㉡ **의료보호법의 목적** : 생활유지의 능력이 없거나 생활이 어려운 자에게 의료보호를 실시함으로써 국민보건의 향상과 사회복지의 증진에 기여함을 목적으로 한다.

### ② 의료급여
- ㉠ **의료급여의 시행** : 2001년 기존의 의료보호법을 의료급여법으로 법명을 바꾸고 전면개정하여 2001년 10월 1일부터 시행하고 있다.
- ㉡ **의료급여법의 목적** : 생활이 어려운 자에게 의료급여를 함으로써 국민보건의 향상과 사회복지의 증진에 이바지함을 목적으로 한다.

## (3) 생활보호의 발달

### ① 생활보호
- ㉠ **생활보호의 시행** : 생활유지의 능력이 없는 자 등에 대한 보호를 위해 1961년 생활보호법을 제정하여 1962년부터 시행하였다.
- ㉡ **생활보호법의 목적** : 노령, 질병, 기타 근로능력의 상실로 인하여 생활유지의 능력이 없는 자 등에 대한 보호와 그 방법을 규정하여 사회복지의 향상에 기여함을 목적으로 한다.

### ② 국민기초생활 보장
- ㉠ **국민기초생활 보장의 실시** : 기존의 생활보호법을 폐지하고 1999년 국민기초생활 보장법을 제정하여 2000년 10월부터 시행하고 있다.
- ㉡ **국민기초생활 보장법의 목적** : 노령, 질병 기타 근로능력의 상실로 인하여 생활유지의 능력이 없는 자 등에 대한 보호와 그 방법을 규정하여 사회복지의 향상에 기여함을 목적으로 한다.
- ㉢ **국민기초생활 보장의 내용**
  - 최저생계비의 정의 : 국민이 건강하고 문화적인 생활을 유지하기 위하여 필요한 최소한의 비용으로서 보건복지부장관이 계측하는 금액을 말한다.
  - 급여의 기본원칙 : 급여는 수급자가 자신의 생활의 유지·향상을 위하여 그 소득·재산·근로능력 등을 활용하여 최대한 노력하는 것을 전제로 이를 보충·발전시키는 것을 기본원칙으로 한다.
  - 수급권자의 범위 : 수급권자는 부양의무자가 없거나, 부양의무자가 있어도 부양능력이 없거나 부양을 받을 수 없는 자로서 소득인정액이 최저생계비 이하인 자로 한다.
  - 급여의 종류 : 생계급여, 주거급여, 의료급여, 교육급여, 해산급여, 장제급여, 자활급여가 있다.

# 04 국가의 국민보건사업

## ① 국민건강보험사업

### (1) 국민건강보험법

① **적용범위** ··· 국민의 질병·부상에 대한 예방·진단·치료·재활과 출산·사망 및 건강증진에 대하여 보험급여를 실시한다.

② **관장** ··· 건강보험사업은 보건복지부장관이 맡아 주관한다.

③ **용어의 정의**

  ㉠ **근로자** : 직업의 종류와 관계없이 근로의 대가로 보수를 받아 생활하는 자(법인의 이사 기타 임원을 포함)로서 공무원과 교직원을 제외한 자를 말한다.

  ㉡ **사용자**

  • 근로자가 소속되어 있는 사업장의 사업주

  • 공무원이 소속되어 있는 기관의 장으로서 대통령령이 정하는 자

  • 교직원이 소속되어 있는 사립학교를 설립·운영하는 자

  ㉢ **사업장** : 사업소 또는 사무소를 말한다.

  ㉣ **공무원** : 국가 또는 지방자치단체에서 상시 공무에 종사하는 자를 말한다.

  ㉤ **교직원** : 사립학교 또는 그 학교경영기관에서 근무하는 교원 및 직원을 말한다.

### (2) 보험급여

① **요양급여** ··· 가입자 및 피부양자의 질병·부상·출산 등에 대하여 진찰·검사, 약제·치료재료의 지급, 처치·수술 기타의 치료, 예방·재활, 입원, 간호, 이송 등의 급여를 실시한다.

② **부가급여** ··· 공단은 요양급여 외에 대통령령이 정하는 바에 의하여 임신·출산 진료비, 장제비, 상병수당 기타의 급여를 실시할 수 있다.

③ **건강검진** ··· 국민건강보험공단은 가입자 및 피부양자에 대하여 질병의 조기발견과 그에 따른 요양급여를 하기 위하여 건강검진을 실시한다.

## ❷ 국민건강증진사업

### (1) 국민건강증진법

① **목적** … 국민에게 건강에 대한 가치와 책임의식을 함양하도록 건강에 관한 바른 지식을 보급하고 스스로 건강생활을 실천할 수 있는 여건을 조성함으로써 국민의 건강을 증진함을 목적으로 한다.

② **용어의 정의**
　ⓐ **국민건강증진사업** : 보건교육, 질병예방, 영양개선, 건강관리 및 건강생활의 실천 등을 통하여 국민의 건강을 증진시키는 사업을 말한다.
　ⓑ **보건교육** : 개인 또는 집단으로 하여금 건강에 유익한 행위를 자발적으로 수행하도록 하는 교육을 말한다.
　ⓒ **영양개선** : 개인 또는 집단이 균형된 식생활을 통하여 건강을 개선시키는 것을 말한다.
　ⓓ **건강관리** : 개인 또는 집단이 건강에 유익한 행위를 지속적으로 수행함으로써 건강한 상태를 유지하는 것을 말한다.

### (2) 국민건강의 관리

① **건강생활의 지원**
　ⓐ 국가 및 지방자치단체는 국민이 건강생활을 실천할 수 있도록 지원하여야 한다.
　ⓑ 국가는 혼인과 가정생활을 보호하기 위하여 혼인 전에 혼인 당사자의 건강을 확인하도록 권장하여야 한다.

② **금연 및 절주운동** … 국가 및 지방자치단체는 국민에게 담배의 직접흡연 또는 간접흡연과 과다한 음주가 국민건강에 해롭다는 것을 교육·홍보하여야 한다.

③ **보건교육의 관장 및 실시**
　ⓐ 보건복지부장관은 국민의 보건교육에 관하여 관계중앙행정기관의 장과 협의하여 이를 총괄한다.
　ⓑ 국가 및 지방자치단체는 모든 국민이 건강생활을 실천할 수 있도록 그 대상이 되는 개인 또는 집단의 특성·건강상태·건강의식 수준 등에 따라 적절한 보건교육을 실시한다.

④ **보건교육의 평가** … 보건복지부장관은 정기적으로 국민의 보건교육의 성과에 관하여 평가를 하여야 한다.

⑤ **보건교육의 개발** … 보건복지부장관은 한국보건사회 연구원으로 하여금 보건교육에 관한 정보·자료의 수집·개발 및 조사, 그 교육의 평가 기타 필요한 업무를 행하게 할 수 있다.

⑥ **영양개선** … 국가 및 지방자치단체는 국민의 영양상태를 조사하여 국민의 영양개선 방안을 강구하고 영양에 관한 지도를 실시하여야 한다.

⑦ **국민영양조사** … 질병관리청장은 국민의 건강상태·식품섭취·식생활조사 등 국민의 영양에 관한 조사를 정기적으로 실시한다.

⑧ **구강건강사업** … 국가 및 지방자치단체는 국민의 구강질환의 예방과 구강건강의 증진을 위하여 다음의 사업을 행한다.

    ㉠ 구강건강에 관한 교육사업

    ㉡ 수돗물 불소농도 조정사업

    ㉢ 구강건강에 관한 조사 · 연구사업

    ㉣ 기타 구강건강의 증진을 위하여 대통령령이 정하는 사업

⑨ **건강증진사업**

    ㉠ 국가 및 지방자치단체는 국민건강증진사업에 필요한 요원 및 시설을 확보하고, 그 시설의 이용에 필요한 시책을 강구하여야 한다.

    ㉡ 특별시장 · 특별자치도지사 · 시장 · 군수 · 구청장은 지역주민의 건강증진을 위하여 보건소장으로 하여금 다음의 사업을 하게 할 수 있다.

      • 보건교육 및 건강상담

      • 영양관리

      • 구강건강의 관리

      • 질병의 조기발견을 위한 검진 및 처방

      • 지역사회의 보건문제에 관한 조사 · 연구

      • 기타 건강교실의 운영 등 건강증진사업에 관한 사항

⑩ **검진** … 국가는 건강증진을 위하여 필요한 경우에 국민에 대하여 건강검진을 실시할 수 있다.

# ≡ 최근 기출문제 분석 ≡

2020. 6. 13. 제2회 서울특별시

**1** 사회보험(social insurance)에 대한 설명으로 가장 옳은 것은?

① 보험료는 지불능력에 따라 부과한다.

② 주로 저소득층을 대상으로 한다.

③ 가입은 개인이 선택하는 임의가입 방식이다.

④ 급여는 보험료 부담수준에 따라 차등적으로 제공한다.

> **TIP** ② 공공부조제도에 대한 설명이다.
> ③④ 민간보험에 관한 설명이다.
> ※ 사회보험과 민간보험 비교

| 구분 | 사회보험 | 민간보험 |
|---|---|---|
| 목적 | 최저생계보장 또는 기본적 의료보장 | 개인적 필요에 따른 보장 |
| 가입의 강제성 | 강제가입 (집단보험) | 임의가입 (개별보험) |
| 부양성 | 국가 또는 사회 부양설 | 없음 |
| 보험보호대상 | 질병, 분만, 산재, 노령, 실업 폐질에 국한 | 발생위험률을 알 수 있는 대상 |
| 수급권 | 법적 수급권 | 계약적 수급권 |
| 독점/경쟁 | 정부 및 공공기관 독점 | 자유경쟁 |
| 공동부담 여부 | 공동 부담의 원칙 | 본인 부담 위주 |
| 재원부담 | 능력비례 부담 | 능력무관 (동액 부담) |
| 보험료 부담방식 | 주로 정률제 | 주로 정액제 |
| 보험료 수준 | 위험률 상당이하 요율 | 위험률 비례요율 (경험률) |
| 보험자의 위험선택 | 할 수 없음 | 할 수 있음 |
| 급여수준 | 균등급여 | 차등급여 (기여비례보상) |
| 인플레이션 대책 | 가능 | 취약함 |

**Answer** 1.①

2018. 6. 23. 제2회 지방직

**2** 우리나라 공공보건행정조직에대한 설명으로 가장 옳은 것은?

① 보건진료소에는 보건의료서비스 접근성을 높이기 위하여 의사가 배치되어 있다.

② 지역 내 관할 의료인과 의료기관에 관한 지도업무는 보건소의 소관업무가 아니다.

③ 보건의료원은 보건복지부와 보건소를 연결하는 중간 조직이다.

④ 중앙보건 행정조직은 보건소 업무에 직접적인 행정적 연계가 없다.

> **TIP** ① 보건진료소는 의사가 배치돼 있지 않거나 배치되기 어려운 의료취약지역에 보건진료전담 공무원이 배치돼 1차보건 의료 업무를 수행하는 보건의료시설이다.
> ② 지역 내 관할 의료인과 의료기관에 관한 지도업무는 보건소의 소관업무이다.
> ③ 보건의료원은 보건소 중 「의료법」에 따른 병원의 요건을 갖춘 보건소를 말한다.

# 출제 예상 문제

**1** 다음 보기 중 사회보장의 기본개념에 포함되는 것은?

> ㉠ 국가가 책임을 진다.　　　　　　　　　㉡ 국민 전체를 대상으로 한다.
> ㉢ 의료보장과 소득보장을 내용으로 한다.　㉣ 최저생활을 보장한다.

① ㉠㉡
② ㉡㉣
③ ㉠㉡㉣
④ ㉠㉡㉢㉣

> **TIP** 사회보장의 기본개념 … 국가가 출산, 양육, 실업, 노령, 장애, 질병 및 사망 등의 사회적 위험으로부터 모든 국민을 보호하고 국민 삶의 질을 향상시키는데 필요한 소득·서비스를 보장하는 사회보험·공공부조·사회서비스를 말한다.
> ㉢은 사회보장의 개념 중 사회보험, ㉣은 공공부조의 내용에 해당한다.

**2** 다음 보기 중 POSDCoRB에 해당하는 조직관리의 기능을 모두 고른 것은?

> ㉠ 조직　　　　　　　　　㉡ 보고
> ㉢ 지휘　　　　　　　　　㉣ 실행
> ㉺ 통제　　　　　　　　　㉲ 조정
> ㉼ 인사　　　　　　　　　㉾ 예산

① ㉠㉡㉢㉣㉺
② ㉠㉢㉲㉼㉾
③ ㉠㉢㉺㉲㉼㉾
④ ㉠㉡㉢㉲㉼㉾

> **TIP** ㉣㉺은 제외되고 계획까지 포함해 7가지이다.
> ※ 귤릭의 조직관리를 위한 7가지 기능(POSDCoRB) … 계획(Planning), 조직(Organizing), 인사(Staffing), 지휘(Directing), 조정(Coordinating), 보고(Reporting), 예산(Budgeting)

**Answer** 1.④ 2.④

**3** 우리나라에서 건강보험이 전국적으로 시행된 해는 언제인가?

① 1988년　　　　　　　　　　　　② 1989년

③ 1998년　　　　　　　　　　　　④ 2000년

---

**TIP** 우리나라 의료보험의 발달

ⓐ 의료보험 : 1964년 2월부터 근로자 및 그 부양가족을 대상으로 시행되었다.

ⓑ 국민의료보험 : 기존에 근로자에 한정되었던 의료보험이 전 국민을 대상으로 한 국민의료 보험으로 그 범위를 확대하여 1998년 10월부터 시행되었다. 국민의료보험은 국민의 질병·부상·분만·사망 등에 대하여 보험급여를 실시하였다.

ⓒ 국민건강보험 : 2000년 2월부터 시행되었고, 국민의 질병·부상에 대한 예방·진단·치료·재활과 출산·사망 및 건강증진에 대하여도 보험급여를 실시함으로써 기존 국민의료보험의 보장수준과 범위를 더욱 확장하여 현재에 이르고 있다.

**4** 중앙행정조직 중 학교의 환경위생 및 식품위생을 관장하는 부서는 어디인가?

① 고용노동부　　　　　　　　　　② 보건복지부

③ 교육부　　　　　　　　　　　　④ 기획재정부

---

**TIP** ③ 학교의 보건과 관련된 환경위생과 식품위생은 학교의 장이 학교보건법과 교육부(장관)의 지휘하에 행한다.

※ 보건복지부는 국민의 보건과 복지정책을 수립·관장하고, 고용노동부는 근로자의 보건과 복지, 산업보건을 관장한다.

**5** 국민건강증진법상 건강증진사업으로 규정된 것이 아닌 것은?

① 질병예방　　　　　　　　　　　② 보건교육

③ 영양개선　　　　　　　　　　　④ 감염병 관리

---

**TIP** 국민건강증진법

ⓐ 목적 : 국민에게 건강에 대한 가치와 책임의식을 함양하도록 건강에 관한 바른 지식을 보급하고 스스로 건강생활을 실천할 수 있는 여건을 조성함으로써 국민의 건강을 증진함을 목적으로 한다.

ⓑ 국민건강증진사업 : 보건교육, 질병예방, 영양개선, 건강관리 및 건강생활의 실천 등을 통하여 국민의 건강을 증진시키는 사업을 말한다.

• 보건교육 : 개인 또는 집단으로 하여금 건강에 유익한 행위를 자발적으로 수행하도록 하는 교육을 말한다.

• 영양개선 : 개인 또는 집단이 균형된 식생활을 통하여 건강을 개선시키는 것을 말한다.

• 건강관리 : 개인 또는 집단이 건강에 유익한 행위를 지속적으로 수행함으로써 건강한 상태를 유지하는 것을 말한다.

**Answer**　3.④　4.③　5.④

**6** 다음 중 의료개방을 하게 된 계기가 된 협약은?

① 바젤협약

② 아동의 권리에 관한 협약

③ 도하개발아젠다협약

④ 선원의 건강보호 및 의료보호에 관한 협약

---

**TIP** 도하개발아젠다(DDA)협약

ⓐ 의의 : WTO의 최고 의사결정기구인 각료회의는 2001년 11월 카타르 도하에서 개최된 제4차 각료회의에서 새로운 다자간 무역협상출범을 선언하면서 '도하개발아젠다(Doha Development Agenda ; DDA)'로 명명하였다. UR에서는 공산품의 무역협정만이 주로 다루어졌다면 DDA에서는 공산품뿐만 아니라 농산품과 의료분야를 포함한 서비스분야의 협정이 본격적으로 진행되었다.

ⓑ 서비스무역의 4가지 공급방식(Modes of Supply) : 보건의료분야를 포함하는 서비스분야에 대한 협상은 Mode 1부터 Mode 4까지 설정되어 있다.

• Mode 1(국경간 공급) : 한 국가에서 다른 국가로 공급되는 서비스로서, 원격진료서비스를 예로 들 수 있다.

• Mode 2(해외 소비) : 한 국가의 개인 또는 기업이 다른 나라에서 서비스를 이용하는 것으로 환자가 해외에 나가 치료를 받는 것을 예로 들 수 있다.

• Mode 3(상업적 주재) : 외국기업이 다른 국가에 자회사나 지사를 설립하여 서비스를 공급하는 것을 의미하는 것으로, 해외 의료기관의 설립(자본의 진출)을 예로 들 수 있다.

• Mode 4(자연인의 이동) : 어떤 국가의 개인이 다른 국가로 이동해서 공급하는 것을 의미하는 것으로, 의료인이나 의료기관 경영진 등 인력의 이동을 예로 들 수 있다.

---

**7** 보험료 보수지불방식 중 과잉진료를 최소화할 수 없는 보수지불방식은?

① 인두제           ② 포괄수가제

③ 총괄계약제       ④ 행위별 수가제

---

**TIP** 행위별 수가제 … 입원한 환자를 대상으로 한 환자가 병원에 입원해 있는 동안 제공된 의료서비스들을 하나하나 그 사용량과 가격에 따라 진료비를 계산·지급하는 방식으로, 과잉진료 및 의료서비스의 남용과 더불어 의료비의 상승을 유도한다. 나머지 보수지불방식은 의료서비스가 최소화·규격화되어 의료비의 감소가 가능하다.

---

**Answer** 6.③ 7.④

**8** 다음 보기 중 의료수요를 결정짓는 요인으로 바르게 묶인 것은?

| | |
|---|---|
| ㉠ 건강상태 | ㉡ 인구구조 |
| ㉢ 의료비(가격) | ㉣ 의료비 지불방법 |

① ㉠㉡

② ㉢㉣

③ ㉠㉢

④ ㉠㉡㉢㉣

**TIP** 모두 의료수요의 결정요인에 속한다.

**9** 다음 중 국민기초생활 보장에 대한 설명으로 옳지 않은 것은?

① 기존의 「생활보호법」을 폐지하고 1989년 「국민기초생활 보장법」을 제정하여 1990년 10월부터 시행하고 있다.

② 최저생계비란 국민이 건강하고 문화적인 생활을 유지하기 위하여 필요한 최소한의 비용으로서 보건복지부장관이 계측하는 금액을 말한다.

③ 급여는 수급자가 자신의 생활의 유지·향상을 위하여 그의 소득, 재산, 근로능력 등을 활용하여 최대한 노력하는 것을 전제로 이를 보충·발전시키는 것을 기본원칙으로 한다.

④ 급여의 종류는 생계급여, 주거급여, 의료급여, 교육급여, 해산급여, 장제급여, 자활급여로, 수급권자에 대한 급여는 수급자의 필요에 따라 급여의 전부 또는 일부를 실시한다.

**TIP** ① 기존의 「생활보호법」을 폐지하고 1999년 「국민기초생활 보장법」을 제정하여 2000년 10월부터 시행하고 있다.

**Answer** 8.④ 9.①

**10** 의료보험 급여가 중단되는 경우가 아닌 것은?

① 현역병

② 자기 잘못으로 인한 상해

③ 교도소 안에서 수감 중일 때

④ 국외에서 업무에 종사하고 있는 경우

---

**TIP** ② 자기의 잘못이라도 고의가 아니면 보상급여를 받을 수 있다.

※ 급여의 정지사유 … 보험급여를 받을 수 있는 사람이 다음에 해당하면 그 기간에는 보험급여를 하지 않는다. 다만 ⓛⓒ은 요양급여를 실시한다〈국민건강보험법 제54조〉.

　ⓘ 국외에 체류할 경우

　ⓛ 병역법의 규정에 의한 현역병, 전환 복무된 사람 및 군간부후보생

　ⓒ 교도소, 그 밖에 이에 준하는 시설에 수용되어 있는 경우

 

**11** 다음 중 의료서비스가 증가될 수 있는 보험료의 보수지불방식은?

① 인두제　　　　　　　　　　　　② 봉급제

③ 행위별 수가제　　　　　　　　　④ 포괄수가제

---

**TIP** 행위별 수가제 … 입원한 환자를 대상으로 하여 환자가 병원에 입원해 있는 동안 제공된 의료서비스들을 하나하나 그 사용량과 가격에 의해 진료비를 계산, 지급하는 방식이다. 의사의 재량권이 크고 서비스의 양과 질의 최대화를 기할 수 있다. 한편 의료비의 상승을 유도할 수 있고, 과잉진료 및 의료서비스의 남용, 행정의 복잡성, 의료인과 보험자 간의 마찰이 발생할 수 있다.

① 인두제 : 등록된 환자 또는 사람수에 따라서 일정액을 보상받는 방식으로, 진료의 계속성 보장, 저렴한 비용, 행정업무절차의 간소화를 기할 수 있으나 환자의 선택권 제한, 서비스량의 최소화, 환자후송 의뢰의 증가 등의 단점이 있다.

② 봉급제 : 일정한 진료비를 지급하는 방식으로, 의사의 수입이 안정되고 불필요한 경쟁심을 억제할 수 있으나 진료의 형식화 및 관료화의 우려가 있다.

④ 포괄수가제 : 환자 종류당 총괄보수단가를 설정하여 보상하는 방식으로, 어떤 질병에 대해 미리 정해진 금액의 치료비 또는 수술비를 내도록 하는 일종의 진료비 정액제이다. 경제적인 진료실시, 의료기관의 생산성 증대, 행정이 간편화되는 한편, 서비스가 최소화 · 규격화되고 행정직의 간섭요인이 증대된다.

**12** WHO에서 규정한 보건행정의 내용이 아닌 것은?

① 환경위생

② 감염병관리

③ 환경오염관리

④ 모자보건사업

---

**TIP** WHO(세계보건기구)가 규정한 보건행정의 범위
ⓐ 보건관련 통계의 수집, 분석, 보전
ⓑ 보건교육
ⓒ 환경위생
ⓓ 감염병관리
ⓔ 모자보건
ⓕ 의료
ⓖ 보건간호 등

---

**13** 다음 중 보건의료자원이 아닌 것은?

① 보건의료시설

② 보건의료제도

③ 보건의료인력

④ 보건의료지식

---

**TIP** 보건의료자원
ⓐ 인적 요소: 보건의료인력(조직)
ⓑ 물적 요소: 보건의료시설, 보건의료장비, 보건의료재정(예산), 보건의료지식

---

**14** 영국에서 공중보건법에 근거하여 공중보건국과 지방보건국이 설치됨으로써 보건행정의 기틀이 마련된 시기는?

① 고대기

② 중세기

③ 여명기

④ 확립기

---

**TIP** 1848년(여명기) 영국의 Chadwick에 의해 국립위생국 설립, 공중보건법의 제정 등 보건행정의 기초가 확립되었다.

**Answer** 12.③ 13.② 14.③

**15** 사회보장에 대한 설명으로 옳지 않은 것은?

① 보건의료시설 및 의료수혜의 확충

② 교육기회의 확충

③ 사회보장의 안전망 구축

④ 강제성이나 임의의 가입

---

TIP ④ 사회보장은 강제적 가입이지만, 민간보험은 자발적이다.

**16** 보건소의 역할이 아닌 것은?

① 국민건강증진, 보건교육, 구강건강 및 영양관리사업

② 감염병의 예방 · 관리

③ 모자보건사업

④ 암환자 치료

---

TIP 보건소는 질병의 예방과 관리에 관한 사항을 담당하는 기관으로 전문적인 치료는 전문병원에서 담당한다.

**17** 다음 중 보건사업을 하향식으로 운영하는 이유는?

① 지역사회의 특성에 맞는 사업을 할 수 있다.

② 지역사회 단위별 사업으로 의미가 없는 것이 있다.

③ 정부부처 간의 협력으로 가능한 것이 있다.

④ 보건사업의 중첩을 피할 수 있다.

---

TIP 정부의 일방적인 지시를 따르므로 지역사회의 특성과는 거리가 멀다.

**18** 세계보건기구와 미국보건협회가 규정하고 있는 보건행정의 범위로 가장 주요한 공통사항은?

① 보건교육과 홍보　　　　　　　　② 감염병관리

③ 보건검사　　　　　　　　　　　　④ 모자보건

---

**TIP** "공중보건은 하나에서 열까지 보건교육이다."라는 말이 있을 정도로 보건교육은 중요하다.

**19** 국민건강증진법의 목적과 용어의 정의를 나열한 것이다. 맞는 것은?

① 국민건강증진법의 목적은 국민에게 건강에 대한 가치와 책임의식을 함양하도록 건강에 관한 바른 지식을 보급하고 건강생활을 실천할 수 있는 여건을 조성함으로써 국민의 건강을 증진하는 데에 있다.

② '국민건강사업'이라 함은 보건교육, 질병예방, 영양개선, 건강관리 및 건강생활의 실천 등을 통하여 국민의 건강을 증진시키는 사업을 말한다.

③ '보건교육'이라 함은 개인 또는 집단으로 하여금 건강에 유익한 행위를 자발적으로 수행하도록 하는 교육을 말한다.

④ 위의 내용 모두 옳다.

---

**TIP** ④ 국민건강증진법의 목적과 용어의 정의로 모두 옳다.
　　※ 국민건강증진법 … 국민에게 건강에 대한 올바른 지식을 보급하고, 스스로가 건강생활을 실천할 수 있는 여건을 조성함으로써 국민의 건강을 증진할 목적으로 제정된 법률로서 1995년 1월 5일 법률 제4914호로 제정되었다.

**20** 보건행정조직상 보건소의 기능은?

① 사업평가　　　　　　　　　　　　② 정책수립

③ 예산책정　　　　　　　　　　　　④ 사업실시

---

**TIP** 보건소는 보건행정조직상 하위조직으로 정책에 맞게 사업을 실행한다.

**Answer**　18.①　19.④　20.④

**21** 조직의 일반적인 순서 중 우선순위는?

① 목적                      ② 계획

③ 조정                      ④ 지휘

---

**TIP** 조직의 일반적인 순서(POAC) … 기획 → 조직 → 실행 → 관리

※ 귤릭의 조직관리를 위한 7가지 기능(POSDCoRB)
- ㉠ 계획(Planning)
- ㉡ 조직(Organizing)
- ㉢ 인사(Staffing)
- ㉣ 지휘(Directing)
- ㉤ 조정(Coordinating)
- ㉥ 보고(Reporting)
- ㉦ 예산(Budgeting)

**Answer**    21.②

# 02 보건통계

## 01 개요

### ① 보건통계

**(1) 의의**

① King은 통계에 대해서 "정확한 자연적·사회적 현상을 파악, 판정하는 방법으로서 관찰치의 누적 혹은 수립을 분석하여 얻은 결과"라고 정의하였다.

② 보건통계는 보건에 관한 여러 가지 현상과 대상물을 대략적으로 관측 또는 계측하여 얻은 숫자를 집계, 정리해서 결론을 얻는 과학적 방법이다.

**(2) 기능**

① 지역사회, 국가의 보건수준 및 보건상태를 평가한다.

② 보건사업의 필요성을 결정해준다.

③ 보건사업의 기초자료를 제공한다.

④ 보건사업의 우선순위를 결정하는 데 도움을 준다.

⑤ 보건입법을 촉구, 보건사업에 대한 공공지원을 촉구한다.

## ❷ 대표치

### (1) 평균치

### ① 산술평균

ⓐ 단순산술평균

$$\bar{x} = \frac{x_1 + x_2 + \cdots + x_n}{n} = \frac{1}{n}\sum_{i=1}^{n} x_i \quad (\bar{x} : \text{산술 평균치}, \; x_i : i\text{번째 관측치}, \; n : \text{관측된 개체수})$$

ⓑ 가중산술평균

$$\bar{x} = \frac{x_1 f_1 + x_2 f_2 + \cdots + x_n f_n}{f_1 + f_2 + \cdots + f_n} = \frac{\sum_{i=1}^{n} x_i f_i}{\sum_{i=1}^{n} f_i} \quad (x_i : i\text{번째 관측치}, \; f_i : \text{관측치에 대한 가중치})$$

### ② 기하평균

$$G = \sqrt[n]{x_1 \cdot x_2 \cdot \cdots x_n}$$

### ③ 조화평균

$$H = \frac{n}{\dfrac{1}{x_1} + \dfrac{1}{x_2} + \cdots\cdots + \dfrac{1}{x_n}}$$

(단, $\bar{x}$, $G$, $H$ 사이에는 항상 $H \leq G \leq \bar{x}$ 가 성립한다)

### (2) 중앙치

위치적 평균으로, 크기순서상 중앙에 위치하는 빈도에 해당하는 측정치를 말한다.

$$M_{dn} = \left[\frac{Lc + i(N/2 - C_f)}{f}\right]$$

- $L_C$ : 중앙치가 들어 있는 급간의 정확한 합계
- $C_f$ : 중앙치가 들어 있을 바로 아래 누적도수
- $f$ : 중앙치가 들어 있을 급간의 빈도

## (3) 최빈치

한 분포에 있어서 가장 자주 나타나는 측정치를 말한다.

$$M_0 = x_0 + \left( \frac{f_2}{f_1 + f_{-1}} + \frac{1}{2} \right) W_0$$

- $x_0$ : 최빈치를 포함한 계급의 중앙수
- $W_0$ : 계급 간격
- $f_2$ : 도수
- $f_{-1}$ : 하나 적은 계급의 도수
- $f_1$ : 하나 많은 계급의 도수

※ 단, 비대칭일 경우, $M_0 = \bar{x} - 3(\bar{x} - M_d)$로 계산한다.

# 02 산포도 및 보건지표

## ❶ 산포도

### (1) 의의

① 한 변수의 측정값들의 분포상태를 알 수 있다.

② 신뢰성은 떨어지나 쉽고 빠르게 산출할 수 있다.

### (2) 계산식

① **4분편차** ⋯ 관측치들을 작은 것부터 크기의 순으로 나열한 것이다.

$$\theta = \frac{\theta_{75} - \theta_{25}}{2}$$

- $\theta_{75}$ : 누적 도수 25%에 해당하는 관측치
- $\theta_{25}$ : 누적 도수 75%에 해당하는 관측치

② **평균편차**(AD) ⋯ 평균치 ($\bar{x}$)로부터 편차의 절대치의 평균이다.

$$AD = \frac{\sum |(x - \bar{x})|}{N}$$

③ **표준편차(SD)** ··· 편차의 제곱의 평균을 분산이라 하며, 분산의 제곱근이 표준편차이다. 산포도 계산에 가장 많이 이용된다.

$$SD = \sqrt{\frac{\sum x^2}{N} - \left(\frac{\sum x}{N}\right)^2} \quad \text{or} \quad S = \sqrt{\frac{\sum fx^2}{N} - \left(\frac{\sum fx^2}{N}\right)^2}$$

④ **변동계수(V)** ··· 표준편차를 평균으로 나눈 값을 백분율로 표시한다. 변이계수라고도 한다.

$$V = \frac{S}{x} \times 100$$

### (3) 통계적 추정 추출법

① **단순확률(임의)추출법** ··· 가장 기본적인 방법으로 난수표를 이용하여 뽑는 것을 말한다.

② **층화확률추출법** ··· 모집단을 몇 개의 부분집단으로 분류하고, 이 부분집단에서 단순확률추출법으로 뽑는 것을 말한다.

③ **집락추출법** ··· 모집단 중 조사대상의 표본이 너무 클 때 행정구역이나 조사구역으로 나누어 표본추출단위로 조사하는 방법이다.

④ **계통확률추출법** ··· 모집단이 일렬순서로 나열되어 있을 때 추출하려는 표본의 크기만큼 간격으로 등분하여 추출하는 것을 말한다.

## ❷ 보건지표

### (1) 목적

공중보건학의 목표는 국민건강의 수준을 진단하는 것이다. 개인의 건강문제 측정도 어려운데 인구집단의 건강수준을 측정하기란 쉽지 않다. 따라서, 여러 가지 보건지표를 통해 국민건강의 수준을 파악할 수 있다.

## (2) 종류

대부분의 국가가 건강지표로 이용하고 있는 것은 다음과 같다.

---

ⓐ 조출생률 $= \dfrac{\text{연간 출생아 수}}{\text{인구}} \times 1,000$

ⓑ 일반출산율 $= \dfrac{\text{연간 출생아 수}}{\text{임신가능 여자인구수}} \times 1,000$

ⓒ 배우 출생률 $= \dfrac{\text{연간출생아 수}}{\text{가임연령의 유배우 여자인구 수}} \times 1,000$

ⓓ 연령별출산율 $= \dfrac{\text{그 연도 } x \text{세 여자가 낳은 출생아수}}{\text{어떤 연도의 } x \text{세 여자인구}} \times 1,000$

ⓔ 비례사망지수 $= \dfrac{\text{연간 50세 이상 사망자 수}}{\text{연간 총 사망자 수}} \times 100$

ⓕ 조사망률 $= \dfrac{\text{연간 사망자 수}}{\text{그 해의 인구}} \times 1,000$

ⓖ 영아 사망률 $= \dfrac{\text{1년간의 생후 1년 미만의 사망자수}}{\text{그 해의 출생아 수}} \times 1,000$

ⓗ 보정영아 사망률 $= \dfrac{\text{어떤 기간 내 출생한 자 중 1년 미만의 사망자 수}}{\text{동일 기간의 출생아 수}} \times 1,000$

ⓘ 신생아사망률 $= \dfrac{\text{1년간의 생후 28일 미만의 사망자 수}}{\text{그 해의 출생아 수}} \times 1,000$

ⓙ 주산기사망률 $= \dfrac{\text{임신 28주 이후사산아 수} + \text{초생아(출생 1주 이내) 사망수}}{\text{출생아 수}} \times 1,000$

ⓚ 모성사망률 $= \dfrac{\text{연간모성 사망수}}{\text{연간 출생아 수}} \times 1,000$

ⓛ 후기 신생아 사망률 $= \dfrac{\text{연간 생후 7일} \sim \text{28일 이내에 사망 수}}{\text{연간 출생아 수}} \times 1,000$

ⓜ 유아사망률 $= \dfrac{1 \sim 6\text{세 유아의 사망자 수}}{\text{그 해중앙시점의 } 1 \sim 6\text{세 인구수}} \times 1,000$

ⓝ 출생 사망비 $= \dfrac{\text{연간 출생수}}{\text{연간 사망수}} \times 100$

ⓞ 사망 성비 $= \dfrac{\text{남자 사망수}}{\text{여자 사망수}} \times 100$

ⓟ 재생산율
- 총재생산율 $=$ 합계출산율 $\times$ 여아출생 구성비
- 순재생산율 $=$ 총재생산율 $\times$ 출생여아의 생잔율

---

## ❸ 의료전달체계 및 의료법

### (1) 의료전달체계
제한된 인적·물적 자원을 최대한으로 활용하여 효과적이며 효율적으로 의료를 전달하려는 제도를 말한다.

### (2) 의료법
① **목적**…모든 국민이 수준 높은 의료혜택을 받을 수 있도록 국민의료에 필요한 사항을 규정함으로써 국민의 건강을 보호하고 증진함에 있다.

② **기관**
　㉠ **의료인**: 보건복지부장관의 면허를 받은 의사·치과의사·한의사·조산사 및 간호사를 말한다.
　㉡ **의료기관**: 의료기관의 종별은 종합병원·병원·치과병원·한방병원·요양병원·의원·치과의원·한의원 및 조산원으로 나눈다.

# ≡ 최근 기출문제 분석 ≡

2017. 6. 24. 제2회 서울특별시

**1** 다음의 보건통계 자료마련을 위한 추출방법에 해당하는 것은?

> 모집단이 가진 특성을 파악하여 성별, 연령, 지역, 사회적, 경제적 특성을 고려하여 계층을 나눠서 각 부분집단에서 표본을 무작위로 추출하는 방법

① 층화표본추출법

② 계통적 표본추출법

③ 단순무작위 추출법

④ 집락표본추출법

> **TIP** 제시된 내용은 층화표본추출법에 대한 설명이다.
> ② 계통적 표본추출법 : 일정간격으로 추출
> ③ 단순무작위 추출법 : 모집단 전부로부터 균등한 확률로 뽑음
> ④ 집락표본추출법 : 추출단위의 1괴를 추출

**Answer** 1.①

# 출제 예상 문제

**1** 다음 중 산포도의 계산에 가장 많이 이용되는 것은?

① 변이계수

② 평균편차

③ 표준편차

④ 4분편차

---

**TIP** 표준편차 … 편차의 제곱의 평균이 분산이고 분산의 제곱근이 표준편차이다. 산포도의 계산식은 많으나 표준편차가 가장 많이 이용된다.

**2** 다음 보건통계 중 분모가 연간 출생아로 계산되지 않는 것은?

① 영아 사망률

② 모성 사망률

③ 신생아 사망률

④ 조사망률

---

**TIP** $조사망률 = \dfrac{연간\ 사망자\ 수}{그\ 해의\ 인구} \times 1,000$

※ 분모가 출생수로 계산되는 것

ⓐ $영아\ 사망률 = \dfrac{그\ 해의\ 영아\ 사망수}{연간\ 출생수} \times 1,000$

ⓑ $모성\ 사망률 = \dfrac{그\ 해의\ 모성\ 사망수}{연간\ 출생수} \times 1,000$

ⓒ $신생아\ 사망률 = \dfrac{그\ 해의\ 신생아\ 사망수}{연간\ 출생수} \times 1,000$

ⓓ $초생아\ 사망률 = \dfrac{그\ 해의\ 초생아\ 사망수}{연간\ 출생수} \times 1,000$

**Answer** 1.③ 2.④

**3** 보건지표 중에서 그 치수가 클수록 보건상태가 양호함을 나타내는 것은?

① 영아 사망률

② 신생아 사망률

③ 비례사망지수

④ 모성 사망률

TIP 비례사망지수(PMI) … 전체 사망자 가운데 50세 이상에서 사망한 경우의 백분율로서, 그 수치가 높을수록 건강수준이 높다. 이 지표는 WHO가 한 나라 및 지역의 건강수준을 제시하면서 다른 나라와 비교할 수 있는 종합적인 건강지표로서 보통사망률 및 평균수명과 함께 사용하고 있는 중요지표이다.

**4** 다음 중 대표값이 아닌 것은?

① 평균치

② 중앙치

③ 최빈치

④ 산포도

TIP 대표값에는 평균치, 중앙치, 최빈치, 산술평균, 기하평균, 조화평균이 있다.

**5** 측정값의 산술평균 둘레에 분포되는 분포상태를 표시하는 산포성은 어느 것인가?

① 분산

② 범위

③ 중앙치

④ 최빈치

TIP ① 한 변수의 측정값들의 분포상태를 알 수 있으나 신뢰성은 떨어진다.
② 관측치들 중에서 최대치와 최소치의 차이를 말한다.
③ 위치적 평균으로 크기순서상 중앙에 위치하는 빈도에 해당하는 측정치를 말한다.
④ 한 분포에 있어서 가장 자주 나타나는 측정치를 말한다.

**Answer** 3.③ 4.④ 5.①

**6** 도수분포에서 제일 먼저 하는 것은?

① 자료를 수집한다.

② 급의 수(No. of Class)를 정한다.

③ 표의 제목을 정한다.

④ 도수(Frequency)를 정한다.

---

**TIP** 도수분포 순서
ⓐ 자료를 수집한다.
ⓑ 수집된 자료의 크기 대로 순서표를 만든다.
ⓒ 급의 수(No. of Class)를 정한다.
ⓓ 급의 간격(Interval of Class)을 정한다.
ⓔ 도수(Frequency)를 정한다.
ⓕ 표의 제목을 정한다.

**7** 보건통계학에서 5~9세 인구로 옳은 것은?

① 4세 이상~9세 이하 인구

② 만 4세 이상~만 9세 미만 인구

③ 만 5세 이상~만 10세 미만 인구

④ 만 4세 이상~만 8세 미만 인구

---

**TIP** 보건통계학에서의 5~9세 인구는 만 5세 이상~만 10세 미만 인구를 말한다.

**8** 모성 사망률을 산출할 때 분모로 사용되는 것은?

① 연간 가임 여성수　　　② 연간 출생수

③ 연간 모성 사망자 수　　④ 전체 여성수

---

**TIP** 모성 사망률 $= \dfrac{\text{연간 모성 사망수}}{\text{연간 출생수}} \times 1,000$

**9** 다음 용어 중 대표값이라고 볼 수 없는 것은?

① 표준편차　　　　　　　② 산술평균

③ 조화평균　　　　　　　④ 중앙값

---

**TIP** ① 표준편차는 분산, 평균편차, 범위, 변이계수 등과 함께 측정치의 산포성을 나타낸다.

**10** 보건통계의 의의라고 볼 수 없는 것은?

① 보건사업에 대한 공공지원 촉구

② 보건사업의 행정활동지침

③ 보건사업의 우선순위 결정

④ 보건행정 관리기술의 향상

---

**TIP** 보건통계의 의의
ⓐ 보건수준 및 상태 평가
ⓑ 보건사업의 필요성 결정
ⓒ 보건사업의 기초자료 제공
ⓓ 보건사업의 우선순위 결정
ⓔ 공공지원의 촉구

**Answer** 8.② 9.① 10.④

**11** 다음 중 표준편차에 관한 설명과 거리가 먼 것은?

① 산포성을 나타내는 데 잘 사용된다.

② 분산의 제곱근을 나타낸다.

③ 한 집단의 측정값을 대표하는 값이다.

④ 표본 평균치의 표준편차가 작으면 신뢰성이 높다.

**TIP** ③ 표준편차는 산포도를 나타내는 것이지 대표하는 것이 아니다.

**12** 어떤 측정치가 4, 5, 6, 3, 8, 11인 경우 범위는 얼마인가?

① 4             ② 5

③ 7             ④ 8

**TIP** 범위 = 최대치 − 최소치
= 11 − 3 = 8

**13** 변이계수를 구하는 공식은?

① 표준편차 ÷ 분산 × 100

② 표준편차 ÷ 산술평균 × 100

③ 표준편차 ÷ 산술평균 × 1,000

④ 중앙값 ÷ 분산 × 10000

**TIP** 변이계수 $= \dfrac{표준편차}{산술평균} \times 100$

**Answer** 11.③ 12.④ 13.②

**14** 보건수준이 높은 지역에 있어서 비례사망지수는 다음 중 어느 것에 가까운가?

① 0

② 1

③ 10

④ 100

---

**TIP** 비례사망지수 $= \dfrac{연간\ 50세\ 이상사망자\ 수}{연간\ 총\ 사망자\ 수} \times 100$이므로 보건수준이 높다는 것은 질병에 의한 사망이 적고 전체 사망자수가

50세 이후의 노령자 사망수와 거의 같다는 것을 의미한다.

※ 비례사망지수가 높다는 것은 그 지역의 보건수준이 높다는 것을 의미한다.

**15** 인구통계에서 0세 인구는 무엇을 의미하는가?

① 출생수

② 영아수

③ 사산수

④ 태아수

---

**TIP** 0세 인구는 출생 후 1년 미만의 영아를 가리킨다.

**16** 발병률과 유병률이 거의 같은 경우는?

① 질병이환기간이 짧을 때

② 질병이환기간이 불규칙할 때

③ 특정기간 동안 새로 발생된 환자수가 같을 때

④ 어느 시점에서 어떤 병에 걸려 있는 환자수가 같을 때

---

**TIP** 발병률과 유병률이 거의 같다는 것은 질병의 이환기간이 짧다는 것을 의미한다.

**Answer** 14.④ 15.② 16.①

**17** 가족계획사업의 효과를 판정하는 데 가장 좋은 지표는?

① 조사망률

② 영아 사망률

③ 유병률

④ 조출생률

---

**TIP** 조출생률은 가족계획사업의 효과판정상 중요한 지표이다.

**18** 2006년도 결핵 유병률 계산에서 분자가 되는 것은?

① 2006년도에 결핵건수 발생 총수

② 2006년도에 객담환자 양성자 총수

③ 2006년도에 새로 발생한 결핵환자 총수

④ 2006년도에 현존하는 결핵환자 총수

---

**TIP** $유병률 = \dfrac{어느\ 시점에\ 있어서의\ 환자수}{인구} \times 1,000$

**19** 다음 중 백분율(%)로 표시되는 것은?

① 치명률　　　　　　　　　② 이환율

③ 발생률　　　　　　　　　④ 유병률

---

**TIP** $치명률 = \dfrac{연내\ 어떤\ 질병에\ 의한\ 사망수}{그\ 질병의\ 환자수} \times 100$

**Answer** 17.④　18.④　19.①

**20** 영아 사망률의 대인구 기본수는?

① 1

② 10

③ 100

④ 1,000

---

**TIP** 영아 사망률 $= \dfrac{\text{1년간의 생후 1년 미만의 사망자수}}{\text{그 해의 출생아 수}} \times 1,000$

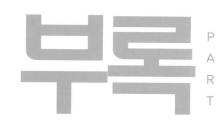

부록 PART

실전 대비 모의고사

# 제1회 모의고사

**1** 다음에서 설명하는 역학연구는?

> 제3단계 역학으로 여러 요인 간의 상호관계를
> 수학 또는 통계학적으로 규명하는 역학이다.

① 기술역학  ② 분석역학
③ 이론역학  ④ 작전역학

**2** 「교육환경 보호에 관한 법률」상 교육환경보호구역 중 상대보호구역의 기준으로 가장 옳은 것은?

① 학교출입문으로부터 직선거리로 100미터까지인 지역
② 학교출입문으로부터 직선거리로 100미터까지인 지역 중 절대보호구역을 제외한 지역
③ 학교경계등으로부터 직선거리로 200미터까지인 지역 중 절대보호구역을 포함한 지역
④ 학교경계등으로부터 직선거리로 200미터까지인 지역 중 절대보호구역을 제외한 지역

**3** 다음 중 식중독의 원인이 되는 독성분의 성질이 가장 다른 하나는?

① 테트로도톡신(tetrodotoxin)
② 베네루핀(venerupin)
③ 무스카린(muscarine)
④ 미틸로톡신(mytilotoxine)

**4** 식품 변질에 대한 설명으로 옳지 않은 것은?

① 발효 : 단백질이 미생물의 작용을 받아 유기산이나 알코올 등을 생성하는 것
② 부패 : 단백질 성분이 미생물의 작용으로 분해되어 아민류와 같은 독성물질이 생성되는 것
③ 산패 : 유지의 산화현상으로 불쾌한 냄새나 맛을 형성하는 것
④ 변패 : 탄수화물이나 지질이 산화에 의하여 변성되어 맛이나 냄새가 변하는 것

**5** 다음에서 설명하는 것은?

> 면역혈청 등을 통해 얻는 면역으로 효과가 빠르지만 빨리 사라진다.

① 선천면역
② 자연능동면역
③ 자연수동면역
④ 인공수동면역

**6** 「정신건강증진 및 정신질환자 복지서비스 지원에 관한 법률」상 정신건강증진의 기본이념으로 가장 옳지 않은 것은?

① 모든 정신질환자는 인간으로서의 존엄과 가치를 보장받고, 최적의 치료를 받을 권리를 가진다.

② 정신질환자에 대해서는 입원 또는 입소가 최우선적으로 고려되어야 하며, 자신의 의지에 따른 입원 또는 입소가 권장되어야 한다.

③ 미성년자인 정신질환자는 특별히 치료, 보호 및 교육을 받을 권리를 가진다.

④ 정신질환자는 자신과 관련된 정책의 결정과정에 참여할 권리를 가진다.

**7** 산업재해 보상보험의 원리가 아닌 것은?

① 사회보험방식
② 과실책임주의
③ 정률보상주의
④ 현실우선주의

**8** LA 스모그(LA smog)에 대한 설명으로 옳은 것은?

① 석유류의 연소물이 광화학 반응에 의해 생성된 산화형 스모그(oxidizing smog)이다.

② 주된 성분에는 아황산가스와 입자상 물질인 매연 등이 있다.

③ 기침, 가래와 같은 호흡기계 질환을 야기한다.

④ 가장 발생하기 쉬운 달은 12월과 1월이다.

**9** 모집단에 대한 정보가 전혀 없는 경우 또는 모집단의 구성요소 간의 차이가 별로 없다고 판단될 때 조사자가 마음대로 표본을 선정하는 방법은?

① 단순무작위표본추출
   (simple random sampling)
② 계통무작위표본추출
   (systematic random sampling)
③ 편의표본추출(convenience sampling)
④ 할당표본추출(quota sampling)

**10** 2020년 영아사망자수가 100명이고 신생아 사망자수가 25명일 때, 2020년의 $\alpha$-index 값은?

① 0.25
② 0.5
③ 2
④ 4

**11** 염소소독의 특징으로 가장 옳은 것은?

① 소독력이 약하다.
② 잔류효과가 약하다.
③ 조작이 간편하다.
④ 비용이 많이 든다.

**12** 생태학적 보건사업 접근방법 중 지방 및 국가 차원의 법 등 각종 규제장치를 활용하는 수준은?

① 개인 간 수준
② 조직수준
③ 지역사회 수준
④ 정책수준

**13** 지방보건 행정조직 중 보건소의 기능과 역할에 대한 설명으로 옳지 않은 것은?

① 지역보건의료에 대한 재정적 지원
② 건강 친화적인 지역사회 여건의 조성
③ 모성과 영유아의 건강유지 · 증진
④ 정신건강증진 및 생명존중에 관한 사항

**14** 만성질환은 발생률 감소, 유병률 감소, 장애 감소 등 모든 단계에 걸치는 포괄적인 예방이 중요하다. 다음 영양과 관련된 만성질환의 예방 사례 중 '3차예방'에 해당하는 것은?

① 심혈관질환 가족력이 있는 사람들의 콜레스테롤 선별검사
② 신장병 환자의 합병증 예방을 위한 영양 의학적 치료
③ 지역 성인교육센터의 영양 강좌
④ 직장 점심식사에서 저지방식 제공

**15** 다음 코호트 연구(Cohort study)에서 상대위험도(relative risk)는?

(단위 : 명)

| 고혈압 | 질병 | | 계 |
|---|---|---|---|
| | 뇌졸중 걸림 | 뇌졸중 안 걸림 | |
| 고혈압 상태 계속 | 40 | 2,960 | 3,000 |
| 정상혈압 | 10 | 2,990 | 3,000 |

① 0.25
② 0.99
③ 4
④ 1

**16** 우리나라의 공중보건 및 의료제도를 규정하는 다양한 법 가운데 가장 먼저에 제정된 법은?

① 보건소법
② 공공보건의료에 관한 법률
③ 농어촌 등 보건의료를 위한 특별조치법
④ 국민건강증진법

**17** 근로자에 대한 건강진단 결과의 건강관리구분 판정기준에 대한 설명으로 옳은 것은?

① A : 질환의심자
② R : 정상자
③ D1 : 직업병 유소견자
④ C2 : 직업병 요관찰자

**18** 다음에서 설명하고 있는 보건교육 방법은?

> 참가자가 많을 때 여러 개 분단으로 나누어 토의한 후 다시 전체 회의를 통해 종합하는 방법

① 집단토의(group discussion)
② 패널토의(panel discussion)
③ 버즈세션(buzz session)
④ 심포지엄(symposium)

**19** Leavell과 Clark 교수의 질병예방 활동에서 볼 때, 코로나19 감염 예방을 위해 백신을 접종하는 것은 몇 차 예방인가?

① 일차예방
② 이차예방
③ 삼차예방
④ 사차예방

**20** 다음 보기 중 총재생산율의 개념을 바르게 설명한 것은?

① 해당 지역인구 1,000명당 출생률

② 가임 여성인구(15-49세) 1,000명당 출생률

③ 여성 1명이 가임기간(15-49세) 동안 낳은 평균 여아 수

④ 여성 1명이 가임기간(15-49세) 동안 낳은 평균 자녀 수

# 제2회 모의고사

**1** 다음 중 국제 환경협약의 내용이 잘못 연결된 것은?

① 바젤협약 – 폐기물의 해양투기로 인한 해양 오염 방지를 위한 국제협약

② 기후변화 – 지구 온난화를 일으키는 온실가스 배출량을 억제하기 위한 협약

③ 몬트리올 의정서 – 오존층 파괴 물질인 염화불화탄소의 생산과 사용 규제 목적의 협약

④ 람사협약 – 습지대 보호와 관련된 협약

**2** 인체의 고온순환(acclimatization) 현상으로 옳은 것은?

① 땀 분비 증가

② 맥박수의 증가

③ 땀의 염분농도 감소

④ 심박출량 감소

**3** 환자-대조군 연구결과인 다음 표를 이용하여 교차비(odds ratio)를 산출하면?

| 노출여부 \ 질병여부 | 환자 | 비환자 | 합계 |
|---|---|---|---|
| 노출 | 20 | 80 | 100 |
| 비노출 | 4 | 96 | 100 |
| 합계 | 24 | 176 | 200 |

① 2      ② 4

③ 6      ④ 8

**4** 다음 중 만성질환에 대한 설명으로 옳지 않은 것은?

① 2019년 기준 한국인의 사망원인 1위는 암이다.

② 본태성 고혈압 환자보다 속발성 고혈압 환자가 더 많다.

③ 만성질환은 일반적으로 다양한 위험요인이 복잡하게 작용하여 발생한다.

④ 제2형 당뇨병은 성인형 당뇨병으로 불리며, 주로 인슐린 저항성이 생겨 발생한다.

**5** 다음 중 동일한 매개체에 의해 전파되는 감염병으로 묶이지 않은 것은?

① 말라리아 – 사상충증

② 신증후군 출혈열 – 렙토스피라증

③ 발진열 – 페스트

④ 발진티푸스 – 장티푸스

**6** 다음의 공식을 통하여 구할 수 있는 값은?

$$(건구온도℃ + 습구온도℃) \times 0.72 + 40.6$$

① 지적온도

② 불쾌지수

③ 감각온도

④ 체감온도

**7** 다음 중 공기의 성분의 하나인 일산화탄소에 대한 설명으로 옳지 않은 것은?

① 무색, 무취, 무미, 무자극의 맹독성 가스이다.
② 공기보다 비중이 가벼워 잘 혼합되지 않고 위로 떠오른다.
③ 헤모글로빈과의 결합력이 산소에 비해 200배 이상 강하다.
④ 중독될 경우 두통, 의식상실 등이 나타나며 심하면 사망에 이른다.

**8** Myers는 보건의료 서비스는 그 개념과 내용이 상호작용에 의해 생산, 공급되므로 상호조화를 이루고 적정화되어야 한다고 주장하였다. Myers가 적정 보건의료서비스의 조건으로 꼽은 것으로 가장 거리가 먼 것은?

① 접근 용이성
② 질적 적정성
③ 수용성
④ 효율성

**9** 세균성 식중독의 특성에 대한 설명으로 옳은 것은?

① 잠복기가 비교적 길다.
② 2차 감염이 거의 발생하지 않는다.
③ 일반적으로 치료법이나 백신이 없다.
④ 자체 증식이 불가능하여 반드시 숙주를 필요로 한다.

**10** 다음 글에서 설명하는 의료서비스 지불방법은?

> 보험자 측과 의사단체(보험의협회) 간에 국민에게 제공되는 의료서비스에 대한 진료비 합계를 추계하고 협의한 후, 사전에 결정된 진료비 일체를 지급하는 방식

① 행위별수가제
② 인두제
③ 총액계약제
④ 포괄수가제

**11** 방사성 세슘(Cs-137)의 생체 내 반감기가 20년이라고 할 때, 20세인 사람의 체내에 40mg의 방사성 세슘이 있다면, 80세가 되었을 때 체내에 남아있는 방사성 세슘의 양[mg]은?

① 1
② 2
③ 5
④ 10

**12** 당뇨병을 진단하기 위하여 공복 혈당검사(fasting blood sugar test)의 기준치를 120 mg/dl에서 110 mg/dl로 낮추었을 때, 민감도와 특이도의 변화로 옳은 것은?

| | 민감도 | 특이도 |
|---|---|---|
| ① | 증가한다. | 증가한다. |
| ② | 변화하지 않는다. | 변화하지 않는다. |
| ③ | 감소한다. | 증가한다. |
| ④ | 증가한다. | 감소한다. |

**13** 용존산소(DO)가 증가하는 경우로 적절한 것은?

① 염류농도가 높을수록
② 조류가 호흡할 때
③ 수온이 낮을수록
④ 수심이 깊을수록

**14** 사회보험의 목적을 소득보장과 의료보장으로 구분할 때, 소득보장적인 성격에 해당하는 것을 모두 고른 것은?

> ㉠ 고용보험　　　㉡ 산재보험
> ㉢ 연금보험　　　㉣ 건강보험

① ㉠㉡㉢　　　　② ㉠㉢
③ ㉡㉣　　　　　④ ㉣

**15** 다음 중 대기오염에 영향을 미치는 기상조건에 대한 설명으로 옳은 것은?

① 양산효과는 대기 중의 각종 먼지, 화산재, 우주진 등이 태양에너지를 반사시켜 입사에너지 양을 증가시키는 현상이다.
② 기온역전은 상공의 기온이 하층보다 낮게 되는 현상이다.
③ 분자의 운동과 공기의 소용돌이에 의해 대기 중의 오염물이 확산된다.
④ 열섬현상 시 대기오염물질에 의해 공기의 수평이동이 감소되어 오염은 더 심화된다.

**16** A회사는 근로자 수가 2,000명이고 사망자 1명을 포함한 재해 건수는 10건이다. A회사의 건수율은 얼마인가?

① 1　　　　　　② 2
③ 5　　　　　　④ 10

**17** 다음 중 건강보험제도의 특성에 대한 설명으로 옳지 않은 것을 모두 고른 것은?

> ㉠ 일정한 법적 요건이 충족되면 본인 의사에 관계없이 강제 적용된다.
> ㉡ 소득수준 등 보험료 부담능력에 따라 차등적으로 부담한다.
> ㉢ 부과수준에 따라 관계법령에 의해 차등적으로 보험급여를 받는다.
> ㉣ 피보험자에게는 보험료 납부의무가 주어지며, 보험자에게는 보험료 징수의 강제성이 부여된다.

① ㉠　　　　　　② ㉢
③ ㉡, ㉢　　　　④ ㉡, ㉣

**18** 금주를 위한 방법과 건강믿음모형의 구성요인을 짝지은 것으로 가장 옳은 것은?

① 배우자의 금주 독촉 – 장애요인
② 과음은 암의 원인이라는 점을 강조 – 심각성
③ 잦은 회식 자리 – 계기
④ 적은 양의 음주도 건강에 해롭다는 점을 강조 – 이익

**19** 우리나라 대사성증후군의 진단 기준 항목으로 가장 옳지 않은 것은?

① 허리둘레 : 남자 ≥ 90cm, 여자 ≥ 85cm
② 중성지방 : ≥ 120mg/dl
③ 혈압 : 수축기/이완기 ≥ 130/85mmHg
④ 혈당 : 공복혈당 ≥ 100mg/dl

**20** 간접흡연이 중추신경계에 영향을 주는지 조사하고자, 장기간 간접흡연에 노출된 사람들과 그렇지 않은 사람들의 중추신경계질환의 발생률을 비교하려고 한다. 가장 적합한 연구 방법은?

① 사례군 연구(case series study)

② 단면조사 연구(cross sectional study)

③ 환자－대조군 연구(case control study)

④ 후향성 코호트 연구(retrospective cohort study)

# 제3회 모의고사

**1** 기후변화(지구온난화)의 원인이 되는 온실가스 중 배출량이 가장 많은 물질은?

① 일산화탄소($CO$)

② 메탄($CH_4$)

③ 아산화질소($N_2O$)

④ 이산화탄소($CO_2$)

**2** 〈보기〉에서 설명하는 식품 보존방법은?

> 〈보기〉
> 식품에 열이 거의 발생되지 않고 물리적·화학적 변화 없이 원래 상태를 그대로 유지하면서 살균하는 기술로, 주로 식품의 식중독균 살균 및 유해 해충을 죽이는 데 이용된다.

① 절임법

② 가열법

③ 건조법

④ 조사살균법

**3** 국민의료비 상승 억제를 위한 공급측 관리방안으로 옳지 않은 것은?

① 고가 의료장비의 과도한 도입을 억제한다.

② 의료보험 하에서 나타나는 도덕적 해이를 줄인다.

③ 의료서비스 생산비용 증가를 예방할 수 있는 진료비 보상 방식을 도입한다.

④ 진료비 보상방식을 사전보상방식으로 개편한다.

**4** 역학의 선구자로서 1854년 런던 소호에서 창궐하였던 콜레라가 오염된 물을 통해 퍼졌다는 사실을 역학 조사를 통해 밝혀낸 사람은?

① 레벤후크(Leeuwenhoek)

② 존 그랜트(John Graunt)

③ 채드윅(Edwin Chadwick)

④ 존 스노우(John Snow)

**5** 진료비 지불제도에 대한 설명으로 옳지 않은?

① 총액예산제는 사후보상제도의 대표적인 예이다.

② 인두제에서는 위험환자를 회피하려는 유인이 크다.

③ 행위별수가제는 행정적 비용이 상대적으로 많이 든다.

④ 진료단위가 포괄화될수록 보험자의 재정적 위험이 줄어드는 경향이 있다.

**6** 감염병 관리방법 중 병원소 관리에 대한 설명으로 가장 옳은 것은?

① 홍보를 통해 손씻기와 마스크 착용을 강조하였다.

② 조류 인플루엔자 감염 오리를 모두 살처분하였다.

③ 노인인구에서 신종인플루엔자 예방접종을 무료로 실시하였다.

④ 결핵환자 조기발견을 위한 감시체계를 강화하였다.

**7** 다음 중 절지동물에 의한 전파 중 생물학적 전파양식과 이에 해당하는 질병이 바르게 연결된 것은?

① 증식형 – 발진티푸스
② 발육형 – 로아사상충증
③ 발육증식형 – 쯔쯔가무시병
④ 경란형 – 말라리아

**8** 다음 중 식중독을 일으키는 식품과 원인물질이 잘못 짝지어진 것은?

① 살구씨 – 아미그달린
② 감자 – 솔라닌
③ 목화 – 프타퀼로시드
④ 독미나리 – 시쿠톡신

**9** 비례사망지수(proportional mortality indicator, PMI)에 대한 설명으로 옳은 것은?

① 국가 간 보건수준을 비교하는 지표로 사용된다.
② 보건환경이 양호한 선진국에서는 비례사망지수가 낮다.
③ 비례사망지수가 높은 것은 평균수명이 낮은 것을 의미한다.
④ 연간 총 사망자 수에 대한 그 해 60세 이상의 사망자 수의 비율이다.

**10** 「모자보건법」에 따른 모자보건 대상에 대한 정의로 옳은 것은?

① "영유아"란 출생 후 3년 미만인 사람을 말한다.
② "모성"이란 임산부와 가임기(可姙期) 여성을 말한다.
③ "임산부"란 임신 중이거나 분만 후 8개월 미만인 여성을 말한다.
④ "신생아"란 출생 후 30일 이내의 영유아를 말한다.

**11** 후천성면역결핍증 또는 그것과 관련된 요인에 대한 설명으로 옳지 않은 것은?

① 한국에서는 동성 간 성접촉에 의한 감염자보다 이성 간 성접촉에 의한 감염자가 많다.
② 차별을 막기 위해 익명 검사(anonymous testing)를 활용할 수 있다.
③ 항HIV제제 병합요법은 HIV의 전파력을 억제시킬 수 있다.
④ 합병증보다는 감염 그 자체가 주 사망원인이다.

**12** 〈보기〉의 설명과 관련된 병원관리 지표는?

> 외래, 입원비율에 따라 가중치를 부여한 연외래 환자 수와 연입원 환자 수를 합한 후 연가동 병상 수로 나눈 값

① 병상이용률       ② 병원이용률
③ 병상회전률       ④ 평균재원일수

**13** 다음 중 WHO에서 제시한 일차보건의료의 기본 개념에 해당하는 것을 모두 고르면?

> ㉠ 수용성(acceptability)
> ㉡ 독특성(uniqueness)
> ㉢ 지불가능성(affordable)
> ㉣ 구체성(specificity)
> ㉤ 주민참여(available)

① ㉠, ㉡, ㉤  
② ㉠, ㉢, ㉣  
③ ㉠, ㉢, ㉤  
④ ㉡, ㉣, ㉤  

**14** 기온의 연변화가 적고 연중 습도가 높으며 구름과 강수량이 많은 것이 특징인 기후형은?

① 대륙성 기후  
② 해양성 기후  
③ 산림성 기후  
④ 산악성 기후  

**15** 물의 자정작용 중 그 성격이 다른 하나는?

① 희석작용  
② 확산작용  
③ 식균작용  
④ 침전작용  

**16** 다음 중 인구의 변동을 측정할 때 사용하는 지표가 바르게 짝지어진 것은?

> ㉠ 인구유입 및 유출
> ㉡ 출생
> ㉢ 사망
> ㉣ 결혼과 이혼

① ㉠  
② ㉡, ㉢  
③ ㉠, ㉡, ㉢  
④ ㉠, ㉡, ㉢, ㉣  

**17** 다음 중 보건학적 측면에서 노인 문제의 특징이 아닌 것은?

① 노인인구는 다른 연령층에 비해 입원율 및 입원일수가 높다.  
② 노인인구는 다른 연령층에 비해 의료비 부담 능력이 높다.  
③ 노인문제의 해결을 위한 사회적 비용이 증가하고 있다.  
④ 노인인구는 다른 연령층에 비해 질병의 유병률이 높다.  

**18** 〈보기〉와 같은 인구구조를 가진 지역사회의 노년부양비는?

| 연령(세) | 인구(명) |
|---|---|
| 0~14 | 150 |
| 15~44 | 550 |
| 45~64 | 650 |
| 65~79 | 100 |
| 80 이상 | 50 |

① 11%  
② 11.5%  
③ 12.5%  
④ 13%  

**19** SWOT 전략 중 약점을 보완하며 외부의 위험을 최소화 하는 전략은?

① SO 전략  
② WO 전략  
③ ST 전략  
④ WT 전략

**20** 다음 중 역학적 연구방법에 대한 설명으로 옳지 않은 것은?

① 기술역학은 1단계 역학으로 임상의학에서 활용된다.

② 임상역학은 질병을 개인의 입장에서 이해하는 역학이다.

③ 유전역학은 질병발생의 숙주요인을 유전학적 방법으로 해명한다.

④ 실험역학은 실험군과 대조군으로 나누어 비교 관찰하는 역학이다.

# 정답 및 해설

**1** ③

제시된 내용은 이론역학에 대한 설명이다.
① 기술역학 : 제1단계 역학으로 임상의학에서 활용된다.
② 분석역학 : 제2단계 역학으로 후향성 조사, 전향성 조사, 단면적 조사 등이 있다.
④ 작전역학 : 계통적 연구를 통해 서비스 향상을 목적으로 하는 역학연구이다.

**2** ④

교육환경보호구역의 설정 등〈「교육환경 보호에 관한 법률」 제8조 제1항〉 … 교육감은 학교경계 또는 학교설립예정지 경계(이하 "학교경계등"이라 한다)로부터 직선거리 200미터의 범위 안의 지역을 다음의 구분에 따라 교육환경보호구역으로 설정·고시하여야 한다.
1. 절대보호구역 : 학교출입문으로부터 직선거리로 50미터까지인 지역(학교설립예정지의 경우 학교경계로부터 직선거리 50미터까지인 지역)
2. 상대보호구역 : 학교경계등으로부터 직선거리로 200미터까지인 지역 중 절대보호구역을 제외한 지역

**3** ③

무스카린(muscarine)은 버섯에서 발견되는 식물성 독성분이다. 나머지는 모두 동물성 독성분이다.
① 테트로도톡신(tetrodotoxin) : 복어
② 베네루핀(venerupin) : 바지락, 굴 등
④ 미틸로톡신(mytilotoxine) : 홍합 등

**4** ①

① 발효는 탄수화물이 미생물의 작용을 받아 유기산이나 알코올 등을 생성하는 것을 말한다.

**5** ④

능동면역과 수동면역
㉠ 능동면역 : 체내의 조직세포에서 항체가 만들어지는 면역으로 비교적 장기간 지속된다.
  • 자연능동면역 : 질병을 앓고 난 후 생기는 면역
  • 인공능동면역 : 인공적으로 항원을 투여해서 얻는 면역 = 예방접종
㉡ 수동면역 : 이미 형성된 면역원을 주입하는 것으로, 능동면역보다 효과가 빠르지만 빨리 사라진다.
  • 자연수동면역 : 모체의 태반을 통해 얻는 면역
  • 인공수동면역 : 면역혈청 등을 통해 얻는 면역

**6** ②

② 정신질환자에 대해서는 입원 또는 입소가 최소화되도록 지역 사회 중심의 치료가 우선적으로 고려되어야 한다.
※ 정신건강증진의 기본이념〈정신건강증진 및 정신질환자 복지서비스 지원에 관한 법률 제2조〉
  ㉠ 모든 국민은 정신질환으로부터 보호받을 권리를 가진다.
  ㉡ 모든 정신질환자는 인간으로서의 존엄과 가치를 보장받고, 최적의 치료를 받을 권리를 가진다.
  ㉢ 모든 정신질환자는 정신질환이 있다는 이유로 부당한 차별대우를 받지 아니한다.
  ㉣ 미성년자인 정신질환자는 특별히 치료, 보호 및 교육을 받을 권리를 가진다.
  ㉤ 정신질환자에 대해서는 입원 또는 입소가 최소화되도록 지역 사회 중심의 치료가 우선적으로 고려되어야 하며, 정신건강증진시설에 자신의 의지에 따른 입원 또는 입소가 권장되어야 한다.
  ㉥ 정신건강증진시설에 입원 등을 하고 있는 모든 사람은 가능한 한 자유로운 환경을 누릴 권리와 다른 사람들과 자유로이 의견교환을 할 수 있는 권리를 가진다.
  ㉦ 정신질환자는 원칙적으로 자신의 신체와 재산에 관한 사항에 대하여 스스로 판단하고 결정할 권리를 가진다. 특히 주거지, 의료행위에 대한 동의나 거부, 타인과의 교류, 복지서비스의 이용 여부와 복지서비스 종류의 선택 등을 스스로 결정할 수 있도록 자기결정권을 존중받는다.

◎ 정신질환자는 자신에게 법률적·사실적 영향을 미치는 사안에 대하여 스스로 이해하여 자신의 자유로운 의사를 표현할 수 있도록 필요한 도움을 받을 권리를 가진다.

ⓧ 정신질환자는 자신과 관련된 정책의 결정과정에 참여할 권리를 가진다.

**7** ②

산업재해 보상보험의 원리

㉠ 사회보험방식 : 사용자 직접보상방식은 산업재해를 당한 근로자에 대한 실질적 보상 실현을 보장하기 어렵기 때문에 국가의 책임하에 이루어지는 사회보험 방식을 적용한다.

㉡ 무과실책임주의 : 근로자의 업무상 재해에 대하여 근로자와 사용자의 고의·과실여부에 상관없이 보상을 보장한다.

㉢ 정률보상주의 : 산재보험에서 현물급여인 요양급여를 제외한 현금급여에 대해서는 산재근로자의 연령, 직종, 노동능력 및 근무시간 등에 상관없이 평균임금을 기초로 하여 법령에서 정한 일정률에 따라 보험급여를 지급한다.

㉣ 현실우선주의 : 산재근로자와 유족의 생활을 조기에 안정시키고 보호하기 위하여 현실을 우선하여 적용한다.

**8** ①

②③④는 런던 스모그에 대한 설명이다.

※ 런던 스모그와 LA 스모그의 비교

| 구분 | 런던 스모그 | LA 스모그 |
|---|---|---|
| 색 | 짙은 회색 | 연한 갈색 |
| 역전현상 | 방사성 역전 | 침강형 역전 |
| 시정 | 100m 이하 | 1km 이하 |
| 오염물질 | 먼지 및 $SO_x$ | $NO_x$, 탄화수소 등 |
| 주요 배출원 | 가정과 공장의 연소, 난방시설 | 자동차 배기가스 |
| 기상조건 | 겨울, 새벽, 안개, 높은 습도 | 여름, 한낮, 맑은 하늘, 낮은 습도 |

**9** ③

모집단에 대한 정보가 전혀 없는 경우이거나 모집단의 구성요소 간의 차이가 별로 없다고 판단될 때 표본 선정의 편리성에 기준을 두고 조사자가 마음대로 표본을 선정하는 방법은 편의표본추출이다.

① 단순무작위표본추출(simple random sampling) : 모집단의 모든 대상이 동일한 확률로 추출될 기회를 갖게 하도록 난수표를 이용하여 표본을 추출하는 방법

② 계통무작위표본추출(systematic random sampling) : 단순무작위표본추출법의 대용으로 흔히 사용되는 표본추출법으로 규칙적인 추출 간격에 의해 일정한 유형을 갖고 표본을 추출하는 방법

④ 할당표본추출(quota sampling) : 조사목적과 밀접하게 관련되어 있는 조사대상자의 연령이나 성별과 같은 변수에 따라 모집단을 부분집단으로 구분하고, 모집단의 부분집단별 구성비율과 표본의 부분집단별 구성 비율이 유사하도록 표본을 선정하는 방법

**10** ④

$\alpha$-index는 생후 1년 미만의 사망자수(영아사망자수)를 생후 28일 미만의 사망자수(신생아 사망자수)로 나눈 값이다. 따라서 2020년 영아사망자수가 100명이고 신생아 사망자수가 25명일 때 2020년의 $\alpha$-index 값은 $\frac{100}{25} = 4$이다.

**11** ③

염소소독은 소독력과 잔류효과가 강하고 조작이 간편하며 경제적이라는 특징이 있다.

**12** ④

생태학적 보건사업의 접근

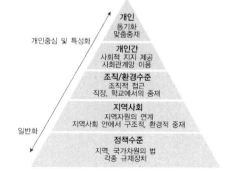

**13** ①

보건소의 기능 및 업무〈지역보건법 제11조 제1항〉
㉠ 건강 친화적인 지역사회 여건의 조성
㉡ 지역보건의료정책의 기획, 조사·연구 및 평가
㉢ 보건의료인 및「보건의료기본법」에 따른 보건의료기관 등에 대한 지도·관리·육성과 국민보건 향상을 위한 지도·관리
㉣ 보건의료 관련기관·단체, 학교, 직장 등과의 협력체계 구축
㉤ 지역주민의 건강증진 및 질병예방·관리를 위한 다음 각 목의 지역보건의료서비스의 제공
• 국민건강증진·구강건강·영양관리사업 및 보건교육
• 감염병의 예방 및 관리
• 모성과 영유아의 건강유지·증진
• 여성·노인·장애인 등 보건의료 취약계층의 건강유지·증진
• 정신건강증진 및 생명존중에 관한 사항
• 지역주민에 대한 진료, 건강검진 및 만성질환 등의 질병관리에 관한 사항
• 가정 및 사회복지시설 등을 방문하여 행하는 보건의료 및 건강관리사업
• 난임의 예방 및 관리

**14** ②

① 2차 예방  ② 3차 예방  ③④ 1차 예방
※ 예방활동
㉠ 1차 예방 : 숙주의 감수성을 변화시키거나 감수성이 있는 사람들이 위험인자에 폭로되는 기회를 경감시킴으로써 질병의 발생을 미연에 방지하는 것을 목적으로 한다. 건강증진과 특이적 예방이 있다.
㉡ 2차 예방 : 환자의 조기발견과 조기치료를 그 내용으로 한다. 많은 만성질환에 있어서 이환을 완전하게 저지하기 어렵기 때문에 2차 예방에 중점을 두게 된다.
㉢ 3차 예방 : 발증한 질환의 악화를 방지하고 기능장해가 남지 않도록 임상적 대책을 마련하는 능력저하 방지와 사회복귀가 가능하도록 하기 위한 재활의 단계가 있다.

**15** ③

$$상대위험도 = \frac{질병요인 있는 집단에서의 질병 발생률}{질병요인 없는 집단에서의 질병 발생률}$$

$$= \frac{\dfrac{40}{3,000}}{\dfrac{10}{3,000}} = 4$$

**16** ①

보건소법(1956년) → 농어촌 등 보건의료를 위한 특별조치법(1980년) → 국민건강증진법(1995년) → 공공보건의료에 관한 법률(2000년)

**17** ③

① A : 정상자
② R : 질환의심자
④ C2 : 일반질병 요관찰자

**18** ③

버즈세션 … 전체구성원을 4~6명의 소그룹으로 나누고 각각의 소그룹이 개별적인 토의를 벌인 뒤 각 그룹의 결론을 패널형식으로 토론하고 최후의 리더가 전체적인 결론을 내리는 토의법이다. 많은 사람이 시간이 별로 걸리지 않는 회의나 토론을 해야 할 때 주로 사용한다.

**19** ②

Leavell과 Clark 교수의 질병예방 활동

| 질병의 과정 | 무병기 I | 전병기 II | 중병기 III | 진병기 IV | 정병기 V |
|---|---|---|---|---|---|
| 예비적 조치 | 적극적 예방 환경위생 건강증진 | 소극적 예방 특수예방 예방접종 | 중증의 예방 조기진단, 치료 집단검진 | 집단과 치료 | 무능력의 예방 재활 사회생활 복귀 |
| 예방 차원 | 1차적 예방 | 2차적 예방 | | 3차적 예방 | |

**20** ③

① 조출생률
② 일반출산율
④ 합계출산율

**1** ①

① 바젤협약은 유해 폐기물의 수출입과 처리를 규제할 목적으로 맺은 협약이다.

**2** ③

①③ 땀 분비 양은 동일하지만 땀의 염분농도가 감소한다.
② 맥박수의 감소
④ 심박출량 증가

**3** ③

교차비(odds ratio)는 상호 대응하는 배타적 두 사건 간의 관계에 활용한다.
교차비를 구하는 공식은

$$\frac{\text{노출 환자}}{\text{노출 비환자}} \div \frac{\text{비노출 환자}}{\text{비노출 비환자}} = \frac{20}{80} \div \frac{4}{96} = \frac{1}{4} \times 24 = 6$$

이다.

**4** ②

② 속발성 고혈압 환자보다 본태성(원인 불명) 고혈압 환자가 더 많다.

**5** ④

④ 발진티푸스는 주로 이(Pediculus humanus corporis)를 매개로 전파되며 이의 대변으로 배설된 균이 구강점막이나 결막 혹은 비말 감염을 통해 전파될 수도 있다. 장티푸스는 장티푸스 환자나 병원체를 보유하고 있는 보균자의 대소변에 오염된 음식물이나 물에 의해 전파된다.
① 모기 ② 쥐 ③ 벼룩

**6** ②

불쾌지수는 미국의 톰(E. C. Thom)이 1959년에 고안하여 발표한 체감 기후를 나타내는 지수이다. 하지만 체감 정도는 개인에 따라 다르며, 불쾌지수를 구하는 공식에 복사열과 기류가 포함되어 있지 않아 여름철 실내의 무더위 기준으로서만 사용된다는 한계가 있다.

**7** ②

② 일산화탄소는 비중이 공기와 거의 같아 혼합되기 쉽다.
※ 일산화탄소
  ㉠ 무색, 무취, 무미, 무자극의 맹독성 가스이다.
  ㉡ 비중이 공기와 거의 같아 혼합되기 쉽다.
  ㉢ 혈액 중 헤모글로빈과 결합해 HbCO를 형성하여 인체의 조직에 저산소증을 일으킨다. 이때, CO의 Hb에 대한 결합력은 $O_2$에 비해 약 250~300배가 강하므로 이것이 Hb의 산소운반 장애와 산소 해리 장애를 일으켜 $O_2$ 부족을 초래하는 것이다.
  ㉣ CO중독 치료 : 오염원으로부터 신속히 옮겨 안정과 보온을 시키고 인공호흡과 고압산소요법을 시행하기도 한다. 이 경우 5% 정도의 $CO_2$를 함유한 산소를 흡입하는 것이 효과적이다.
  ㉤ HbCO량과 중독증상

| 구분 | 증상 | 구분 | 증상 |
|---|---|---|---|
| 10% 이하 | 무증상 | 60~70% 이상 | 의식상실 |
| 20% 이상 | 임상증상 발생 | 80% 이상 | 사망 |
| 40~50% 이상 | 두통 · 허탈 | | |

**8** ③

Myers가 주장한 적정 보건의료서비스의 조건으로는 접근 용이성, 질적 적절성, 연속성, 경제적 합리성 등이 있다.
  ㉠ 접근 용이성(Accessibility) : 보건의료서비스는 필요하면 언제든 언제 어디서 이용할 수 있도록 재정적, 지리적, 사회적 측면에서 주민이 필요한 보건의료서비스를 받는 데 장애를 받아서는 안 된다.
  ㉡ 질적 적정성(Quality) : 보건의료의 의학적 적정성과 보건의료의 사회적 적정성 등이 동시에 달성될 수 있어야 하며, 질적 우수성이 전제가 된다.
  ㉢ 지속성(Continuity) : 시간적 · 지리적으로 상관성을 갖고 적절히 연결되어야 하며, 의료기관들이 유기적인 관계를 갖고 협동적으로 오랫동안 지속되어야 한다.
  ㉣ 효율성(Efficiency) : 보건의료 목적을 달성하는 데 투입되는 자원의 양을 최소화하거나 일정한 자원의 투입으로 최대 목적을 달성할 수 있어야 한다.

**9** ②

② 세균성 식중독은 2차 감염을 일으키는 바이러스성 식중독과 달리 2차 감염이 거의 발생하지 않는다.
① 잠복기가 비교적 짧다.
③ 항생제 등으로 치료가 가능하며 일부 균의 백신이 개발되었다.
④ 온도, 습도, 영양성분 등이 적정하면 자체증식이 가능하다.

**10** ③

① 행위별수가제(Fee-for-Service) : 의사가 환자를 진료할 때마다 그 횟수에 따라 진료비를 지급하는 제도
② 인두제(Capitation) : 자기의 환자가 될 가능성이 있는 일정지역의 주민 수에 일정금액을 곱하여 이에 상응하는 보수를 지급 받는 제도
④ 포괄수가제(Case-Payment) : 환자에게 제공하는 진찰 · 검사 · 수술 · 투약 등 진료의 횟수와 상관없이 미리 정해진 진료비를 한꺼번에 지급하는 제도

**11** ③

20세인 사람이 80세가 될 때까지 60년간 20년의 반감기를 세 번 거치기 때문에 $\frac{1}{2} \times \frac{1}{2} \times \frac{1}{2} = \frac{1}{8}$로 줄게 된다. 따라서 $40 \times \frac{1}{8} = 5\text{mg}$이 된다.

**12** ④

④ 민감도는 병이 있는 사람을 병이 있다고 판정할 수 있는 능력을 말하고, 특이도는 병이 없는 사람을 병이 없다고 판정할 수 있는 능력을 말하므로 판정의 기준을 낮추면 민감도는 증가하고 특이도는 감소한다.

**13** ③

용존산소량(DO) ··· 물속에 녹아 있는 산소량을 mg/$l$(ppm)으로 나타낸 것
㉠ 용존산소가 감소되는 경우
• 오염물질의 농도가 높고 유량이 적을 때
• 염류농도가 높을수록
• 오탁물이 많이 존재할 때
• 하천바닥의 침전물이 용출될 때
• 조류가 호흡을 할 때

㉡ 용존산소가 증가하는 경우
• 포화 DO농도와 현재 DO농도 차가 클수록
• 수온이 낮을수록
• 기압이 높을수록
• 공기방울이 작을수록
• 염분이 낮을수록
• 하천바닥이 거칠수록
• 수심이 얕을수록
• 유속이 빠를수록
• 하천의 경사가 급할수록

**14** ③

㉡㉣은 의료보장적인 성격에 해당한다.

**15** ③

① 양산효과는 대기 중의 각종 먼지, 화산재, 우주진 등이 태양에너지를 반사시켜 입사에너지 양을 감소시키는 현상이다.
② 기온역전은 상공의 기온이 하층보다 높게 되는 현상이다.
④ 열섬현상 시 공기의 수직이동이 감소되어 오염이 더 심화된다.

**16** ③

건수율은 노동자 수에 대한 재해 발생의 빈도를 나타내는 것으로, 재해 건수를 평균 실근로자 수로 나누어 1,000배 한 값이다.

따라서 건수율 = $\frac{10}{2,000} \times 1,000 = 5$이다.

**17** ②

㉢ 건강보험제도는 납부하는 보험료 다소와 관계없이 동일하게 급여를 받는다.

**18** ②

① 행동의 계기
③ 장애 요인
④ 지각된 감수성

※ 건강믿음모형

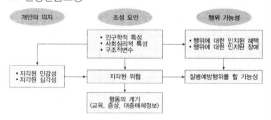

**19** ②

대사성증후군 진단 기준

㉠ 허리둘레 : 남성 ≥ 90cm, 여성 ≥ 85cm

㉡ 혈압 : 수축기/이완기 ≥ 130/85mmHg 또는 고혈압에 대한 약물 치료 시

㉢ 혈당 : 공복혈당 ≥ 100mg/dl 또는 당뇨에 대한 약물 치료 시

㉣ 중성지방(TG) ≥ 150mg/dl 또는 고중성지방에 대한 약물 치료 시

㉤ HDL 콜레스테롤 : 남성 < 40mg/dl, 여성 < 50mg/dl 또는 고지혈증 약물 치료 시

**20** ④

후향성 코호트 연구는 어떤 특정 질환이나 문제를 가진 집단과 그런 질환이나 문제를 가지지 않은 집단을 비교하여 질병이나 문제와 연관된 특정한 위험요소를 밝히는 연구 방법이다.

┌─────────┐
│ **제3회** 정답 및 해설
└─────────┘

**1** ④

이산화탄소($CO_2$)가 88.6%로 가장 크고, 메탄($CH_4$) 4.8%, 아산화질소($N_2O$) 2.8%, 기타 수소불화탄소(HFCs), 과불화탄소(PFCs), 육불화황($SF_6$)를 합쳐서 3.8% 순이다.

**2** ④

① 식품에 소금, 설탕, 식초를 넣어 삼투압 또는 pH를 조절함으로써 부패미생물의 발육을 억제하는 방법이며 김치, 젓갈, 잼, 가당연유, 마늘절임, 피클 등에 이용된다.

② 끓이거나 삶는 방법으로 식품에 부착된 미생물을 사멸시키고, 조직 중의 각종 효소를 불활성화시켜 자기소화작용을 저지함으로써 식품의 변질을 막는 방법이다.

③ 식품의 수분 함량을 낮춤으로써 미생물의 발육과 성분변화를 억제하는 방법이다. 천일건조는 햇볕이나 응달에서 말리는 방법으로 건포도, 곶감, 건어물, 산채 등에 사용되어왔고, 인공건조는 열풍, 분무, 피막, 냉동을 이용하는 방법으로 분유, 분말커피, 인스턴트 수프, 건조과일 등의 고급식품에 사용된다.

**3** ②

② 의료보험 하에서 나타나는 도덕적 해이를 줄이는 것은 수요측 관리방안에 해당한다.

**4** ④

① 레벤후크(Leeuwenhoek) : 현미경을 발명해 육안으로 볼 수 없었던 미생물을 발견하였다.

② 존 그랜트(John Graunt) : 정치산술(political arithmetic)의 창시자로, 인구 현상에 관하여 정치적·사회적 요소의 작용을 파악함으로써 자연적·수량적 법칙성을 다룬 『사망표에 관한 자연적 및 정치적 제관찰』을 집필하였다.

③ 채드윅(Edwin Chadwick) : 근대 유럽 보건사상 가장 중요한 문헌인 「영국 노동 인구의 위생상태에 관한 조사보고서」를 발표해 질병 관리의 중요성을 주창했다.

**5** ①

① 총액예산제는 사전보상제도의 대표적인 예이다.

**6** ②

① 전파과정 관리
③④ 숙주 관리
※ 감염병의 예방관리 방법
　㉠ 병원체와 병원소 관리 : 감염병 관리의 가장 확실한 방법은 병원체나 병원소를 제거하는 것이다.
　㉡ 전파과정 관리 : 전파과정의 차단에는 검역과 격리, 매개곤충관리, 환경위생과 식품위생, 개인위생 등이 포함된다.
　㉢ 숙주 관리 : 숙주의 면역력을 증강시키는 방법으로 예방접종과 톡소이드 혹은 면역글로불린 접종 등의 방법이 있다. 이미 감염된 환자나 보균자는 조기발견 및 조기치료를 시행함으로써 합병증을 막고 필요한 격리를 시행하여 다른 사람에게 전파되는 것을 막을 수 있다.

**7** ②

① 발진티푸스(매개체 : 이)는 배설형이다.
③ 쯔쯔가무시병(매개체 : 진드기)은 경란형이다.
④ 말라리아(매개체 : 모기)는 발육증식형이다.

**8** ③

③ 프타퀼로시드는 고사리에 들어 있는 성분이다.

**9** ①

비례사망지수(PMI)는 연간 총 사망자 수에 대한 50세 이상의 사망자 수를 퍼센트(%)로 표시한 지수로, 비례사망지수가 높은 것은 건강수준이 좋음을 의미한다.
② 보건환경이 양호한 선진국에서는 비례사망지수가 높다.
③ 비례사망지수가 높은 것은 평균수명이 높은 것을 의미한다.
④ 연간 총 사망자 수에 대한 50세 이상의 사망자 수의 비율이다.

**10** ②

① "영유아"란 출생 후 6년 미만인 사람을 말한다.
③ "임산부"란 임신 중이거나 분만 후 6개월 미만인 여성을 말한다.
④ "신생아"란 출생 후 28일 이내의 영유아를 말한다.

※ 모자보건 대상에 대한 정의
　㉠ "임산부"란 임신 중이거나 분만 후 6개월 미만인 여성을 말한다.
　㉡ "모성"이란 임산부와 가임기(可姙期) 여성을 말한다.
　㉢ "영유아"란 출생 후 6년 미만인 사람을 말한다.
　㉣ "신생아"란 출생 후 28일 이내의 영유아를 말한다.
　㉤ "미숙아(未熟兒)"란 신체의 발육이 미숙한 채로 출생한 영유아로서 대통령령으로 정하는 기준에 해당하는 영유아를 말한다.
　㉥ "선천성이상아(先天性異常兒)"란 선천성 기형(奇形) 또는 변형(變形)이 있거나 염색체에 이상이 있는 영유아로서 대통령령으로 정하는 기준에 해당하는 영유아를 말한다.
　㉦ "인공임신중절수술"이란 태아가 모체 밖에서는 생명을 유지할 수 없는 시기에 태아와 그 부속물을 인공적으로 모체 밖으로 배출시키는 수술을 말한다.
　㉧ "모자보건사업"이란 모성과 영유아에게 전문적인 보건의료서비스 및 그와 관련된 정보를 제공하고, 모성의 생식건강(生殖健康) 관리와 임신 · 출산 · 양육 지원을 통하여 이들이 신체적 · 정신적 · 사회적으로 건강을 유지하게 하는 사업을 말한다.
　㉨ "산후조리업(産後調理業)"이란 산후조리 및 요양 등에 필요한 인력과 시설을 갖춘 곳(이하 "산후조리원"이라 한다)에서 분만 직후의 임산부나 출생 직후의 영유아에게 급식 · 요양과 그 밖에 일상생활에 필요한 편의를 제공하는 업(業)을 말한다.
　㉩ "난임(難姙)"이란 부부(사실상의 혼인관계에 있는 경우를 포함한다. 이하 이 호에서 같다)가 피임을 하지 아니한 상태에서 부부간 정상적인 성생활을 하고 있음에도 불구하고 1년이 지나도 임신이 되지 아니하는 상태를 말한다.
　㉪ "보조생식술"이란 임신을 목적으로 자연적인 생식과정에 인위적으로 개입하는 의료행위로서 인간의 정자와 난자의 채취 등 보건복지부령으로 정하는 시술을 말한다.

**11** ④

④ 후천성면역결핍증은 감염 그 자체보다 합병증이 주 사망원인이다.

**12** ②

병원관리 주요 지표

㉠ 병상이용률
- 환자가 이용할 수 있도록 가동되는 병상이 실제 환자에 의해 이용된 비율을 가리킨다. 병원의 규모를 가장 잘 나타내는 지표로 병원의 투입요소와 밀접한 상관계수를 지닌다.
- 병상이용률(%) $= \dfrac{총재원일수}{연가동병상수} \times 100$

㉡ 병원이용률
- 외래, 입원비율에 따라 가중치를 부여한 연외래 환자수와 연입원 환자수를 합한 후 연가동 병상수로 나눈 지표이다. 병원들의 입원환자 대 오래환자 비율이 각기 상이하고 외래환자 진료수익이 총수익에서 차지하는 비중이 크기 때문에 병원 진료서비스의 양이나 투입, 시설의 활용도를 종합적으로 설명하는 데 유익한 자료이다.
- 병원이용률(%) =

$\dfrac{총재원일수 + 연외래환자수 \times \dfrac{외래입원환자 1인 1일당 진료비}{입원환자 1인 1일당 진료비}}{연가동병상수}$

$\times 100$

㉢ 병상회전율
- 일정기간 중 병원에서 실제 입원과 퇴원한 환자수를 평균적으로 가동되는 병상 수로 나눈 지표이다. 병상회전율은 병원의 수익성과 밀접한 관련이 있다.
- 병상회전율(회) $= \dfrac{퇴원 실인원수}{연가동병상수}$

㉣ 평균재원일수
- 입원환자의 총재원일수를 입원실인원으로 나누어 계산한 지표를 말한다. 일정기간 동안 입원한 환자가 진료과목 또는 환자종류별로 평균 며칠간 재원했는가를 설명해준다.
- 평균재원일수(일) =

$\dfrac{입원 연인원수}{입원 실인원수} = \dfrac{총 재원일수}{(퇴원실인원수 + 입원 실인원수)/2}$

**13** ③

WHO에서 제시한 일차보건의료 접근법(4A)
㉠ Accessible(접근성) : 쉽게 이용 가능
㉡ Acceptable(수용가능성) : 쉽게 받아들일 수 있는 방법으로 사업 제공
㉢ Available(주민참여) : 적극적인 참여에 의해 사업이 이루어져야

㉣ Affordable(지불부담능력) : 지불능력에 맞는 보건의료수가로 사업이 제공

**14** ②

① 일교차가 크고, 여름에는 온도가 높고 겨울에는 맑은 날이 많은 것이 특징이다.
③ 산림 내의 기후로 기온은 산림 밖과 비교할 때 밤에는 산림 내에서 높고, 낮에는 산림 밖에서가 높다. 산림 내의 습도는 높은 편이며 바람은 약하다.
④ 기온의 일변화와 연변화가 작고, 수증기량은 적으나 상대습도가 커서 구름, 안개가 잘 생기고 풍속과 일사가 강하다.

**15** ③

③은 생물학적 작용이고 나머지는 물리학적 작용에 해당한다.
※ 물의 자정작용
　㉠ 물리학적 작용 : 희석, 확산, 침전
　㉡ 화학적 작용 : 산화, 중화, 자외선에 의한 살균
　㉢ 생물학적 작용 : 생물에 의한 식균작용

**16** ④

제시된 항목 모두 인구의 변동을 측정할 때 지표로 사용할 수 있다.

**17** ②

② 노인인구는 다른 연령층에 비해 의료비 부담능력이 낮다.

**18** ③

노년부양비는 생산가능인구(15~64세) 100명에 대한 고령인구(65세 이상)의 비이므로,

$\dfrac{100 + 50}{550 + 650} \times 100 = \dfrac{150}{1,200} \times 100 = 12.5$ 이다.

**19** ④

SWOT 분석을 통한 SWOT 전략

| 구분 | 기회(O) | 위협(T) |
|---|---|---|
| 강점(S) | SO전략 : 강점을 가지고 기회를 살리는 전략 | ST전략 : 강점을 가지고 위협을 최소화하는 전략 |
| 약점(W) | WO전략 : 약점을 보완하며 기회를 살리는 전략 | WT전략 : 약점을 보완하며 위협을 최소화하는 전략 |

**20** ②

② 임상역학은 질병을 지역사회의 입장에서 이해하는 역학이다.

※ 역학적 연구방법

| 역학 분류 | 개념 |
|---|---|
| 기술역학 | 제1단계 역학 : 임상의학에서 활용된다. |
| 분석역학 | 제2단계 역학 : 후향성 조사(기왕력 조사), 단면적 조사와 전향성 조사연구가 있다. |
| 실험역학 | 실험군과 대조군으로 나누어 비교 관찰하는 역학이다. |
| 이론역학 | 제3단계 역학 : 여러 요인간의 상호관계를 수학 또는 통계학적으로 규명하는 역학이다. |
| 임상역학 | 질병을 지역사회 입장에서 이해하는 역학이다. |
| 유전역학 | 질병발생의 숙주요인을 유전학적 방법으로 해명하는 역학이다. |
| 작전역학 | 계통적 연구를 통해 서비스 향상을 목적으로 하는 역학이다. |

# 창의적인 사람이 되기 위해서

정보가 넘치는 요즘, 모두들 창의적인 사람을 찾죠.
정보의 더미에서 평범한 것을 비범하게 만드는 마법의 손이 필요합니다.
어떻게 해야 마법의 손과 같은 '창의성'을 가질 수 있을까요. 여러분께만 알려 드릴게요!

## 01. 생각나는 모든 것을 적어 보세요.

아이디어는 단번에 솟아나는 것이 아니죠. 원하는 것이나, 새로 알게 된 레시피나, 뭐든 좋아요.
떠오르는 생각을 모두 적어 보세요.

## 02. '잘하고 싶어!'가 아니라 '잘하고 있다!'라고 생각하세요.

누구나 자신을 다그치곤 합니다. 잘해야 해. 잘하고 싶어.
그럴 때는 고개를 세 번 젓고 나서 외치세요. '나, 잘하고 있다!'

## 03. 새로운 것을 시도해 보세요.

신선한 아이디어는 새로운 곳에서 떠오르죠. 처음 가는 장소, 다양한 장르에 음악, 나와 다른 분야의 사람.
익숙하지 않은 신선한 것들을 찾아서 탐험해 보세요.

## 04. 남들에게 보여 주세요.

독특한 아이디어라도 혼자 가지고 있다면 키워 내기 어렵죠.
최대한 많은 사람들과 함께 정보를 나누며 아이디어를 발전시키세요.

## 05. 잠시만 쉬세요.

생각을 계속 하다보면 한쪽으로 치우치기 쉬워요. 25분 생각했다면 5분은 쉬어 주세요.
휴식도 창의성을 키워 주는 중요한 요소랍니다.

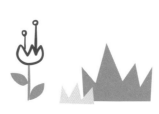

# 당신의 꿈은 뭔가요?

## MY BUCKET LIST !

꿈은 목표를 향해 가는 길에 필요한 휴식과 같아요.

여기에 당신의 소중한 위시리스트를 적어보세요. 하나하나 적다보면 어느새 기분도

좋아지고 다시 달리는 힘을 얻게 될 거예요.

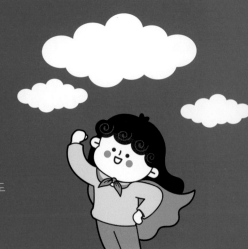

- ☐ _____
- ☐ _____
- ☐ _____
- ☐ _____
- ☐ _____
- ☐ _____
- ☐ _____
- ☐ _____
- ☐ _____
- ☐ _____
- ☐ _____
- ☐ _____
- ☐ _____
- ☐ _____
- ☐ _____
- ☐ _____
- ☐ _____
- ☐ _____
- ☐ _____
- ☐ _____
- ☐ _____
- ☐ _____
- ☐ _____
- ☐ _____

- ☐ _____
- ☐ _____
- ☐ _____
- ☐ _____
- ☐ _____
- ☐ _____
- ☐ _____
- ☐ _____
- ☐ _____
- ☐ _____
- ☐ _____
- ☐ _____
- ☐ _____
- ☐ _____
- ☐ _____
- ☐ _____
- ☐ _____
- ☐ _____
- ☐ _____
- ☐ _____
- ☐ _____
- ☐ _____
- ☐ _____
- ☐ _____